AF349339

Neurorreparación y rehabilitación tras el ictus

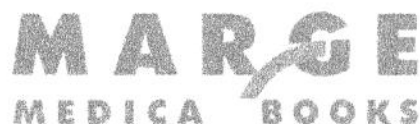

Neurorreparación y rehabilitación tras el ictus

Coordinador
Dr. Joan Montaner Villalonga

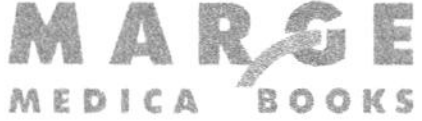

Colección: AVANCES EN PATOLOGÍA NEUROVASCULAR

NEURORREPARACIÓN Y REHABILITACIÓN TRAS EL ICTUS
Coordinador: Dr. Joan Montaner Villalonga

1.ª edición 2010

© de esta edición, incluido el diseño de la cubierta, ICG Marge, SL

Edita: Marge Books
València, 558 – 08026 Barcelona
Tel. 931 429 486 – marge@margebooks.com
www.margebooks.com

Director editorial: Hèctor Soler
Gestión editorial: Ana Soto, Laura Matos, Anna Palacios
Edición: Sandra Martínez, David Soler
Producción editorial: Miquel Àngel Roig
Colaboración técnica: Manuel Casals, Lluís Roig
Compaginación: Rosa Grafisme
Impresión: Prodigitalk, SL (Martorell, Barcelona)

Edición impresa: ISBN 978-84-92442-82-9
Edición digital: ISBN 978-84-16171-83-5
Depósito Legal: B 13118-2019

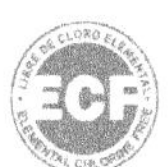

El papel empleado en este libro no ha sido blanqueado con cloro elemental (CI$_2$).

Índice

Autores

Miguel Ángel Barbancho
Neurofisiología Humana
Centro de Investigaciones
Médico-Sanitarias (CIMES)
Universidad de Málaga
Málaga

Marcelo L. Berthier
Unidades de Neurología
Cognitiva y Afasia
Centro de Investigaciones
Médico-Sanitarias (CIMES)
Universidad de Málaga
Málaga

Inmaculada Bori
Unidad de Rehabilitación Neurológica
y Daño Cerebral
Servicio de Rehabilitación
Hospital Vall d'Hebron
Barcelona

Joaquín Chaler
Servicio de Rehabilitación
Hospital Universitario Mútua Terrassa
Servicio de Rehabilitación
y Biomecánica
Egarsat-SUMA
Terrassa, Barcelona

Exuperio Díez-Tejedor
Jefe de Servicio
Servicio de Neurología. Centro de Ictus
Director de Investigación de
Neurociencias y Cerebrovascular-IdiPAZ
Profesor de Neurología
Departamento de Medicina, UAM
Hospital Universitario La Paz
Universidad Autónoma Madrid, IdiPAZ
Madrid

Santiago Durán-Sindreu
Unidad de Neuropsiquiatría
Unitat Polivalent Barcelona Nord
Hospital Mare de Déu de la Mercè
(HHSCJ)
Barcelona

Antonia Enseñat
Departamento de Rehabilitación
Neuropsicosocial
Instituto Universitario
de Neurorrehabilitación Guttmann
Badalona, Barcelona

David Fernández
Departamento de Farmacología
Facultad de Medicina
Universidad Complutense de Madrid
Madrid

Roser Garreta
Servicio de Rehabilitación
Hospital Universitario Mútua Terrassa
Servicio de Rehabilitación y Biomecánica
Egarsat-SUMA
Terrassa, Barcelona

Cristina Green
Unidades de Neurología
Cognitiva y Afasia
Centro de Investigaciones
Médico-Sanitarias (CIMES)
Universidad de Málaga
Málaga

María Gutiérrez
Investigadora
Laboratorio de Investigación de
Neurociencia y Cerebrovascular-IdiPAZ
Hospital Universitario La Paz
Universidad Autónoma de Madrid, IdiPAZ
Madrid

Peter Langhorne
Professor of Stroke Care
University of Glasgow
Glasgow, United Kingdom

Juan Pablo Lara
Neurofisiología Humana
Centro de Investigaciones
Médico-Sanitarias (CIMES)
Universidad de Málaga
Málaga

Ignacio Lizasoain
Facultad de Medicina
Departamento de Farmacología
Universidad Complutense de Madrid
Unidad de Investigación Neurovascular
Madrid

M.ª Carmen Martínez
Unidad de Rehabilitación Neurológica
y Daño Cerebral
Servicio de Rehabilitación
Hospital Vall d'Hebron
Barcelona

Rosa Martín-Mourelle
Servicio de Medicina Física
y Rehabilitación
Complejo Hospitalario
Universitario A Coruña
A Coruña

Joan Montaner
Laboratorio de Investigación
Neurovascular (LIN)
Institut de Recerca
Hospital Universitari Vall d'Hebron
Barcelona

María A. Moro
Facultad de Medicina
Departamento de Farmacología
Universidad Complutense de Madrid
Unidad de Investigación Neurovascular
Madrid

Esther Pozas
Departamento de Isquemia Cerebral
Institut d'Investigacions Biomèdiques
August Pi i Sunyer (IDIBAPS)
Institut d'Investigacions Biomèdiques
de Barcelona, IIBB-CSIC
Barcelona

Nuria Raguer
Servicio Neurofisiología Clínica
Hospital Universitari Vall d'Hebron
Barcelona
Centro de Investigación Biomédica
en Red de Enfermedades Hepáticas
y Digestivas (CIBERehd)
Instituto de Salud Carlos III
Madrid

Teresa Roig
Departamento de Rehabilitación
Neuropsicosocial
Instituto Universitario
de Neurorrehabilitación Guttmann
Badalona, Barcelona

Jesús M.ª Ruiz
Unitat Polivalent Barcelona Nord
Área de Psicogeriatría
Hospital Mare de Déu de la Mercè
(HHSCJ)
Barcelona

Agustín Torrequebrada
Servicio de Rehabilitación
Hospital Universitario Mútua Terrassa
Terrassa, Barcelona

Carlos Villarino
Servicio de Medicina Física
y Rehabilitación
Complejo Hospitalario
Universitario A Coruña
A Coruña

Capítulo 1

Bases fisiopatológicas de la recuperación tras la isquemia: neuroplasticidad, neurogénesis y neurorreparación

E. Pozas

Introducción

La isquemia cerebral es una de las mayores causas de morbilidad y mortalidad en el mundo. Hasta la fecha, el único tratamiento efectivo es el trombolítico, mediante el activador tisular de plasminógeno (tPA). El tratamiento con tPA tiene una ventana de administración corta y debe administrarse en las primeras horas después de sufrir el infarto cerebral. No obstante, sólo un porcentaje bajo de pacientes con ictus podrá tratarse con tPA, debido a este estrecho margen de actuación y a su contraindicación en pacientes con problemas de coagulación sanguínea o de presión arterial, entre otros. Aun en la situación en que el tratamiento trombolítico sea efectivo, en muchos casos los pacientes quedan con alguna discapacidad, lo que ocasiona una gran carga social y económica. Algunos de los pacientes muestran una recuperación funcional espontánea de evolución lenta durante meses o años, después de haber sufrido la lesión. La recuperación funcional se evalúa mediante escalas neurológicas que miden la evolución neurológica del paciente. Si el resultado del test es positivo, según los índices de evaluación empleados, significará que hay una mejoría sensorial y motora. No obstante, en la mayoría de los casos esta mejora neurológica no implica que los patrones morfológicos y fisiológicos se restablezcan, lo que implicaría una recuperación real. En definitiva, lo que se está midiendo mediante los test neurológicos son los mecanismos compensatorios inducidos por las áreas sanas, ya que la recuperación real raramente se produce de manera espontánea.

En el presente capítulo se discutirán los avances recientes sobre la capacidad plástica del cerebro adulto después de sufrir una isquemia aguda. Es importante destacar que se conoce muy poco acerca de los mecanismos que pueden modular y favorecer estos procesos plásticos en el individuo adulto. Los conocimientos básicos de estos mecanismos asociados a la recuperación funcional son necesarios para poder intervenir en un futuro de manera positiva y eficiente en el proceso de recuperación de la persona, ya sea desde fuera o desde dentro del individuo.

1 Fisiopatología de la recuperación funcional tras la isquemia

La lesión isquémica produce una pérdida completa neuronal y estructural en el centro de la lesión, donde raramente se puede producir recuperación funcional. Esta pérdida sucede desde el primer momento en que el flujo sanguíneo ha sido perturbado y, posteriormente, la lesión puede progresar durante semanas o incluso meses.[1,2]

La capacidad de recuperación se induce generalmente en las zonas que rodean las áreas afectadas en el infarto y/o tienen relación con éstas. Se cree que la recuperación funcional es larga y tiene lugar mediante plasticidad adaptativa de las neuronas que sobreviven. El tejido que sobrevive se reorganiza para reconstruir o reemplazar las conexiones sinápticas lesionadas y reforzar las redes neuronales que han permanecido después de la lesión. La idea general es que, para dicha reorganización, se seguirán pautas similares a las ocurridas durante el desarrollo y las asociadas al aprendizaje. La recuperación funcional se ha descrito tanto en pacientes que han sufrido un ictus como en modelos animales experimentales, donde regiones intactas del córtex pueden, al menos en parte, suplir el procesamiento funcional motor o sensorial de las áreas perdidas por la lesión.[3,4]

1.1 Recuperación funcional

Las conexiones sinápticas se establecen y maduran durante el desarrollo, y su establecimiento es dependiente de la actividad que irá modulando los patrones de conectividad. Si los circuitos neuronales establecidos en el individuo adulto se destruyen, la recuperación funcional será difícil a pesar de la inducción de ciertos mecanismos plásticos endógenos que intentarán suplantar las funciones perdidas. Ante un ictus, la recuperación funcional en modelos animales se manifiesta de una manera rápida mientras que, en humanos, la recuperación de las funciones perdidas precisa generalmente largos periodos. Todos estos procesos se pueden ver favorecidos por el entrenamiento y la rehabilitación, aspectos que se discutirán en otros capítulos del presente libro. Si mediante los test neurológicos se observa una mejoría, no se puede discriminar si esta evolución positiva se debe a fenómenos de compensación desarrollados por el tejido sano o si, por el contrario, se han producido fenómenos de recuperación propiamente dicha. En modelos animales hay ejemplos que muestran que la recuperación de la movilidad de ciertas extremidades se debe a reajustes posturales, que permitirán que el animal pueda realizar tareas de una manera similar a como lo hacía antes de la lesión. En otros casos, en que la lesión cortical es pequeña pero crucial para la realización de ciertas tareas, se ha podido detectar una recuperación funcional real. Ante esto, lo interesante es poder entender y determinar qué mecanismos de compensación se han visto activados o modificados en cada caso para aportar una recuperación funcional al individuo.[5,6]

El córtex cerebral motor y sensorial está organizado en unidades somatotópicas. Los mapas motores representan la relación entre las neuronas de áreas corticales específicas y músculos, mientras que los mapas sensoriales, la relación de partes del cuerpo a ciertas neuronas del córtex sensorial. Ante una isquemia, cuando se destruyen áreas cerebrales, se pierden mapas motores y sensoriales, y entonces puede pensarse que la recuperación funcional sólo se producirá mediante el reemplazamiento físico de circuitos. Ante esto, la única estrategia posible para conseguir la recuperación funcional es la terapia celular (esto se discutirá más adelante en el presente capítulo).[6]

Los mapas motores y sensoriales son, de algún modo, un engranaje motor o una pista de memoria que presentan cierta plasticidad sináptica, y pueden permitir el aprendizaje y la expresión de los movimientos. En un principio, se creyó que realmente estas zonas o mapas somatotópicos eran extremadamente específicos, pero en la actualidad se sabe que estos mapas cerebrales pueden ser intercambiables, de tal manera que cuando una zona es bloqueada o lesionada las neuronas supervivientes en áreas adyacentes tienen cierta capacidad plástica para adaptarse y reemplazar algunas funciones de neuronas y circuitos perdidos. Estos fenómenos de plasticidad adaptativa ante la lesión llevarán finalmente a una recuperación funcional más o menos parcial.[7]

1.2 Plasticidad fisiológica

Ante una lesión isquémica se producen alteraciones fisiológicas importantes no sólo en las áreas directamente afectadas, sino también en zonas circundantes y en aquellas que mantienen conexiones neuronales con el área dañada. Tanto en modelos animales como en humanos se ha descrito que después de la fase aguda de la isquemia se produce una alteración persistente del equilibrio excitador/inhibidor en el cerebro. En modelos animales de isquemia transitoria se ha detectado un incremento de los receptores implicados en la neurotransmisión glutamatérgica excitadora, así como una inducción en la potenciación a largo plazo en las áreas circundantes del infarto. Tanto en animales como en pacientes, se ha observado que la neurotransmisión inhibitoria mediada por ácido gamma-aminobutírico (GABA) esta alterada tanto en las áreas alrededor del infarto como en el hemisferio contralateral.[7-9]

Mediante técnicas novedosas de imagen y microscopia de dos fotones se ha podido observar un incremento de la sinaptogénesis y en el número de dendritas apicales de zonas de la corteza afectadas. Esto va en consonancia con estudios morfológicos previos que muestran la presencia de crecimiento axonal mediante ciertos marcadores, como GAP43, y proteínas sinápticas, como la sinaptofisina, que podrían indicar un incremento de la sinaptogénesis. Aparte de mecanismos sinápticos también se ha detectado la lateralización de las conexiones intracorticales, especialmente de conexiones largas horizontales. Todo esto pone de manifiesto que el cerebro lesionado está preparado al menos para mostrar espontáneamente plasticidad sináptica que puede llevar a un remapeo de conexiones neuronales que probablemente tenga un papel en la recuperación funcional.[2,10]

1.3 Factores que contribuyen a la recuperación

Hay ciertos aspectos plásticos de las conexiones neuronales que permitirán una posible recuperación después de una lesión cerebral.

1.3.1 Remapeo de conexiones. Importancia de la penumbra

La penumbra es el área que limita los bordes del área infartada y generalmente sufre una reducción en el flujo sanguíneo; presenta una cierta lesión pero no es un área muerta. Este concepto de penumbra ha sido siempre de gran interés ya que representa un área susceptible de ser recuperada. En principio la penumbra suscitó un gran interés y se estudiaron muchos aspectos bioquímicos y moleculares característicos de ésta, así como las cascadas de señalización intracelular activadas, o la influencia del estrés oxidativo y de mediadores de apoptosis, entre otros. Posteriormente se realizó un gran esfuerzo en encontrar dianas para su neuroprotección. A pesar de décadas de dedicación, la implantación de terapias neuroprotectoras no ha tenido éxito. Prácticamente todas las dianas neuroprotectoras empleadas en modelos animales, posteriormente trasladadas a la clínica, han fallado. Recientemente el concepto de penumbra ha suscitado un gran interés en la aplicación clínica ya que mediante técnicas de imagen como la tomografía de emisión de positrones (PET) y la resonancia magnética (RM) se pueden detectar las áreas que sobreviven a la primera agresión isquémica y que, por tanto, podrían recuperarse posteriormente. Generalmente el área de penumbra se define como el área donde no hay correlación entre perfusión y difusión, y que a pesar de mostrar una reducción en el flujo se puede determinar la señal de difusión. Por otro lado, mediante técnicas experimentales basadas en microscopia de dos fotones se ha podido observar que los procesos neuronales dañados después de isquemia cerebral pueden recuperar su estructura parcialmente después de la reperfusión o la recuperación del flujo en esta área.[11]

Después de una isquemia cerebral el remapeo de conexiones dependerá de la actividad y los mecanismos de competición que se desencadenen mayoritariamente entre el área de penumbra y las áreas adyacentes sanas. En modelos animales en que se generan volúmenes de infartos pequeños se ha observado que las áreas circundantes al infarto en proceso de recuperación y los circuitos comprometidos competirán por el mapeo territorial de las áreas adyacentes sanas. Se ha propuesto que este fenómeno podría ser el que sucede en infartos en seres humanos que sobreviven después de un ictus. En cambio, si lo que se presenta es una lesión isquémica grande, encontrar tejido neuronal que ejerza la misma función que el tejido dañado será más difícil; probablemente las áreas estarán lejanas o incluso localizadas en el hemisferio contralateral a la lesión, con lo cual habrá que esperar a que actúen mecanismos de remodelación.[10,12-14] Todo esto indica que ante una isquemia cerebral la recuperación sensorimotora y el remapeo cerebral implicarán cambios en el procesamiento de la información sensorial donde intervendrán tanto circuitos locales como lejanos. Los mecanismos moleculares y celulares que acompañan a estos procesos plásticos son poco conocidos. Recientemente, mediante técnicas de imagen con colorantes susceptibles a cambios de voltaje, se ha facilitado la descripción en las secuencias de episodios y cinética de activación del área periinfartada en modelos animales.[10] Se ha podido observar que semanas después del episodio isquémico hay regiones del córtex somatosensorial asociadas a una extremidad que pueden desencadenar señales hacia el córtex motor pudiendo inducir así un remapeo de la función sensorial. Todo esto indica que la recuperación de funciones sensorimotoras supone cambios en el orden temporal y espacial del procesamiento de la información en regiones cercanas y distantes. Se cree que estos fenómenos de remapeo de circuitos se promueven mediante la activación de varios programas de expresión génica que serán inducidos ante un fallo en la conectividad neuronal normal. Hasta el momento se conoce muy poco sobre los genes y las vías intracelulares activadas que pueden desencadenar este proceso. Se cree que la alteración del ambiente tisular después de la isquemia permitirá que las conexiones residuales que aún permanecen puedan competir de una manera más efectiva y así realizar conexiones con el tejido sano. Estudios experimentales han mostrado que genes importantes para el desarrollo del cono de crecimiento axonal, la sinaptogénesis y la formación de espinas dendríticas tienen una expresión muy elevada durante el desarrollo, se atenúan con la edad y, después de una isquemia experimental, muestran un gran incremento en su expresión, lo que sugiere que después de la isquemia pueden suceder periodos críticos de plasticidad.[7]

La penumbra no es un área pasiva tal y como se ha considerado en las terapias neuroprotectoras. Como se ha mencionado, la penumbra muestra una gran remodelación y puede tener un papel muy importante en la recuperación funcional después de una isquemia cerebral. Se ha descrito que ciertos mecanismos, que en un primer momento podrían tener un papel perjudicial en las primeras fases de la inducción de la lesión, posteriormente podrían desempeñar un papel totalmente opuesto y beneficioso en los mecanismos de reparación. Por otro lado, se ha observado que muchas de las dianas utilizadas en fenómenos de neuroprotección pueden ejercer esta acción bifásica y explicar, al menos en parte, el fallo de las terapias neuroprotectoras propuestas hasta la fecha. Ante esto es necesario determinar cómo las terapias pueden afectar ambos procesos y limitar cómo tiene lugar esta transición, para poder ensayar el balance y saber dónde, cómo y cuándo aplicarlas.[11]

1.3.2 Conectividad difusa

Funciones cerebrales importantes no sólo están localizadas en áreas específicas sino que también están distribuidas a lo largo del córtex. Así, a pesar de tener circuitos cerebrales estructurados, también hay la posibilidad de que se produzcan procesos de adaptación y refinamiento gracias a este fenómeno de conectividad difusa. Ante una lesión cerebral, el fenómeno de la conectividad difusa y la presencia de circuitos de conectividad redundante abren la posibilidad de crear una nueva conectividad sináptica mediante el remapeo entre áreas corticales relacionadas, lo que puede facilitar la recuperación después del infarto cerebral.

El procesamiento sensorial y motor del control del movimiento del cuerpo está controlado por áreas cerebrales localizadas en áreas cerebrales del hemisferio opuesto (patrón contralateral), obteniendo una lateralización de funciones cerebrales; no obstante, también se producen conexiones ipsilaterales. Uno de los mecanismos por los que el cerebro humano se restablece es el uso de redes neurales, que funcionalmente se manifiestan antes y después del área cerebral infartada y dentro de las cuales se encuentran zonas sanas del hemisferio contralateral. No obstante, el uso de estas zonas contralaterales para la recuperación reducirá la activación lateral.[15-17] Recientemente, mediante la utilización de técnicas de imagen, se ha observado que se produce una recuperación mejor en los pacientes que presentan una mayor normalidad en los patrones de lateralización de la activación sensorial, mientras que pacientes con infartos grandes, en los que a menudo se observa activación cortical bilateral, la posibilidad de recuperación total es menor. La activación bilateral puede ser un indicador de inhabilidad por parte de los mecanismos compensatorios para restablecer la normalidad en la activación sensorial, predominantemente lateralizada. De todos modos, los mecanismos que explican la lateralización y la función son muy complejos, y ambos pueden reflejar el grado de lesión y la extensión de la recuperación.[18,19]

1.4 Modelo de recuperación ante isquemia cerebral

El hecho de que haya periodos críticos y que éstos sean dependientes de repetición y aprendizaje sugieren que los procesos de recuperación después de lesión cerebral en el adulto presentan similitudes con las llamadas «reglas de aprendizaje basadas en la sinapsis», mediante las cuales se podrían explicar la formación de nuevas conexiones y el refinamiento de éstas, y así ayudar a la generación de circuitos compensatorios. Estas reglas de aprendizaje sináptico se basan en dos amplios mecanismos conceptuales. Por un lado, la plasticidad homeostática, que se referiría al hecho de que un incremento en la eficiencia sináptica se conseguiría mediante la estimulación repetida y constante de las células postsinápticas, asegurándose que las neuronas reciben una estimulación sináptica de entrada adecuada. El segundo mecanismo consiste en los fenómenos de plasticidad hebbiana, que se refieren al hecho de que los mecanismos sinápticos se redistribuirán para generar un reforzamiento sináptico para favorecer la conexión entre vías activas de forma simultánea y formar así un engranaje nuevo. Según estas reglas y evidencias, en estudios con modelos animales algunos autores han sugerido que mecanismos homeostáticos podrían restablecer inicialmente la activación de las áreas afectadas mediante cambios estructurales y funcionales de circuitos sinápticos. Asimismo, mecanismos hebbianos podrían dirigir señales sensoriales y funciones motoras a partir de los circuitos preservados después de la lesión y finalmente aportar solidez y definición a los circuitos.[7]

2 Células madre para la reparación después de isquemia cerebral

2.1 Tipos de células madre a lo largo del desarrollo

Las células madre (*stem cells*, SC) se caracterizan por tener la propiedad de proliferar, autorrenovarse (dar como mínimo una célula igual a ella) y diferenciarse a varios tipos celulares (potencialidad). En función de su potencialidad se dividen en totipotentes, pluripotentes, multipotentes y unipotentes. Las células totipotentes pueden diferenciarse a todas las células del embrión y del extraembrión; las células multipotentes tienen la capacidad de derivar el embrión a las tres capas germinativas: endodermo, ectodermo y mesodermo (por ejemplo, células madre embrionarias); las SC pluripotentes estarán restringidas a un linaje o tejido (por ejemplo, SC neurales [NSC]), y finalmente las SC unipotentes derivan únicamente a un tipo celular (por ejemplo, SC de la epidermis). La característica de potencialidad junto a su capacidad de división teóricamente ilimitada hace que las SC sean muy interesantes para su uso en terapias celulares ante la pérdida celular. Durante la vida de los individuos se encuentran diferentes tipos de SC que se caracterizan por su potencialidad y su localización. Las células con mayor potencialidad se encuentran en el cigoto y son totipotentes, ya que pueden derivar a todos los tejidos embrionarios y también extraembrionarios. Dado que el cigoto es transitorio y no puede dar una célula igual a ella en la práctica no se utiliza como una

SC. Este cigoto, después de pocas divisiones celulares, forma el blastocito; en humanos se forma a partir del quinto día después de la fertilización y tiene entre 70 y 100 células. El blastocito es una estructura embrionaria muy temprana y simple que consta de dos capas celulares. La primera capa es la masa interna celular o embrioblasto y la forman aquellas células que generarán el embrión. La segunda capa de células externas o trofoblasto formarán la placenta. El trofoblasto rodea la masa interna de células y un líquido que rellena la cavidad del blastocito, el blastocele. De la masa interna del blastocisto se aíslan las SC con mayor potencialidad utilizadas con finalidades terapéuticas: son las llamadas SC embrionarias (ESC). Las ESC son pluripotentes y pueden derivar a todos los tejidos del embrión, ya que son capaces de generar las tres capas germinativas que se han mencionado anteriormente. Además, después de su aislamiento mediante protocolos de diferenciación en el laboratorio se han podido derivar a la mayoría de los tipos celulares presentes en el organismo. Posteriormente, a medida que se avanza progresivamente en el desarrollo normal del embrión, se encuentran otros tipos de SC que van perdiendo su potencialidad y adquiriendo características del órgano o tejido al que van a pertenecer, siendo entonces SC pluripotentes. En el sistema nervioso en desarrollo encontraremos SC neurales (NSC) que mediante diferentes rondas de proliferación y diferenciación van a ser capaces de derivar a los tres tipos celulares neurales: neuronas, astrocitos y oligodendrocitos (véase la figura 1). Los procesos para la determinación fenotípica de las NSC son finamente regulados durante el desarrollo, ya que finalmente han de formar el complejo sistema nervioso adulto.

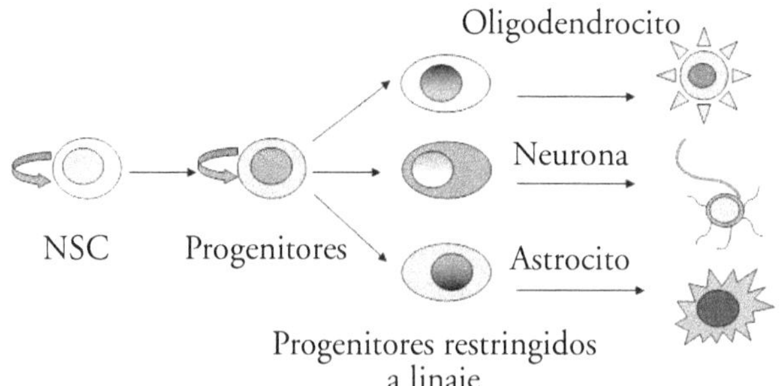

Figura 1. Evolución de las NSC en el tejido nervioso en desarrollo. NSC presentes en el desarrollo del sistema nervioso. Las NSC presentan diferentes estadios de evolución celular a medida que van determinándose hacia un fenotipo celular concreto. Las NSC presentan una elevada tasa de proliferación y derivan a un estadio de progenitor. Estos progenitores son células aún con capacidad de proliferación y generarán diferentes tipos de progenitores restringidos a un fenotipo celular concreto o linaje. Finalmente, cada tipo de progenitor restringido a linaje generará un único tipo celular neural. De este modo se puede observar cómo a partir de una única NSC se obtendrán neuronas, astrocitos y oligodendrocitos.

2.2 Neurogénesis endógena normal en el adulto y después de isquemia

2.2.1 Neurogénesis endógena normal en el adulto

Durante mucho tiempo se postuló que no se generaban células nuevas en el cerebro adulto.[20] Pero en las dos últimas décadas un gran número de trabajos han puesto de manifiesto que la neurogénesis en el adulto tiene lugar a lo largo de toda la vida, si bien se va atenuando con la edad. Las NSC adultas se detectan mediante el marcaje del ADN de nueva síntesis que indicará que la célula es de nueva generación, ya que está en proceso de división celular. Sistemáticamente, para su detección se inyectan análogos de la timidina (timidita tritiada o 8-bromo-deoxi-uridina [BrdU]) que se incorporarán al ADN de nueva síntesis y posteriormente podrán ser detectados. Además, mediante inyecciones controladas de los análogos de la timidina podremos determinar la fecha de nacimiento de las nuevas neuronas y, en combinación con marcadores específicos celulares, se podrán determinar los fenotipos celulares que se están generando. Otro criterio actual para determinar la presencia de NSC es mediante el ensayo de neurosferas in vitro. Las neurosferas son unos agregados celulares que crecen en suspensión y que se forman al tratar las NSC con factores de crecimiento como el FGF y el EGF. Cuando a las neurosferas se les retira del medio de cultivo estos factores de crecimiento van a tener la capacidad de diferenciarse a los tres linajes neurales: neuronas, astrocitos y oligodendrocitos.[21]

La neurogénesis en el adulto es discreta y esta restringida a unas áreas específicas. Tiene lugar mayoritariamente en dos regiones: la zona subventricular (SVZ) que rodea el tercer ventrículo y el área infragranular del giro dentado del hipocampo (SGZ). Las SC neurales adultas son células GFAP positivas y son un tipo especial de astrocitos que derivan de la glía radial embrionaria. Estas células GFAP positivas presentes en las áreas adultas germinativas son las llamadas células B o células de división lenta. De ellas se derivan las células C, o células de división rápida transitoria, y a partir de ellas se generarán los neuroblastos o células A (véase la figura 2). Los nuevos neuroblastos, generados mediante una migración tangencial larga, se dirigen desde la SVZ al bulbo olfatorio para generar neuronas GABA-érgicas (inhibitorias).[22] Recientemente, y abriendo un aspecto muy importante sobre todo para las futuras terapias celulares, se ha descrito que estas células pueden derivar a células glutamatérgicas (excitadoras).[23] La otra zona germinativa del cerebro adulto es la SGZ del hipocampo. La SGZ está compuesta de células C, B y A (véase la figura 2) y presenta una organización morfológica diferente a la SVZ, pues las células que la componen no están organizadas alrededor de un ventrículo.[22] En modelos animales se ha descrito que la generación continua de neuronas en el adulto tiene una importante relevancia fisiológica. La aportación continua de neuronas por la SVZ es necesaria para la discriminación correcta de olores, y la aportación realizada por la SGZ es nece-

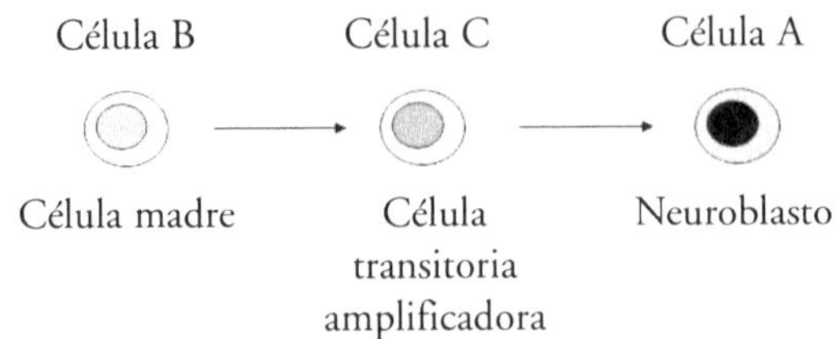

Figura 2. Progresión de tipos celulares a partir de las NSC adultas. En los nichos de células madre del sistema nervioso central adulto encontramos las NSC o célula tipo B. Éstas darán lugar a una célula C o célula amplificadora transitoria que se diferenciará a neuroblasto o célula tipo A que es la que migrará hacia las áreas cerebrales diana.

saria para fenómenos de aprendizaje. Además, se ha visto que tanto factores ambientales como moleculares pueden intervenir en su regulación.[24]

Como se ha comentado en animales de experimentación (roedores y monos), la neurogénesis es un proceso totalmente establecido, pero su presencia y su relevancia en seres humanos son controvertidas. En seres humanos se ha descrito la presencia de estas células GFAP positivas o tipo B positivas en la zona SVZ de humanos. Estas células B humanas incorporan BrdU, pero su morfología y su comportamiento son diferentes de lo descrito en modelos animales, lo que sugiere una relevancia funcional diferente. El hecho más crucial es que no presentan migración tangencial y diferenciación neuronal final.[25] Recientemente, se ha descrito que la migración y la neurogénesis final en humanos podrían seguir patrones de comportamiento diferentes al descrito en animales, si bien estos resultados son controvertidos.[26]

2.2.2 *Neurogénesis después de isquemia*

El hecho de que se produzca neurogénesis de manera habitual en el cerebro adulto abre nuevas expectativas para restablecer el tejido nervioso ante la pérdida neuronal ocasionada por una lesión o enfermedad. Para ello es necesario no sólo generar nuevas células sino también que éstas migren desde sus nichos originales hacia las áreas que reparar, y una vez allí generar conexiones funcionales. En modelos experimentales de isquemia cerebral transitoria (semejantes a la isquemia cerebral humana) y modelos de isquemia global (semejantes a lo que sucede ante un infarto de miocardio, inhalación de monóxido de carbono u otros) se produce un incremento en la proliferación de las células B presentes en las áreas neurogénicas normales. Posteriormente, estas nuevas células se diferencian a neuroblastos (células A) que finalmente producen un incremento final de la neurogénesis endógena. Este fenómeno se ha determinado mediante técnicas de incorporación de BrdU en combinación con marcadores de diferenciación neuronal. Además, los nuevos neuroblastos generados pueden migrar específicamente hacia las áreas lesionadas, si bien su permanencia y su relevancia fisiológica son aún motivo de discusión. Asimismo, la neurogénesis endógena inducida tras una lesión isquémica tiene lugar durante toda la vida del cerebro adulto. Se induce desde el primer momento de la agresión y persiste a lo largo de varios meses manteniendo siempre una dinámica de generación neuronal parecida.[27,28] La generación y el mantenimiento de la NSC inducidas coincide con los momentos donde se produce una recuperación motora espontánea en los animales de experimentación. Esto sugiere que la neurogénesis endógena inducida después de la isquemia cerebral debe tener una función, si bien hasta la fecha se desconoce el papel fisiológico que realmente están desarrollando, así como los mecanismos que pueden estar regulando su formación tanto en situaciones fisiológicas normales como ante alteraciones patológicas. Respecto a la relevancia en seres humanos está por estudiar; hay pocos estudios de neurogénesis en muestras humanas de isquemia cerebral. Estos estudios se han realizado mayoritariamente en muestras post mórtem e indican que hay una inducción de la proliferación celular, si bien la presencia de marcadores de neuroblastos y/o neuronas maduras de nueva generación es controvertido.[29] Por otro lado, descubrimientos recientes han descrito que el córtex cerebral, que habitualmente no es neurogénico, en el adulto puede adquirir esta capacidad después de fenómenos de isquemia. Por otro lado, se ha descrito que ante una lesión isquémica en roedores no sólo las células B podrían tener capacidad de neurogénesis en la SVZ, sino también que las células ependimales que rodean la pared del tercer ventrículo pueden adquirir un potencial neurogénico.[30] Estas nuevas fuentes de neuronas ofrecen mayor potencialidad de la implicación de la neurogénesis endógena del cerebro adulto ante una lesión.

2.3 Terapia celular con células madre después de isquemia cerebral

Como se ha comentado anteriormente, en la clínica no hay ningún tratamiento eficaz pera promover la reparación del tejido nervioso lesionado después de isquemia. Ante esto cualquier terapia que pueda ofrecer una mejora es deseable. En este contexto las terapias celulares ofrecen una nueva posibilidad terapéutica para la neurorreparación. En el contexto de la isquemia cerebral hay muchos estudios básicos mediante el implante de SC de diferentes características y orígenes, ya sea mediante implantes de SC alrededor de las áreas lesionadas o por administración sistémica. Parte de los abordajes experimentales se ha intentado trasladar a la clínica, si bien ni sus protocolos están siendo fáciles ni sus resultados satisfactorios. A continuación, se exponen los avances más recientes obtenidos en este campo tanto en investigaciones básicas como en clínicas.

2.3.1 *Tipos de células madre utilizadas en modelos animales de isquemia cerebral*

Los primeros estudios experimentales se realizaron mediante el implante de células embrionarias en las áreas lesionadas a reparar con la esperanza de que al ser células indiferenciadas, y así más plásticas, pudieran integrarse, ser funcionales y finalmente reparar la función, pero estos estudios no fueron satisfactorios. Posteriormente, el mayor esfuerzo ha ido dirigido hacia el uso de varios tipos de SC de origen humano aplicadas en los modelos animales de isquemia cerebral. Estos estudios experimentales mediante trasplantes heterólogos tienen el objetivo de testar la evolución de las SC humanas en los animales de experimentación antes de pasar a un posible ensayo clínico con ellas (véase la tabla 1). Hay un gran número de ensayos mediante NSC de origen humano implantadas por vía intracerebral o intravenosa en animales de laboratorio.[31] En ambas administraciones se ha podido observar que las NSC humanas acceden al lugar de la lesión y son capaces de diferenciar a neuronas y glía, pero raramente a los oligodendrocitos. No obstante, no hay una correlación clara entre la recuperación ensayada mediante los test neurológicos y los fenómenos de diferenciación observados por estas células. Otro gran grupo de estudios lo forman las células de origen hematopoyético en el que se incluyen las SC humanas de médula ósea, del cordón umbilical, de sangre periférica y mesenquimales (MSC) de tejido adiposo. Se ha observado que la aplicación sistémica o intracerebral de estas SC de origen hematopoyético inducen a una cierta recuperación funcional en los diferentes modelos de isquemia cerebral experimental estudiados. Parece ser que en la mayoría de los casos y especialmente en los estudios con SC de la médula ósea y cordón umbilical las células implantadas se dirigirán hacia el lugar de la lesión, probablemente debido a la presencia de moléculas atrayentes en la zona lesionada. Se cree que estas células no pueden convertirse realmente en neuronas, y si esto sucede es en un número muy pequeño. Ante esto se piensa que estas células

Tipo de célula madre	Modo aplicación	Recuperación final
Neurales	IC, IV	Sí
Médula ósea	IC, IV	Sí
Cordón umbilical	IC, IV	Sí
Sangre	IC, IV	Sí
MSC de tejido adiposo	IC	No

IC: intracerebral; IV: intravenoso; MSC: células madre mesenquimales.

Tabla 1. Tipos celulares, modo de aplicación y relevancia funcional del trasplante de células madre humanas en modelos experimentales de isquemia cerebral.

desarrollan un papel trófico mediante la secreción de factores de crecimiento que favorecerán la reparación del tejido nervioso. De hecho, la manipulación genética de éstas con vectores que expresen niveles elevados de factores de crecimiento incrementa su potencial beneficioso. La aplicación de este grupo de SC de origen hematopoyético es especialmente atractivo por varios motivos prácticos: por un lado, se evitarían problemas éticos importantes para obtener células humanas de tejido embrionario o fetal y, por otro, ofrecen la posibilidad (sobre todo en el caso de las células de la medula ósea y sangre periférica) de realizar trasplantes autólogos que ahorrarían los tratamientos de inmunosupresión al paciente después del trasplante. Cabe añadir que en estudios clínicos este tipo de células llevan mucho tiempo implicadas como dianas para otras enfermedades, sobre todo de origen hematológico, y actualmente ya se conocen muchos aspectos de su seguridad y modos de administración en humanos. Esto hace pensar que su futura aplicación en la isquemia cerebral puede ser más rápida que mediante el uso de otras SC. También hay muchos estudios de aplicación de estas SC de roedores y primates en modelos experimentales de isquemia.[31] Es importante destacar que hay estudios experimentales realizados con ESC provenientes de origen animal, ya que el uso de ESC humanas presenta problemas éticos no sólo por su origen sino por el hecho añadido de que se obtienen de estadios fetales muy tempranos.[31]

2.3.2   Mecanismos mediante los cuales las células madre inducen recuperación funcional

Antes de poder trasladar los conocimientos del trasplante de SC de los modelos animales a ensayos clínicos, se deberían conocer algunas de las bases fisiológicas de su actuación y optimizar los protocolos de actuación para seleccionar el mejor momento para su administración. Hasta la fecha se conoce muy poco acerca de los mecanismos que estas células favorecen para inducir una cierta recuperación funcional en los modelos animales ensayados. Las observaciones experimentales proponen una serie de fenómenos que pueden estar induciendo las SC para finalmente provocar cambios positivos en el tejido lesionado. El primer fenómeno que hay que considerar es que están produciendo una neurorreparación mediante reemplazamiento celular real, donde las células administradas pasan a formar parte de los circuitos internos. No se dispone de evidencias reales de que esto esté ocurriendo y el hecho añadido de que la mejoría funcional se detecta antes de que los fenómenos plásticos de integración puedan estar sucediendo descarta la integración celular de las células exógenas como la causa de la mejora funcional. Otra idea es que las células trasplantadas reduzcan la muerte celular. Este efecto se sugiere por el hecho de que las células trasplantadas reducen el volumen de infarto y la apoptosis detectada en la penumbra mediante la secreción de factores de crecimiento (BDNF, GDND, FGF, VEGF). Por otro lado, podrían inducir la plasticidad del tejido lesionado. Hay evidencias que SC del cordón umbilical podrían inducir el crecimiento y remodelación axonal y además se ha visto que las NSC podrían modular la expresión de genes que intervienen en la plasticidad y la generación de sinapsis. Otro fenómeno muy importante que hay que tener en cuenta es su implicación en la recuperación de la vascularización después de una lesión cerebral. Se ha visto que la gran mayoría de SC trasplantadas en los ensayos con animales inducen la generación de vasos. Estas SC implantadas raramente se incorporan directamente a los vasos pero pueden inducir factores proangiogénicos y movilizar progenitores endoteliales endógenos. Recientemente también se ha descrito un importante efecto inmunomodulador de las SC que podría modular la respuesta immune, favoreciendo así la recuperación del tejido.[31]

2.3.3 Ensayos clínicos con células madre y factores de crecimiento movilizadores de éstas

A diferencia de las terapias neuroprotectoras, que tienen un margen de actuación muy limitado, se cree que la ventana de aplicación y actuación de las terapias neurorreparadoras mediante SC serán más amplias y variables. Se postula que su aplicación es beneficiosa si se realiza varias semanas después de que la lesión isquémica haya sucedido. Es posible que la presencia de radicales libres, neurotransmisores o factores inflamatorios en la fase aguda estén comprometiendo la supervivencia y la diferenciación de las SC. Por otro lado, y tal y como se ha discutido anteriormente, cierta recuperación funcional sucede de forma espontánea en pacientes después de la fase aguda, y quizás las terapias celulares puedan aprovechar estos mecanismos para su éxito. Hasta la fecha se ha llevado a cabo un número reducido de ensayos clínicos con SC y ninguno de ellos ha tenido éxito (véase la tabla 2). El primer ensayo clínico que se realizó con

Tipo de SC	Fase del ensayo	Intervención	Resultado
Células embrionarias porcinas	Fase I	IC	– Adverso – Cancelado
Células hNT (derivadas de teratocarcinoma)	Fase I + fase II	IC	– No adverso – No beneficio
MSC autólogas de médula ósea	Fase I + fase II	IV	– No adverso – Cierto beneficio

IC: intracerebral; IV: intravenoso; MSC: células madre mesenquimales.

Tabla 2. Resultados de ensayos clínicos donde se trasplantan diferentes tipos de SC en pacientes que han sufrido una isquemia cerebral.

SC fue mediante el trasplante intracerebral de células embrionarias porcinas. El ensayo en fase I de éstas tuvo que ser suspendido, ya que se detectaron efectos adversos en varios de los pacientes operados.[32] Otro ensayo clínico se basa en la implantación de células precursoras humanas inmortalizadas derivadas de un teratocarcinoma humano (hNT) y que antes de su administración son diferenciadas in vitro. Se han realizado dos ensayos clínicos, uno de fase I y otro de fase II, pero a pesar de que el tratamiento no manifiesta efectos adversos la recuperación fisiológica no es claramente positiva.[33] Otro ensayo clínico en fase II y con buenas expectativas es la inyección intravenosa de MSC autólogas provenientes de la aspiración de medula ósea del paciente. De ésta se selecciona la población de MSC para su posterior amplificación in vitro antes de su administración.[34] Aparte de estos ensayos clínicos realizados mediante el implante de SC podemos encontrar otro grupo de ensayos clínicos donde se aplican factores de crecimiento del llamado grupo de estimuladores de colonias (CSF) o factores de crecimiento hematopoyéticos con la intención de movilizar y diferenciar las SC endógenas de la medula ósea del paciente, pudiéndose así evitar el implante de material exógeno. Actualmente se encuentra un ensayo clínico en fase II mediante la aplicación de G-CSF (factor estimulador de colonias de granulocitos) en el que se ha discriminado su seguridad a tiempos largos de tratamiento, si bien su relevancia en la recuperación funcional no está del todo clara, ya que hacen falta estudios más detallados para determinar si realmente hay una recuperación en los pacientes tratados.[35] Aparte de este estudio hay otros que abordan la recuperación después de infarto cerebral mediante CSF o la combinación de varios de ellos. Estos ensayos clínicos están en diferentes fases y sus resultados aún no han sido publicados (más información acerca de todos los ensayos clínicos en: clinicaltrials.gov, www.strokecenter.org/trial*s*).

2.4 Perspectivas de terapia mediante la modulación de las células madre endógenas

La neurogénesis normal endógena se ve incrementada ante una lesión cerebral isquémica, aunque la permanencia de las nuevas neuronas generadas parece que es difícil en condiciones fisiológicas.[27] El fenómeno de neurogénesis endógena fisiológica abre una nueva posibilidad terapéutica donde ésta se podría aprovechar como terapia celular desde el individuo. No obstante, los estudios básicos sobre la producción y regulación de las NSC están aún en fases muy iniciales para intentar abordar ningún tipo de ensayo clínico. Son necesarios más estudios básicos acerca de los mecanismos generales que regulan su producción y sobre todo es necesario descubrir qué factores, tanto positivos como negativos, pueden interferir y regular su mantenimiento para así poder sistematizar de una manera efectiva estos fenómenos ante lesión cerebral.

Conclusión

En conclusión, cabe remarcar que las terapias para inducir fenómenos de neurorrecuperación y neurorreparación después de isquemia cerebral están aún en fases muy iniciales. Es necesario, en primer lugar, conocer los mecanismos que las están gobernando y regulando antes de iniciar abordajes terapéuticos. En segundo lugar, será necesario el conocimiento de las posibles relaciones entre la propia neuroplasticidad sináptica del tejido lesionado y los fenómenos de neurogénesis endógena. En tercer lugar, hay que determinar cómo pueden estar interfiriendo las SC administradas exógenamente con los procesos endógenos activados ante lesión. Estos conocimientos básicos facilitarán la optimización de protocolos de administración que permitirán en un futuro un mayor éxito en los ensayos clínicos.

Bibliografía

1. «Pathophysiology and therapy of experimental stroke». K.A. Hossmann. En *Cell Mol Neurobiol*, 2006, vol. 26; 1057-1083.

2. «Extensive turnover of dendritic spines and vascular remodeling in cortical tissue recovering from stroke». C.E. Brown, P. Li, J.D. Boyd, K.R. Delaney, T.H. Murphy. En *J Neurosci*, 2007, 27; 4101-4109.

3. «Structural and functional plasticity in the somatosensory cortex of chronic stroke patients». J.D. Schaechter, C.I. Moore, B.D. Connell, B.R. Rosen, R.M. Dijkhuizen. En *Brain*, 2006, vol. 129; 2722-2733.

4. «Remapping the somatosensory cortex after stroke: insight from imaging the synapse to network». En *Neuroscientist*, 2009, vol. 5; 507-524.

5. «Both compensation and recovery of skilled reaching following small photothrombotic stroke to motor cortex in the rat». S.K. Moon, M. Alaverdashvili, A.R. Cross, I.Q. Whishaw. En *Exp Neurol*, 2009, vol. 218; 145-153.

6. «Whishaw IQ». En *Neuropharmacology*, 2000, vol. 39; 788-805.

7. «Plasticity during stroke recovery: from synapse to behaviour». En *Nature Rev Neurosci*, 2009, vol. 10; 861-872.

8. «Remote changes in cortical excitability after stroke». C.M. Butefisch, J. Netz, M. Wessling, R.J. Seitz, V. Homberg. En *Brain*, 2003, vol. 126; 470-481.

9. «Motor cortical disinhibition during early and late recovery after stroke». P. Manganotti, M. Acler, G.P. Zanette, N. Smania, A. Fiaschi. En *Neurorehabil Neural Repair*, 2008, vol. 22; 396-403.

10. «In vivo voltage-sensitive dye imaging in adult mice reveals that somatosensory maps lost to stroke are replaced over weeks by new structural and functional circuits with prolonged modes of activation within both the peri-infarct zone and distant sites». En *J Neurosci*, 2009, vol. 29; 1719-1734.

11. «A new penumbra: transitioning from injury into repair after stroke». E.H. Lo. En *Nat. Med.*, 2008, vol. 14; 497-500.

12. «Neural substrates for the effects of rehabilitative training on motor recovery after ischemic infarct». R.J. Nudo, B.M. Wise, F. Sifuentes, G.W. Milliken. En *Science*, 1996, vol. 272; 1791-1794.

13. «Bi-hemispheric contribution to functional motor recovery of the affected forelimb follo-

wing focal ischemic brain injury in rats». En *Eur J Neurosci.* 2005, vol. 21; 989-999.

14. «Growth associated gene and protein expression in the region of axonal sprouting in the aged brain after stroke». S. Li, S.T. Carmichael. En *Neurobiol Dis,* 2006, vol. 23; 362-373.

15. «Motor cortex bilateral motor representation depends on subcortical and interhemispheric interactions». M. Brus-Ramer, J.B. Carmel, J.H. Martin. En *J Neurosci,* 2009, vol. 29; 6196-6206.

16. «Neuronal plasticity and functional recovery after ischemic stroke». J.L. Cheatwood, A.J. Emerick, G.L. Kartje. En *Top Stroke Rehabil,* 2008, vol. 15; 42-50.

17. S. C. Cramer, G. Nelles, R. R. Benson, y colaboradores. En *Stroke.,* 1997, vol. 28; 2518-2527.

18. «Contralesional neural plasticity and functional changes in the less-affected forelimb after large and small cortical infarcts in rats». J.E. Hsu, T.A. Jones. En *Exp Neurol,* 2006, vol. 201; 479-494.

19. «Functional potential in chronic stroke patients depends on corticospinal tract integrity». En *Brain,* 2007, vol. 130; 170-180.

20. *Degeneration and regeneration of the nervous system.* S. Ramón y Cajal , Hafner, Nueva York, 1928.

21. «Generation of neurons and astrocytes from isolated cells of the adult mammalian central nervous system». B.A. Reynolds, S. Weiss. En *Science,* 1992, vol. 255; 1707-1710.

22. «Adult neurogenesis and functional plasticity in neuronal circuits». P.M. Lledo, M. Alonso, M.S. Grubb. En *Nat Rev Neurosci,* 2006, vol. 7; 179-193.

23. M. S. Brill, J. Ninkovic, E. Winpenny y colaboradores. En *Nat Neurosci* 2009, vol. 12; 1524-1533.

24. «Mechanisms and functional implications of adult neurogenesis». C. Zhao, W. Deng, F.H. Gage. En *Cell,* 2008, vol. 22; 645-660.

25. N. Sanai, A.D. Tramontin, A. Quiñones-Hinojosa, y colaboradores. En *Nature* 2004, vol. 427; 740-744.

26. «Human neuroblasts migrate to the olfactory bulb via a lateral ventricular extension». En *Sience* 2007, vol. 315; 1243-1249.

27. Z. Kokaia, P. Thored, A. Arvidsson, O. Lindvall. En *Cereb Cortex,* 2006, vol. 16 (1 Suppl); i162-167.

28. «Regeneration of hippocampal pyramidal neurons after ischemic brain injury by recruitment of endogenous neural progenitors». En *Cell,* 2002, vol. 110; 429-441.

29. K. Jin, X. Wang, L. Xie, y colaboradores. *Proc Natl Acad Sci USA,* 2006, vol. 103; 13198-13202.

30. M. Carlen, K. Meletis, C. Goritz y colaboradores. En *Nat Neurosci,* 2009, vol. 12; 259-267.

31. «Cell transplantation therapy for stroke». T. Bliss, R. Guzman, M. Daadi, G.K. Steinberg. En *Stroke,* 2007, vol. 38 (2 Suppl); 817-826.

32. S.I. Savitz, J. Dinsmore, J. Wu, G.V. Henderson, P. Stieg, L.R. Caplan. En *Cerebrovasc Dis,* 2005, vol. 20; 101-107.

33. «Neurotransplantation for patients with subcortical motor stroke: a phase 2 randomized trial» En *J Neurosurg,* 2005, vol. 103, 48-45.

34. «Autologous mesenchymal stem cell transplantation in stroke patients». O.Y. Bang, J.S. Lee, P.H. Lee, G. Lee. En *Ann Neurol,* 2005, vol. 57; 874-882.

35. «Granulocyte-colony-stimulating factor mobilizes bone marrow stem cells in patients with subacute ischemic stroke: the Stem cell Trial of recovery EnhanceMent after Stroke (STEMS) pilot randomized, controlled trial (ISRCTN 16784092)». En *Stroke,* 2006, vol. 37; 2979-2983.

Capítulo 2

Conceptos fundamentales de la rehabilitación en el ictus: ¿dónde, cómo, quién, cuándo y cuánta?

I. BORI, M.ª C. MARTÍNEZ

Introducción

El ictus es un problema de salud importante no sólo por ser causa de mortalidad, sino sobre todo porque es la principal causa de discapacidad del adulto en países industrializados,[1] concretamente en España. El ictus es un síndrome clínico que se caracteriza por la aparición súbita de unos déficits neurológicos que pueden persistir.[2]

Esta situación suele presentarse de forma súbita, y repercute en el paciente y su familia, que deberán adaptarse a la nueva situación.

Los avances terapéuticos en los últimos años, en complejidad diagnóstica y terapéutica, han determinado un cambio en el tratamiento del ictus obligando al abordaje multidisciplinario y a la creación de unidades específicas para optimizar la atención de esta enfermedad. Por este motivo, ha habido un gran cambio en el tratamiento del ictus agudo. Con la creación de las unidades de ictus y los cuidados en la fase aguda se ha conseguido una notable mejoría al optimizar la valoración y el diagnóstico de estos pacientes[2,3] y asegurar la atención por parte de un equipo especializado en la atención aguda que incluye el inicio temprano del tratamiento rehabilitador.[3]

La eficacia de las unidades de ictus agudo en la mejoría de los resultados está claramente establecida;[4] han conseguido reducir la mortalidad y mejorar los resultados del tratamiento rehabilitador así como la situación funcional de los supervivientes, y, por consiguiente, reducir los costes sanitarios.[5,6]

En España, más de 300.000 personas presentan una limitación de su situación funcional secundaria a un ictus.[7] Por desgracia, en nuestro país la atención impartida tanto en la fase aguda como en la subaguda no es homogénea, sino que diverge de una a otra comunidad. Según el estudio multicéntrico nacional realizado por la Sociedad Española de Rehabilitación y Medicina Física en 2003, sólo diez de las diecisiete comunidades disponían de plazas hospitalarias públicas para el tratamiento especializado de rehabilitación del ictus. Esto puede suponer que muchos pacientes sean transferidos precozmente desde la unidad de atención aguda a centros no especializados en neurorrehabilitación.[8]

La lesión cerebral puede causar una serie de déficits en estos pacientes que determinarán diversas discapacidades (véase la figura 1). La American Heart Association-Stroke Outcome Classification (AHA-SOC) sistematiza los déficits neurológicos provocados por ictus en seis áreas: motora, sensitiva, visual, de lenguaje o comunicación, cognitiva e intelectual y emocional.[9,10] Estos déficits repercutirán, sobre todo, en alteraciones de la capacidad para comunicarse, manipular, desplazarse y, por tanto, en la marcha y en la autonomía en las actividades de la vida diaria (AVD).

Los objetivos generales del tratamiento del ictus agudo son minimizar o restaurar la lesión neurológica, monitorizar la evolución y prevenir las complicaciones secundarias.[4,5,10]

El tratamiento rehabilitador pretende, específicamente, prevenir y minimizar las complicaciones, intentar compensar el déficit sensitivo-motor, sustituir las funciones perdidas o disminuidas, adquirir la máxima independencia en las AVD básicas e instrumentales y proporcionar el máximo ajuste psicológico para que el paciente se adapte a la nueva situación. En todo momento, es importante favorecer la participación del paciente y su familia en el proceso rehabilitador.[8,11]

Es fundamental considerar la repercusión que el ictus puede producir en el paciente y su entorno familiar: estrés, inestabilidad familiar, sobrecarga, fatiga, cambios de rol, modificación de relaciones sociales e, incluso, pérdida económica.[7]

1   Factores pronósticos en rehabilitación del ictus

Desde del punto de vista de rehabilitación, el pronóstico dependerá, aparte de la gravedad de la lesión, la comorbilidad y las complicaciones en la fase aguda, de la evolución

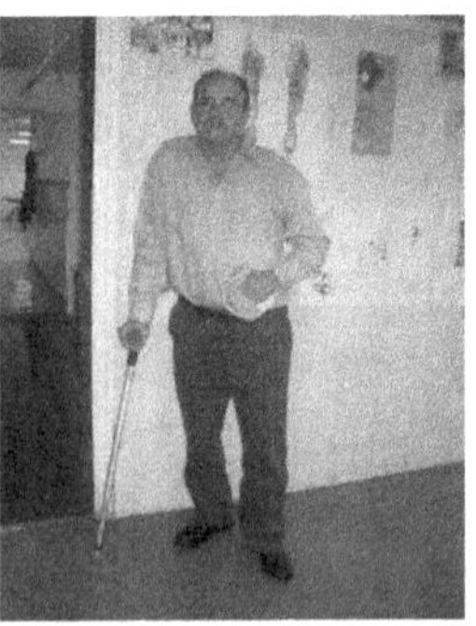

– Déficits sensoriales

– Déficits cognitivos-neuropsicológicos

– Déficits neuromotrices

Estado general – comorbilidad
Situación social

Figura 1. El ictus y sus consecuencias.

del control motor y del tono muscular, la presencia o no de heminegligencia, de afectación de las sensibilidades profundas, de la afectación de funciones superiores y del nivel funcional inicial.[11,12] No está demostrado que el trastorno del lenguaje suponga un factor pronóstico negativo. La edad es un factor relativo.

La evidencia científica confirma que los mejores resultados se obtienen cuando los pacientes reciben una atención multidisciplinaria.[8,13] Por tanto, los miembros del equipo rehabilitador progresivamente se irán incorporando para trabajar, de forma coordinada, en la consecución de los objetivos de autonomía en la comunicación, la marcha y la independencia personal. La American Stroke Association constata como factores pronóstico determinantes los siguientes:[14]

- La extensión de la lesión (clasificación clínica de Bamford).
- La actitud del paciente.
- Disponer de un equipo rehabilitador multidisciplinario.
- Contar con la colaboración de la familia y amigos.

En un estudio observacional en humanos (2004), Fagerberg demostró:[15]

- *Evidencia limitada* de que el inicio temprano del tratamiento rehabilitador obtiene mejores resultados funcionales.
- *Evidencia máxima* de que el tratamiento rehabilitador incide en un descenso de la mortalidad, del nivel de dependencia y de la discapacidad global, y disminuye el tiempo de hospitalización.

También hay una evidencia significativa de que la movilización precoz se asocia a una mejor evolución de los déficits. El periodo en el que tiene lugar la recuperación y el grado de ésta están claramente relacionados con la gravedad inicial del ictus: a mayor gravedad inicial, menor recuperación y más lenta.

Más allá del quinto o sexto mes postictus, incluso en pacientes con ictus graves y muy graves es difícil objetivar un mayor grado de recuperación mediante las escalas estándar que valoran las AVD básicas.[16-18]

La aproximación más exacta hasta la fecha a esos patrones de recuperación, según la gravedad de presentación del ictus, son los investigados por el Copenhagen Stroke Study (CSS).[19] Ésta es una línea de investigación prospectiva que describe la evolución y el curso temporal de la recuperación postictus. Se estudió a 1.197 pacientes, sin selección previa, clasificándolos según la gravedad clínica inicial. La mortalidad inicial fue del 21 %, por lo que la muestra redujo la población a 947, que fueron seguidos en los seis meses posteriores al ictus. De la población total al alta de rehabilitación, el 15 % fueron institucionalizados y el 64 % regresaron a sus domicilios, mientras que el 51 % realizaban marcha independiente (véase la figura 2).

Los factores de predicción de la capacidad de recuperación publicados por la AHA.ebrs (2007)[9] fueron la recuperación neurológica y la reorganización y/o reparación de la zona lesionada. De acuerdo con estas premisas evidenciamos que:

- *La recuperación funcional* está influenciada por el tratamiento rehabilitador.
- *La gravedad del ictus* es el factor más importante para determinar la capacidad de participación del paciente en el tratamiento rehabilitador.
- *La edad* tiene valor pronóstico relativo.

El tratamiento rehabilitador (RHB) forma parte del tratamiento integral del ictus, se inicia después de las primeras atenciones diagnósticas y terapéuticas y continúa desde la fase aguda y subaguda hasta el momento de la reinserción en la comunidad.

Si el ictus es la primera causa de discapacidad en el adulto y actualmente se están optimizando las medidas y el tratamiento en la fase aguda, es lógico que se le dediquen los recursos de rehabilitación adecuados en cada momento, durante el tiempo necesario, para conseguir la máxima recuperación y reinserción, asegurando su eficacia desde la fase aguda hospitalaria.

Hay una fuerte evidencia de que el tratamiento RHB combinado con la atención en unidades específicas de ictus reduce el grado de dependencia de los pacientes y la duración de la estancia hospitalaria. Por tanto, debe iniciarse precozmente y continuar mientras se observe mejoría.[8,15]

La valoración del inicio y tipo de programa RHB debe hacerse cuando las condiciones médicas y neurológicas lo permitan.[11,15]

El objetivo de la rehabilitación de los pacientes con ictus consiste en conseguir la máxima capacidad funcional y social del paciente para reinsertarlo en su entorno previo.[7,8]

La preocupación subjetiva del paciente y/o su familia, cuando llega a la unidad de rehabilitación, superada ya la situación de compromiso vital, es la recuperación de la capacidad de marcha. Posteriormente, se tratará de conseguir la funcionalidad de la extremidad superior y recuperar el habla, si estuviera afectada.

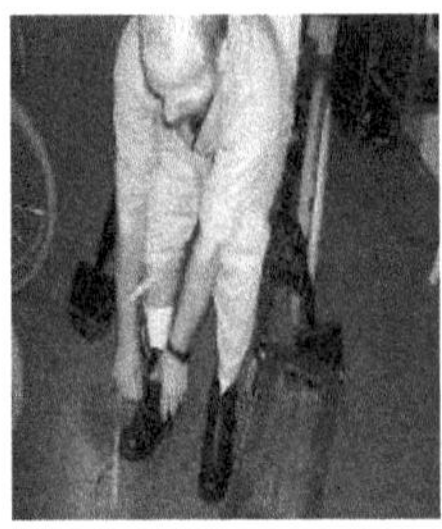

Figura 2.

2 Escalas de valoración

Para la valoración, la clasificación y el seguimiento de los pacientes, basándonos en varias guías publicadas, pueden utilizarse escalas como la National Institute of Health Stroke Scale (NIHSS)[20] y Rankin, como valoración global, y las de capacidad funcional como el FIM y el índice de Barthel. También pueden aplicarse escalas específicas del ictus como la Stroke Specific Quality of Life (SS-QOL)[21] o escalas de calidad de vida o para evaluar el nivel cognitivo (tipo Rancho de los Amigos, MiniMental Scale o Pfeiffer).

Para monitorizar la comorbilidad, la posible resistencia al tratamiento y la capacidad del paciente en seguir el programa rehabilitador éstos pueden ser medidos con el índice de Charlson.[22]

El objetivo de la utilización de sistemas de medida es evaluar el impacto del tratamiento médico en unidades de ictus, valorar la evolución de los déficits y discapacidades y la respuesta al tratamiento rehabilitador mediante las escalas de valoración funcional.

3 Tratamiento rehabilitador en fase aguda

Desde el inicio del proceso, además de las medidas de soporte y atención vital y de la aplicación de los medios necesarios para establecer el diagnóstico, en las unidades de ictus se ha demostrado que son imprescindibles la aplicación de las medidas de rehabilitación: una correcta alineación postural, movilizaciones pasivas para mantener los balances articulares y cambios posturales para prevenir las complicaciones secundarias a la lesión neurológica, a los déficits y a la situación de inmovilización.

En general, a partir de las 24-48 h. puede iniciarse un tratamiento más activo, que incluye el inicio de la sedestación y la participación del paciente, según sus posibilidades.[8,20]

Además del diagnóstico y el tratamiento médico, como el foco primordial en la atención inicial, deben aplicarse simultáneamente, ya en la fase aguda, las medidas de rehabilitación siguientes:

- *Preservar les vías aéreas* (favoreciendo drenaje bronquial, evitando una posible broncoaspiración).
- *Detección y tratamiento de la disfagia.*[21] El 40 % de los ictus presentan aspiración silente sin reflejo tusígeno. Por este motivo, no debería suministrarse alimentación por vía oral a los pacientes con disminución del nivel de conciencia y, por otra parte, en los pacientes con buen nivel de alerta el inicio de la ingesta debería ser cautelosa aplicándose una exploración pormenorizada de la deglución con ingesta oral de diferentes texturas o una videofluoroscopia.
- *Prevención de úlceras por decúbito,* debido a la situación de déficit de movilidad, disminución del nivel de conciencia y/o trastornos de la sensibilidad.

- *Profilaxis de la trombosis venosa profunda.*
- *Supervisión del manejo esfinteriano.* En la fase aguda, se debe intentar la retirada de la SVP en cuanto sea posible y, si el paciente presenta retención vesical, es preferible practicar cateterismos intermitentes para intentar reeducar el control urinario y, por otra parte, prevenir la constipación.
- *Evitar las contracturas y las posturas viciosas,* para prevenir la aparición de deformidades neurortopédicas estructuradas (véase el capítulo 7).

A partir del final de la primera semana, la situación clínica suele estar estabilizada y es el momento en que, siguiendo los criterios de la OMS,[1] se puede realizar una clasificación de los pacientes según el posible pronóstico:

- Pacientes que han presentado una recuperación espontánea y que requerirán sólo un soporte de rehabilitación.
- Pacientes con déficit tributarios de tratamiento que pueden beneficiarse de un tratamiento rehabilitador intensivo con buenos resultados.
- Pacientes con déficit importante que, a pesar de haber seguido un tratamiento rehabilitador adecuado, conseguirán resultados mediocres.

Partiendo de esta agrupación, hay que definir el programa individualizado aplicando los criterios de ingreso en las unidades específicas de rehabilitación, unidades de convalecencia, larga estancia o alta a domicilio.

4   Modelos de tratamiento rehabilitador[2,7,8,11,18,23,24]

- **Programa de rehabilitación intensiva**
  - Ingreso en unidad de neurorrehabilitación (véase la tabla 1).
  - Pacientes con dos o más déficits neurológicos, con capacidad cognitiva y resistencia suficiente para colaborar $\geq$ 3 h./día de tratamiento multidisciplinar en fisioterapia, terapia ocupacional, y/o logopedia y neuropsicología, 5 días por semana, y que precisan atención médica y de enfermería de forma continuada. Cuando los pacientes que han presentado un ictus severo o moderado están médicamente estables, son tributarios de ingreso en una unidad específica de rehabilitación si son capaces de seguir y participar en el tratamiento integral.

- **Perfil de rehabilitación según diversos estudios**
  - Se debe realizar la selección tan pronto como sea posible.
  - Los pacientes tributarios de RHB intensiva deben tener capacidad de aprendi-

<table>
<tr><td>Criterios de selección para ingreso en unidad RHB intensiva</td></tr>
<tr><td>

– Estabilidad clínica/neurológica
– Persistencia de déficits neurológicos significativos
– Constatación de discapacidad en, al menos, dos áreas: movilidad, independencia en AVD, comunicación, control de esfínteres o trastornos de deglución
– Capacidad cognitiva suficiente para aprender
– Capacidad física suficiente para tolerar un programa activo de RHB ≥ 3 h./día, 5 días/semana
– Objetivos terapéuticos alcanzables

</td></tr>
</table>

Tabla 1.

zaje, estabilidad clínica y hay que asegurarse de la tolerancia a participar en el tratamiento.
– Deben tener déficits tributarios de rehabilitación.
– Los elementos fundamentales para seleccionarlos son la gravedad de la lesión y la edad.
– El plan de la enfermedad cerebrovascular de Cataluña 2008 propone condiciones similares:[25] no está especialmente relacionado con la edad, déficits tributarios de rehabilitación, funciones superiores mínimamente conservadas, comorbilidad y capacidad física compatible con el tratamiento, Charlson < 3 y *ranking* previo al ictus < 2.

• **Programa de rehabilitación convencional** (véase la tabla 2)
    – Tratamiento < 3 horas/día, 40/60 minutos en fisioterapia y terapia ocupacional.
    – Pacientes con severa afectación motora y/o cognitiva que no pueden retornar directamente a domicilio desde la unidad de agudos y necesitan continuar tratamiento rehabilitador. Su situación comporta mayor dificultad para realizar el proceso rehabilitador y, sobre todo, para conseguir alcanzar los objetivos que se hayan establecido. Uno de los modelos de ingreso son los centros de convalecencia o, si el paciente está gravemente afectado con escasas posibilidades de recuperación y de retorno a domicilio, podría ser ingresado en un centro de larga estancia. Por el contrario, si el paciente evolucionara favorablemente, con un buen nivel de colaboración, debería valorarse la inclusión en un programa de rehabilitación intensivo.

• **Hospital de día**
    Régimen de tratamiento para pacientes clínicamente estables que pueden pasar a domicilio, pero tienen criterios para seguir tratamiento rehabilitador intensivo y precisan control médico y cuidados de enfermería frecuentes.

<table>
<tr><td>

Criterios de selección para ingreso en unidad de RHB convalecencia

– Estabilidad clínica/neurológica
– Persistencia de déficits neurológicos significativos
– Constatación de discapacidad en, al menos, dos áreas: movilidad, independencia en AVD, comunicación, control de esfínteres o trastornos de deglución
– Capacidad cognitiva suficiente para aprender
– Capacidad física suficiente para tolerar un programa activo de RHB 2 h./día
– Objetivos terapéuticos alcanzables
– Problema social que impide el retorno a domicilio al término del tratamiento rehabilitador

</td></tr>
</table>

Tabla 2.

- **Tratamiento ambulatorio**
  Paciente que, por su estado general y situación funcional, puede integrase en su domicilio pero debe continuar el tratamiento en régimen ambulatorio en algunas disciplinas. Los pacientes dados de alta del periodo de hospitalización suelen precisar seguir un tratamiento ambulatorio hasta llegar a la estabilización.

- **Programa de rehabilitación domiciliaria** (véase la tabla 3)
  Pacientes dados de alta del hospital de agudos que, por su situación funcional o comorbilidad, no pueden seguir un tratamiento convencional, pero tienen un entorno suficientemente adecuado para permitir que se reintegre en el domicilio, aunque debe continuar el tratamiento rehabilitador en el ámbito domiciliario.

4.1   *Tratamiento rehabilitador en la fase subaguda*[2,8,11, 20,24,25]

El programa de rehabilitación, tanto en régimen intensivo como en el convencional, debe diseñarse considerando los déficits presentes en las diferentes áreas. Siempre debe tenerse en cuenta que la comorbilidad y la tolerancia al ejercicio pueden interferir en el seguimiento del tratamiento.

<table>
<tr><td>

Criterios de selección para ingreso en una unidad de larga estancia

– Situación clínica aceptable para el ingreso en el centro escogido
– Déficits neurológicos severos prácticamente irreversibles
– Dependencia severa
– Problemática social grave

</td></tr>
</table>

Tabla 3.

Los pacientes con secuelas de lesión grave/moderada que cumplen los criterios de ingreso en unidades de neurorrehabilitación recibirán un tratamiento intensivo multidisciplinario.

El médico rehabilitador liderará al equipo multidisciplinario constituido por enfermería de rehabilitación, fisioterapia, terapia ocupacional, neuropsicología y logopedia, y trabajador social, y debe contar con la participación del paciente y la familia.

Para diseñar el tratamiento es imprescindible valorar con detalle todos los déficits:

- *Déficits cognitivos, neuropsicológicos y emocionales* (estado de vigilia, trastornos de orientación, memoria y/o atención/percepción, deterioro cognitivo, apatía y falta de motivación, depresión [reactiva] a la situación, está descrito que hasta el 50 % de los casos de pacientes con ictus pueden presentarla).[26]
- *Trastornos neuromotrices.* En esta área se agrupan todos los trastornos que tienen una repercusión funcional: déficit motriz (hemiplejía/hemiparesia y trastorno del tono: espasticidad), déficits sensitivos/sensoriales (trastorno de la sensibilidad superficial y/o profunda), heminegligencia y/o trastornos del esquema corporal, apraxias y trastorno de la deglución/fonación.[27]
- *Trastornos sensoriales:* visión (déficits campimétricos: hemianopsia) y de comunicación (afasia, disartria).

Todo ello puede repercutir en la alteración de la comunicación, trastornos del equilibrio y de la marcha, así como en la capacidad de manipulación que determinarán un grado de dependencia en el desempeño de las actividades de la vida diaria tanto básicas como instrumentales.

En esta fase debe desarrollarse un tratamiento rehabilitador integral que incluya todas las disciplinas:

- Continuar medidas generales de mantenimiento, fisioterapia respiratoria y medidas de introducción de la alimentación oral (deglución).
- Intentar código de comunicación.
- Iniciar medidas más activas de fisioterapia, que incluirán la reeducación de la sedestación, el inicio de la bipedestación, el control postural del miembro superior y la instrucción del paciente para automovilizarse.
- Prestar especial atención en considerar los déficits de campo visual, la detección de heminegligencia, las agnosias, las apraxias y los trastornos del lenguaje, y considerar la posible repercusión de los índices de comorbilidad.
- Tratamiento en terapia ocupacional, para reeducar el control motor de extremidades superiores, la coordinación visuomanual, evaluar y tratar los trastornos sensitivos, los trastornos del esquema corporal y lateralidad, la heminegligencia y las agnosias, así como valorar y reeducar la independencia en las actividades de la vida

diaria, tanto básicas como instrumentales. Asimismo, evaluación e indicación de las ayudas técnicas y/o eliminación de barreras arquitectónicas en domicilio para facilitar el retorno al mismo (véase la figura 3).

– Tratamiento de logopedia, para los trastornos del lenguaje y habla.
– Evaluación y tratamiento neuropsicológico, para valorar y tratar los trastornos de atención, percepción, abstracción y cálculo.

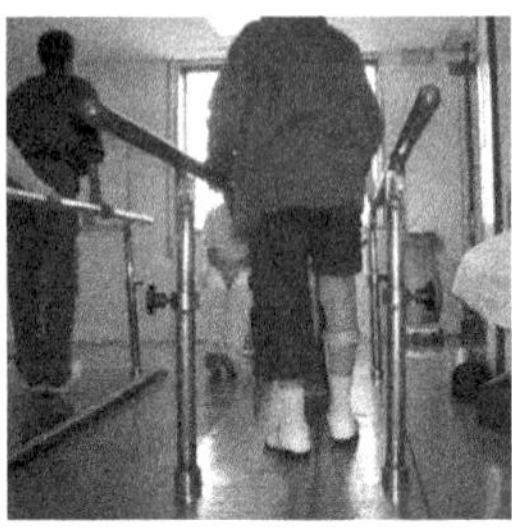

Figura 3.

5   Complicaciones

En este periodo, hay que considerar la aparición de posibles complicaciones que pueden retrasar el proceso rehabilitador: [8,11,27]

– *Descompensación de factores de riesgo* (hipertensión arterial, diabetes, dislipemia, etc.) o epilepsia secundaria a la lesión cerebral.
– *Subluxación glenohumeral secundaria* a la disminución del tono y falta de movilidad en extremidad superior pléjica. Por el mismo motivo, pueden presentar un hombro doloroso e incluso la aparición de un SDRC-algiodistrofia con dolor y trastornos tróficos en el hombro y la mano.
– *Aparición de osificaciones para articulares* (véase el capítulo 7).
– *Caídas por el trastorno del equilibrio, fracturas.*
– *Complicaciones respiratorias* (atelectasia, brononcoaspiración, tromboembolia pulmonar).
– *Retención vesical, fecal.*
– *Úlceras por decúbito.*

6   Duración del tratamiento rehabilitador[8,11,23-25]

El periodo de tratamiento rehabilitador debe determinarse individualmente dependiendo de la gravedad de los déficits, la capacidad cognitiva y la comorbilidad, así como de la respuesta a los objetivos fijados.

A título orientativo, la estancia en la unidad de agudos de neurología suele ser de 5 a 14 días, dependiendo de la gravedad de la lesión, la comorbilidad y/o la aparición de complicaciones. A excepción de los pacientes con infarto maligno intervenidos de craneotomía, que precisen una estancia superior.

Durante este periodo debe plantearse el modelo de tratamiento rehabilitador adecuado a cada caso. El periodo de hospitalización en rehabilitación para el modelo de rehabilitación intensiva oscila de cuatro a seis semanas a tres meses, dependiendo de la gravedad de los déficits y/o la aparición de posibles complicaciones.

El criterio de alta se basa en la consecución de los objetivos propuestos: independencia en la marcha y en la autonomía en las actividades de la vida diaria o en los casos en que no se ha conseguido cuando la situación permanece estabilizada y no se constata mejoría durante un periodo superior a dos semanas. Posteriormente, puede continuar tratamiento en régimen ambulatorio durante un periodo aproximado de tres meses, aunque algunos casos pueden requerir un tiempo de tratamiento más prolongado.

La duración de las estancias en unidades de convalecencia o larga estancia será más prolongada. Los pacientes que han presentado un ictus leve y presentan algún déficit que no impide el retorno a domicilio, al alta de neurología podrán seguir el tratamiento en régimen ambulatorio durante un periodo máximo de entre tres y seis meses.

6.1 *Fase de estabilización o secuela*

El paciente está en domicilio, las secuelas se encuentran estabilizadas y no se espera mejoría. Debe indicarse al paciente que continúe practicando las medidas de mantenimiento: marcha, automovilizaciones de extremidad superior, etc., y se recomienda que realice una vida activa adecuada a su capacidad funcional.

Un medio aconsejable para facilitar la adaptación a su nueva situación es la participación en grupos de ayuda mutua. También es conveniente que realicen actividades recreativas, del tipo deporte adaptado (natación, participación en actividades de la comunidad, centros cívicos, etc.) que facilitarán la sociabilidad del paciente.

- *Conducción.* Aquellos pacientes con ictus que tengan una recuperación satisfactoria no deben conducir hasta que haya transcurrido un mes postalta de la unidad de tratamiento. Los pacientes con déficits residuales deben ser evaluados psicológica y cognitivamente, realizar test de reacción visual/auditiva (campo visual) y practicar test de conducción con simulador antes de plantear la posibilidad de volver a conducir.
- *Grupo de Ayuda Mutua (GAM)*
    - Los GAM son una agrupación de personas que comparten un problema de salud.
    - Es un sistema útil de trabajar el «duelo» en pacientes que han superado la etapa subaguda.

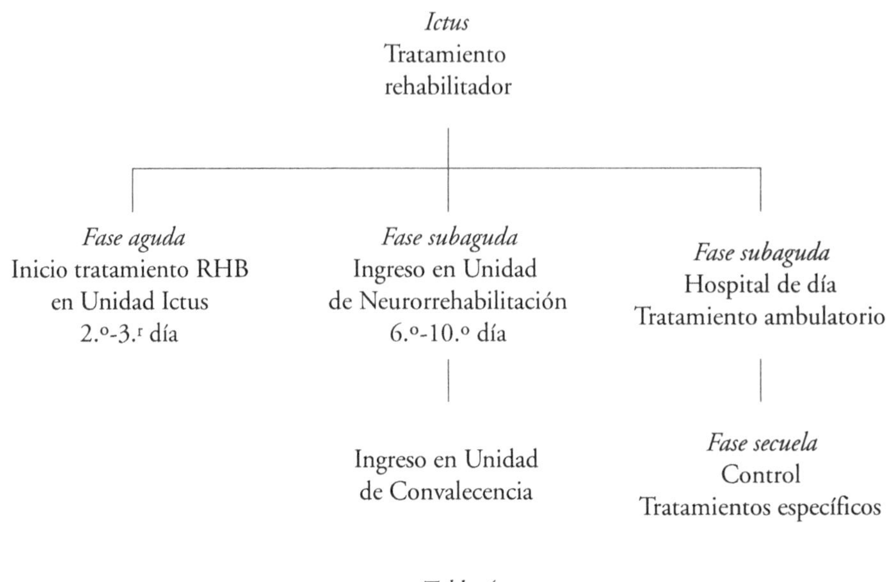

Tabla 4.

- Los GAM facilitan el intercambio de información con el objetivo de suavizar los problemas, proporcionan soporte emocional y material entre sus miembros, rompen el aislamiento social de muchas personas con enfermedades invalidantes y de sus familiares y/o cuidadores. En 2006, entre la unidad de daño cerebral y la de trabajo social de nuestro hospital, se ideó la creación de grupos de ayuda mutua hospitalario (HOSPIGAM) para personas con secuelas de AVC. Para moderar los grupos se designaron dos personas del servicio (trabajadoras sociales) que actuaban como facilitadoras. Los pacientes se seleccionaron por los médicos rehabilitadores de la unidad y, antes de comenzar las actividades, a todos los pacientes seleccionados se les aplican tres cuestionarios de salud: SIP *(sickness impact profile)*, SF-36 (calidad de vida) y SS-QOL,[21] por parte de los médicos, y el cuestionario de Gijón, por parte de la trabajadora social. Los GAM pueden ser una herramienta útil para facilitar la adaptación a la discapacidad secundaria a ictus.

Como conclusión, podemos por decir que existe una opinión consensuada (evidencia grado 3) de que la valoración de la posible admisión en una unidad específica de rehabilitación debe realizarse lo más precozmente posible, ya que el inicio temprano del tratamiento RHB produce mejores resultados (Mussico 2003, evidencia B).[33]

Los factores más determinantes para la valoración del destino de estos pacientes son el tipo de afectación, la extensión de la lesión, la severidad de los déficits y las discapacidades, así como la capacidad de aprendizaje y tolerancia a la actividad física.

La gravedad del ictus es un factor de predicción desde la fase aguda, y la edad es un factor relativo pero que debe considerarse para decidir la pauta que se debe seguir.

Las unidades de rehabilitación especializadas para ictus mejoran el resultado funcional y reducen la mortalidad (evidencia B).

Hay evidencia estadísticamente significativa de que trabajar con unidades específicas de RHB del ictus garantiza mejores resultados que en servicios generales:[14] en el siguiente capítulo se tratarán detalladamente los estudios que han llevado a acumular esta evidencia sobre la eficacia de los tratamientos rehabilitadores en el ictus.

Bibliografía

1. «Rapport du groupe de travail de l'OMS sur les accidents cerebrovasculaires». En *Stroke,* 1990-1995, vol. 20, n.º 10; 1407-1431.

2. «Stroke rehabilitation». M.E. Brandstater. En *Physical medicine and rehabilitation.* DeLisa J. Lippincott Williams, Philadelfia, 2005; 1655-1676.

3. «Do stroke units save lives?». P. Langhorne. En *Lancet,* 1993, vol. 342; 395-398.

4. «Ten year follow-up of a randomized controlled trial of care in a stroke rehabilitation unit». A. Dummond, B. Pearson, N.B. Lincon, y colaboradores. En *BMJ,* 2005, vol. 33; 491-492.

5. «Stroke Unit Trialists' Collaboration. Collaboration SUT: collaborative systematic review of the randomised trials of organizaed inpatient (stroke unit) care after stroke». En *BMJ,* 1997, vol. 314; 1151-1159.

6. «El acceso precoz a centros de referencia de ictus ofrece beneficio clínico: el código ictus». N. Pérez de la Ossa Herrero. En *Rev Neurol,* 2008, vol. 47; 427-433.

7. «Modelo de atención a las personas con daño cerebral». J. Ruiz, I. Bori, L. Gangoiti, J. Marin, J.I. Quemada. En *Serie Documentos técnicos IM-SERSO,* 2007; 37-47.

8. «Daño Cerebral adquirido en España (Estudio multicéntrico nacional 2002-2003)». C. Villarino, I. Bori, M.C. Martinez. En *Rehabilitación,* 2002, vol. 36, supl.1; 6-9.

9. «The American Heart Association Stroke Outcome Classification». Margaret Kelly-Hayes, James T. Robertson, Joseph P. Broderick, Pamela W. Duncan, Linda A. Hershey, Elliot J. Roth, William H. Thies, Catherine A. Trombly. En *Stroke,* 1998, vol. 29; 1274-1280.

10. «Stroke Unit Trialists' Collaboration. Organises inpatient (stroke unit) care after stroke (Cochrane Review)». *The Cochrane Library,* Issue 3, Update Software, Oxford.

11. «Evaluación de las necesidades del paciente con lesión cerebral». M.C. Martínez Garre. En *Rehabilitación,* 2002, vol. 36, supl. 1; 4-6.

12. «Pronostic de l'hémiplégie vasculaire. fonctionnelle et son intérêt dans la prise en charge rééducative de patients après AVC». J.M. Mazaux, M. Barat. En *Rééducation neurologique: Guide pratique de rééducation des AVC.* A. Chantraine, 1999; 178-205.

13. *Rééducation des hémiplégies vasculaires de l'adulte.* J.M. Mazaux, J. Lion, M. Barat. Masson, París, 1995; 155-166.

14. «Guidelines for the early management of patients with ischemic stroke a scientific statement from the Stroke Council of the American Stroke Association». Harold P. Adams, Robert J. Adams, Thomas Brott, Gregory J. del Zoppo, Anthony Furlan, Larry B. Goldstein, Robert L. Grubb, Randall Higashida, Chelsea Kidwell, Thomas G. Kwiatkowski, John R. Marler, George J. Hademenos. En *Stroke,* 2003, vol. 34; 1056.

15. «Services for Reducing Duration of Hospital Care for Acute Stroke Patients (Cochrane

Review)». Early Supported Discharge Trialists. En *The Cochrane Library*, Issue 3, Update Software, Oxford, 2001.

16. «Clinical practice Guideline for Management of adult Stroke Rehabilitation Care». Bates B, Choi J, y colaboradores. En *Stroke*, 2005, vol. 36; 2049.

17. MediFocus Guidebook on Stroke Rehabilitation. Fagerber B, 2004; 45-67.

18. «Evidence-Based Review of Acquired Brain». R. Teasell, S. Marshall, N. Cullen, M. Bayley. En *Stroke*, 2009, vol. 40, n.º 3; e66-74.

19. «Predictors, severity, and prognosis. The Copenhagen Stroke Study». H.S. Jorrgensen, H. Nakayama, J. Reith, H. O. Raaschou, T.S. Olsen. En *Neurology*, 1997, vol. 48; 891-895.

20. «La escala de ictus del National Institute of Health (NIHSS) y su adaptación al español». J. Montaner, J. Álvarez-Sabin. En *Neurología*, 2006, vol. 21, n.º 4; 192-202

21. «Stroke Quality of life Scale SSQL». L.S. Williams y colaboradores. *Stroke*, 1999, vol. 30; 1362-1369.

22. «Validation of the Charlson comorbidity index for predicting functional outcome of stroke». A. Tessier, L. Finch, S.S. Daskalopoulou, N.E. Mayo. En *Arch Phys Med Rehabil*, vol. 89, n.º 7; 1276-1283.

23. Guía Práctica Clínica de l'Ictus a Catalunya. Agència d'Avaluació de Tecnologia i Recerca Mèdiques, 2005, http://www.gencat.net/salut/depsan/units/aatrm/html/ca/dir303/doc959.html

24. «Stroke Care Organization in Spain». I. Bori, C. Villarino, P. Forastero. En *Am J Phys Med Rehabil*, 2009, vol. 88, n.º 8, agosto; 686-689.

25. «Plà de rehabilitació a Catalunya: Els processos assistencials en rehabilitació. Malalties del sistema nerviós central: Ictus». *CatSalut*, 2008; 19-22.

26. «Frequency of depression after stroke: a systematic review of observational studies». M.L. Hackett, C. Yapa, V. Parag, C.S. Anderson. En *Stroke*, 2005, vol. 36; 1330-1340.

27. «Aspiration following stroke: clinical correlates and outcomes». J. Horner, E.W. Massey, J.E. Riski y colaboradores. *Neurology*, 1988, vol. 38; 1359-1362.

28. «Relationships between long-term stroke disability, handicap and health-related quality of life». M.D. Patel, K. Tilling, E. Lawrence, A. G. Rudd, C. D. A. Wolfe, and C. McKevitt. En *Age Ageing*, 2006, vol. 35, n.º 3; 273-279.

29. «Relationships between long-term stroke disability, handicap and health-related quality of life». M.D. Patel, K. Tilling, E. Lawrence, A.G. Rudd, C.D.A. Wolfe, C. McKevitt. En *Age Ageing*, 2006, vol. 35, n.º 3; 273.

30. «Postacute stroke guideline compliance is associated with greater patient satisfaction». D.M. Becker, P.W. Duncan, R.D. Horner, H. Hoenig, G.P. Samsa, B.B. Hamilton, T.K. Dudley. En *Arch Phys Med Rehabil*. 2002; 83: 750-756.

31. «The Sickness Impact Profile: development and final revison of health status measure». M. Bergner, R.A. Bobbitt, W.B. Carter, B.S. Gilson. En *Med Care*, 1981, vol. 19; 787-805. Validación española: «Adaptación de una medida de la disfunción relacionada con la enfermedad: la versión española del Sickness Impact Profile». X. Badia, J. Alonso. En *Med Clin (Barc)*, 1994, vol. 102; 90-95.

32. «El Cuestionario de Salud SF-36 español: una década de experiencia y nuevos desarrollos. G. Permanyer Miralda, G. Vilagut, P. Rebollo Álvarez, L. Rajmil, J. Alonso, J.M. Quintana, J.M. Valderas, A. Ribera, A. Domingo-Salvany, M. Ferrer, R. Santed. En *Gaceta Sanitaria*, 2005; vol. 19, n.º 2; 135-150.

33. «Early and long-term outcome of rehabilitation in stroke patients: the role of patient characteristics, time of initiation, and duration of interventions». M. Musicco, L. Emberti, G. Nappi, C. Caltagirone; Italian Multicenter Study on Outcomes of Rehabilitation of Neurological Patients. En *Arch Phys Med Rehabil*, 2003, vol. 84; 551-558.

Chapter 3

Evidence–based Benefit of Rehabilitation after Stroke

P. LANGHORNE

Introducción

Stroke is a global healthcare problem that is common, serious and disabling.[1] In most high income countries stroke is the third most common cause of death and the main cause of acquired adult disability.[1,2] Because most stroke patients will survive the initial injury, the greatest health impact on patients and families is usually through long-term impairment, limitation of activities (disability) and reduced participation (handicap) that are caused by stroke.

The last twenty years have seen impressive developments in the management of stroke;[1] but to date, we lack a powerful drug treatment that can be given to a large number of stroke patients. Aspirin is widely applicable in acute ischaemic stroke but has a modest impact on recovery.[1] Thrombolysis with recombinant tissue plasminogen activator has a much more potent effect on recovery but can only be given to a subset of stroke patients.[1] Because of this lack of a widely applicable and effective medical treatment, much of post-stroke care relies upon rehabilitation interventions. This is unlikely to change substantially in the foreseeable future.

1   Scope of the Chapter

This chapter will review the evidence behind stroke rehabilitation interventions; but before doing so, we need to establish the scope of the chapter and define some terminology. Rehabilitation has a rather non-specific definition as "a problem solving process aiming to reduce the disability and handicap resulting from a disease".[3] We will use this broad definition of rehabilitation to include general aspects of stroke care (in particular, non-pharmacological and non-surgical interventions) that aim to reduce disability and handicap (promote activity and participation). We will avoid the artificial splitting of early ("acute") and later ("rehabilitation") care that can complicate the discussion of appropriate rehabilitation interventions.

The main focus of the chapter is on the evidence about the effects of treatments as these are the most common questions that are posed by clinicians.[4] We propose to summarise and explore the evidence base for stroke rehabilitation interventions with a particular focus on randomised trials and systematic reviews (particularly reviews from the Cochrane Library). We do so because these research designs provide the most reliable information about treatment effects.[5] This is particularly important with conditions such as stroke where variable and spontaneous recovery complicates the interpretation of observational studies.

We searched the Cochrane Library[5] for relevant reviews and supplemented this with other recent systematic reviews in this area. The Cochrane Stroke Group Section of The Cochrane Library contains over 100 reviews and protocols (reviews under development) of which 36 reviews and 13 protocols were relevant to this chapter.

2 Challenges in Evidence-based Stroke Rehabilitation

Stroke rehabilitation interventions pose particular challenges for research and for the application of evidence-based practice. Firstly, the basic science underpinning stroke rehabilitation is not well developed and many interventions have been developed from professional experience and intuition. Secondly, stroke rehabilitation treatments tend to be complex interventions containing a complex mix of inter-related components.[6] Thirdly, rehabilitation interventions may be targeted at a whole range of problems from restoring independence in daily activities in general to relieving very specific impairments. It is therefore important to be explicit about what a particular intervention was aiming to achieve. Finally, stroke rehabilitation interventions can occur at varying levels of complexity[7] which are summarized below:

- *Service level.* These interventions are typically provided by more than one individual and comprise a complex package of treatment and involve a complex interaction of staff members. Examples include stroke unit interventions or community rehabilitation teams. There has been considerable research around these types of interventions but often there is difficulty in the precise interpretation and implementation of such evidence.
- *Operator level.* These interventions are typically provided by a single operator (for example a therapist or nurse) who provides a complex package of care that incorporates both the interaction between the therapist and the patient plus the indivi-

dual therapies that they provide. Examples of this level of intervention are occupational therapy for improving activities of daily living or speech and language therapy for aphasia.

– *Treatment level.* This comprises the evaluation of specific, individual reproducible interventions. Information at this level should often provide the most useful evidence for a clinician. Examples include functional electrical stimulation for upper limb recovery, treadmill gait retraining, and constraint induced movement therapy for specific impairments.

We will use this simple classification of stroke rehabilitation interventions to discuss their evaluation and potential impact on recovery.

3 Evidence for Stroke Rehabilitation

3.1 Service level interventions

The categorisation of several service (and operator level) interventions is given in table 1.

3.1.1 Organised inpatient stroke unit care

Many randomised trials have shown that a package of rehabilitation provided in an organised, multi-disciplinary stroke unit, results in a reduction in the risk of death, disability and the need for long-term institutional care in comparison with conventional care provided in general wards.[8] Most of the available evidence concerns either comprehensive stroke units (which admit patients acutely but can also provide a period of rehabilitation) or rehabilitation stroke units (which admit patients after the acute phase of the illness is complete).

Although we lack detailed robust evidence to guide more detailed planning of stroke unit care, there are good descriptions of such services and the key characteristics are outlined in table 2.

Stroke units have been established in a variety of departments including geriatric medicine, general medicine, neurology and rehabilitation medicine. The key components seem to be the presence of a multi-disciplinary team (comprising medical, nursing, physiotherapy, occupational therapy, speech therapy and social work staff) who co-ordinate their work through regular meetings.[8] More detailed description of staffing levels is very difficult because of the different ways of measuring staffing levels and cross-cover arrangements with other departments.

Beneficial/likely to be beneficial	Uncertain benefit (few trials and/or inconsistent results)	Unknown effect (little or no trial data)
Multidisciplinary stroke unit care Early Supported Discharge services Therapy-based rehabilitation services at home (within one year of stroke) Day hospital rehabilitation services Rehabilitation services in long-term care settings Occupational therapy to improve ADL	Care pathways Cognitive rehabilitation for spatial neglect Information provisions Interventions for caregivers Speech and language therapy for aphasia Speech and language therapy for dysphagia Staff-led interventions to improve oral hygiene Stroke liaison worker interventions Therapy-based rehabilitation services (after one year)	Cognitive rehabilitation for attention deficits Cognitive rehabilitation for memory deficits Interventions for fatigue Interventions for perceptual disorders Occupational therapy for cognitive impairment Home-based intervention for arm recovery Speech and language therapy for speech apraxia Speech and language therapy for dysarthria

Table 1. Summary of evidence for complex (service or operator level) rehabilitation interventions.
The summary is categorized according to three levels:
– Beneficial/likely to be beneficial–several RCTs suggest benefit within the populations tested.
– Uncertain benefit–RCTs have tested this intervention but the data are limited
or the results inconsistent.
– Unknown–little or no data available from RCTs.

A wide range of patients appear to benefit from care in the stroke unit extending from those who have mild disability (able to walk) through to those with severe symptoms (without sitting balance). There did not appear to be any grounds for excluding patients on the basis of age.[8]

Almost all stroke unit trials have incorporated services that have multi-disciplinary teams who meet at least once a week.[8] These meetings serve to introduce the patients to the multi-disciplinary team and provide a forum for multi-disciplinary assessment, identification of problems, setting of short and long term rehabilitation goals and decision making. Informal multi-disciplinary communication should also take place on a more regular basis, particularly, interactions between nursing and therapy staff. Stroke units usually have a programme of ongoing education and training for the multi-disciplinary team. A distinctive feature of stroke units is the early active involvement of carers and the rehabilitation process. Patients and carers are routinely provided with information on stroke disease, stroke management, secondary prevention and support services.

It is possible to draw some general conclusions about the rehabilitation care pathways that typically operate within a stroke unit. These are summarized in table 2.

Structure

Geographically discrete ward
Medical staff with specialist interest in stroke and/or rehabilitation
Nursing staff with specialist interest in stroke and/or rehabilitation
Multidisciplinary staffing (nursing, medical, physiotherapy, occupational therapy, speech therapy, social work)

Coordination of care
Regular multidisciplinary team meetings (formal meeting of all staff once weekly)
Close linking of nursing and multidisciplinary team care
Educational programmes for staff

Process of Care
Nursing assessments (vital signs, general care needs, swallow test, fluid balance, pressure areas, neurological monitoring)
Therapy assessments of impairments and disability

Early management
Early mobilisation–up to sit, stand and walk as soon as possible
Careful positioning and handling
Pressure area care
Avoid urinary catheterisation if possible

Ongoing multidisciplinary rehabilitation
Early goal setting
Early involvement of carers in rehabilitation
Provision of information to patients and carers

Discharge planning
Early assessment of discharge needs
Discharge plan involving patient and carers

Table 2. Key components of multi-disciplinary stroke unit care.
Adapted from table 17.7 in Warlow et al.[1]

3.1.2   Early supported discharge services

In the last fifteen years a number of trials have explored whether it is possible to accelerate the discharge home of stroke patients from hospital and provide an equivalent programme of rehabilitation in their home setting. Patients receiving such an early supported discharge (ESD) service were compared with more prolonged rehabilitation in hospital. A Cochrane Review[9] indicates that those receiving ESD services were able to return home earlier and had improved longer term recovery in terms of reduced disability and a reduced need for long-term institutional care. The evidence also indicates that these services should be provided by a skilled multi-disciplinary team whose work is co-ordinated through regular meetings. Such services appear to be most effective for a subgroup of stroke patients (those with mild-moderate disability). The key characteristics are outlined in table 3.

Pathway of care with ESD team care	
Hospital admission	Identify ESD team key worker
	Key worker contact with patient/carer
	Home assessment
	Plan discharge home
	Agree rehabilitation goals
Discharge home	Agree/develop rehabilitation goals
	Implement rehabilitation plan
	Access relevant services
	Multidisciplinary team review of progress
	Negotiate withdrawal of ESD service
	Late review of needs/problems
Discharge from ESD team	

Table 3. Key components of early suppited discharge (ESD) service.
Adapted from table 17.10 in Warlow et al.[1]

3.1.3 *Therapy-based rehabilitation for stroke patients living at home*

A Cochrane Review[10] has previously examined the impact of input from a therapist (physiotherapist, occupational therapist, or multi-disciplinary team) on stroke patients who are living at home after a stroke (usually several weeks after discharge from hospital). This review indicated that this type of input could prevent deterioration in activities of daily living although the absolute impact is relatively modest. There is no clear information on the optimal intensity of such an intervention. A related review[11] also looked at those trials which intervened later after stroke (more than one year) but found that there was insufficient evidence to determine if such input still had a benefit later after stroke.

3.1.4   Day hospital rehabilitation services

One question regarding outpatient rehabilitation services is whether they can be effectively provided through day hospital services (in facilities which patients attend during the day but return home at night). One review[12] has addressed this question in a generic elderly population. This indicated that medical day hospital care appears to be more effective than no intervention but it was uncertain whether it was any better than other forms of community rehabilitation; e.g., rehabilitation in the patient's own home (domiciliary care). Although this review included a subset of stroke trials, it is difficult to draw clear conclusions about services for stroke patients.

3.1.5   Rehabilitation in long term care facilities

Several trials have examined the rehabilitation for older people (not exclusively stroke patients) in long-term care facilities and are included in a Cochrane review.[13] The review concluded that a provision of physical rehabilitation interventions for elderly people, living in long-term care, could be both safe and successful in improving both physical and mental state. However the size and duration of these effects was unclear.

3.1.6   In-hospital care pathways

One Cochrane review has examined the impact of multi-disciplinary stroke care pathways; complex documents which direct the delivery of care.[14] However, there was a lack of information to suggest that care pathways were any more effective than a well-functioning multi-disciplinary team care.

3.2   Operator level interventions

A large number of randomised trials and systematic reviews have examined the impact of rehabilitation interventions that could be broadly considered to be testing rehabilitation at the level of the operator (for example nurse or therapist). These are summarised in table 4 and in the following text.

Beneficial/likely to be beneficial	Uncertain benefit (few trials and/or inconsistent results)	Unknown effect (little or no trial data)
Constraint-induced movement therapy for arm function	Bilateral training[38]	Splinting / orthoses for arm function[38]
EMG biofeedback for arm function	Mental practice for arm function *	Walking aids for gait[38]
Electromechanical-assisted gait training	Moving platform for balance*	Acupuncture
Electro stimulation for arm function	Rhythmic gait cueing[38]	Treatments for sensory impairments
Physical fitness training for walking	Specific therapy approaches (Bobath, motor relearning, mixed)	Music therapy
High intensity therapy for gait recovery	Biofeedback (force and position)	Interventions for motor Apraxia[49]
Repetitive task training for mobility	CIMT for hand function	
Robotics for arm function	EMG biofeedback for hand function	
	Electro stimulation for hand function	
	High intensity therapy for arm function[38]	
	RTT for arm function	
	Robotics for hand function	
	Treadmill training for gait[38]	
	Very early mobilisation for mobility[50]	

*Small positive trials but lack of consistent evidence.

Table 4. Summary of the evidence for specific rehabilitation treatments.
Categories are shown in Table 1.

3.2.1   Cognitive rehabilitation interventions

Three reviews have addressed the impact of cognitive rehabilitation on attention deficits,[15] memory deficits,[16] spatial neglect[17] and one is planned for perceptual disorders.[18] At present there is some indication that training improves alertness and sustained attention for those with attention deficits,[15] but very limited information regarding the impact of memory rehabilitation[16] or interventions for perceptual disorders.[18] Cognitive rehabilitation for spatial neglect[17] appears to improve test performance but information was lacking on its impact on functional recovery.

3.2.2   Speech and language therapy interventions have been reviewed for several treatment areas

- *Aphasia.* Speech and language therapy for aphasia following stroke is the subject of an ongoing Cochrane review.[19] The most recent version of this review could not come to a clear conclusion about the impact of a variety of speech and language therapy interventions on aphasia. This review is being updated and further trials are ongoing which should provide more information in this area.
- *Dysarthia.* The review on speech and language therapy for dysarthia[20] was hampered by a lack of evidence. At least one clinical trial is ongoing.
- *Apraxia of speech.* This review[21] found no relevant randomised trials.
- *Dysphagia.* The review on dysphagia in acute stroke[22] is relatively old. More recent randomised trials[23] indicate that swallowing therapy may improve early outcomes.

3.2.3   Occupational therapy for activities of daily living

Several clinical trials have assessed the impact of occupational therapy for patients with limitations in activities of daily living. This review[24] indicated that occupational therapy interventions increased the chances of a patient remaining independent in their ability to perform personal activities of daily living. A separate review of occupational therapy for cognitive impairments after stroke is not yet published.[25]

3.2.4   Physiotherapy treatment approaches

A variety of different treatment approaches have been developed, particularly in physiotherapy. These include neuro-developmental approaches, motor relearning and mixed approaches. One review[26] identified a number of trials that have compared these techniques but did not find any convincing evidence that any one approach was superior to any other.

3.2.5   Staff led interventions for improving oral hygiene after stroke

Eight randomised trials have been reviewed in this topic area,[27] which indicated that oral care training for healthcare staff improves the knowledge and attitudes of staff towards providing oral care. Further evidence relating to oral care was lacking.

3.2.6   Interventions for caregivers

A number of trials have looked at the impact of interventions to assist informal caregivers. At present there is no convincing conclusion on the impact of such interventions,[28] although one trial was promising.[29]

3.2.7   Stroke liaison worker services for stroke patients and their caregivers

A substantial number of randomised trials have examined the impact of stroke liaison workers intervening for stroke patients and their families.[30] These usually involve a nurse or social worker visiting patients and families at home to try and resolve post-stroke problems. Preliminary results[31] suggested that such services may improve the satisfaction of patients and caregivers but did not fundamentally affect recovery.

3.2.8   Interventions for post-stroke fatigue

A recent review[32] has identified only three clinical trials which provided insufficient evidence to guide the management of fatigue after stroke.

3.2.9   Information provision

One review of information provision for stroke patients and their caregivers[33] indicated that information improves patient and carer knowledge of stroke, some aspects of patient satisfaction and can reduce depression scores. However, the effects were relatively modest and inconclusive.

3.3 Treatment level interventions

Ideally the rehabilitation practitioner should be able to access particular evidence on the effect of a particular treatment for a particular problem in a particular patient. Although we are a long way from that ideal, a considerable amount of information is currently available regarding the evidence for interventions (see table 4).

In view of the fact that rehabilitation treatments address a wide range of problems, we have classified these according to interventions aimed at motor recovery and those aimed at other forms of recovery.

3.3.1 Recovery of sensation or swallowing

- *Acupuncture*

  Two reviews have explored the impact of acupuncture in various aspects of stroke rehabilitation[34] including the recovery of dysphagia.[35] There is no clear evidence to support or refute the impact of acupuncture in either case.

- *Interventions for sensory impairments*

  Some research has focused on interventions for improving recovery of sensory impairment[36] but currently we have little information to guide practice.

- *Music therapy*

  A small number of trials have explored the impact of music therapy[37] but currently there is limited information available.

4.3.2 Motor recovery

The recovery of motor impairment and associated functions after stroke has been the subject of a recent systematic review[38] where the focus was on randomised trials and systematic reviews completed by early 2009. This analysis identified 19 categories of intervention that had been subject to some form of Cochrane Review or randomised trial. Figures 1 and 2 summarise the main approaches that have been explored and express the results in terms of a standardized mean difference (SMD). The SMD provides the result of a motor outcome score in terms of the improvement in the mean score divided by the standard deviation of that score. Results are summarized between trials to produce a typical standardized mean difference. The interventions included those focusing on upper limb (arm and hand) function and mobility (sit to stand ability, standing balance, gait/walking).

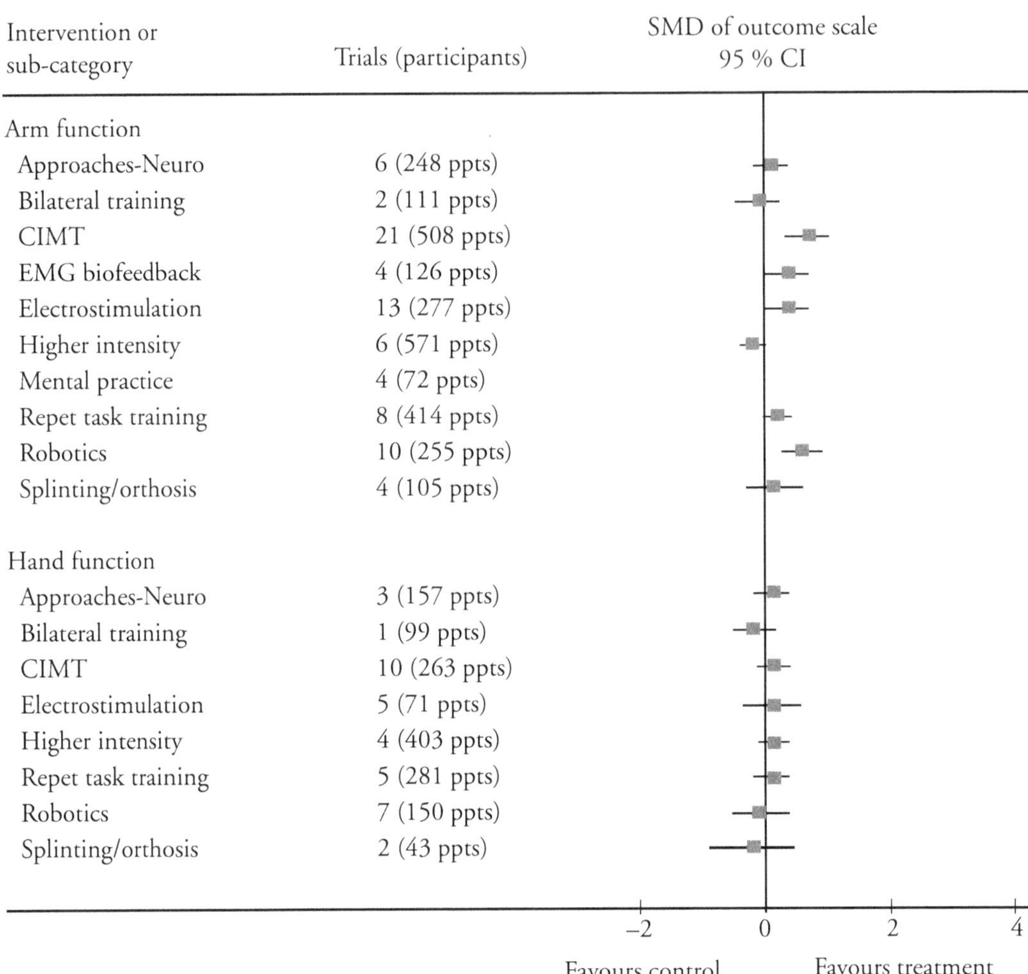

Figure 1. Interventions to improve upper limb motor recovery after stroke.
The figure summarises the results for upper limb interventions targeting the recovery of arm or hand function and shows the intervention category, number of trials (participants recruited) plus the standardised mean difference (SMD) and 95 % confidence interval (CI) for the effect of the intervention on the upper limb function or impairment outcome measure. Adapted from Langhorne et al.[38]

– *Arm function*

Several interventions had a potential effect on improving arm function, at least within the selected populations that have been studied (see figure 1). These interventions included constraint induced movement therapy,[39] electromygraphic biofeedback,[40] mental practice with motor imagery[41] and robotics.[42] In addition, repetitive task training[43] and electro stimulation[44] showed a borderline effect on recovery. The results for constraint induced movement therapy (CIMT) seemed to be the most

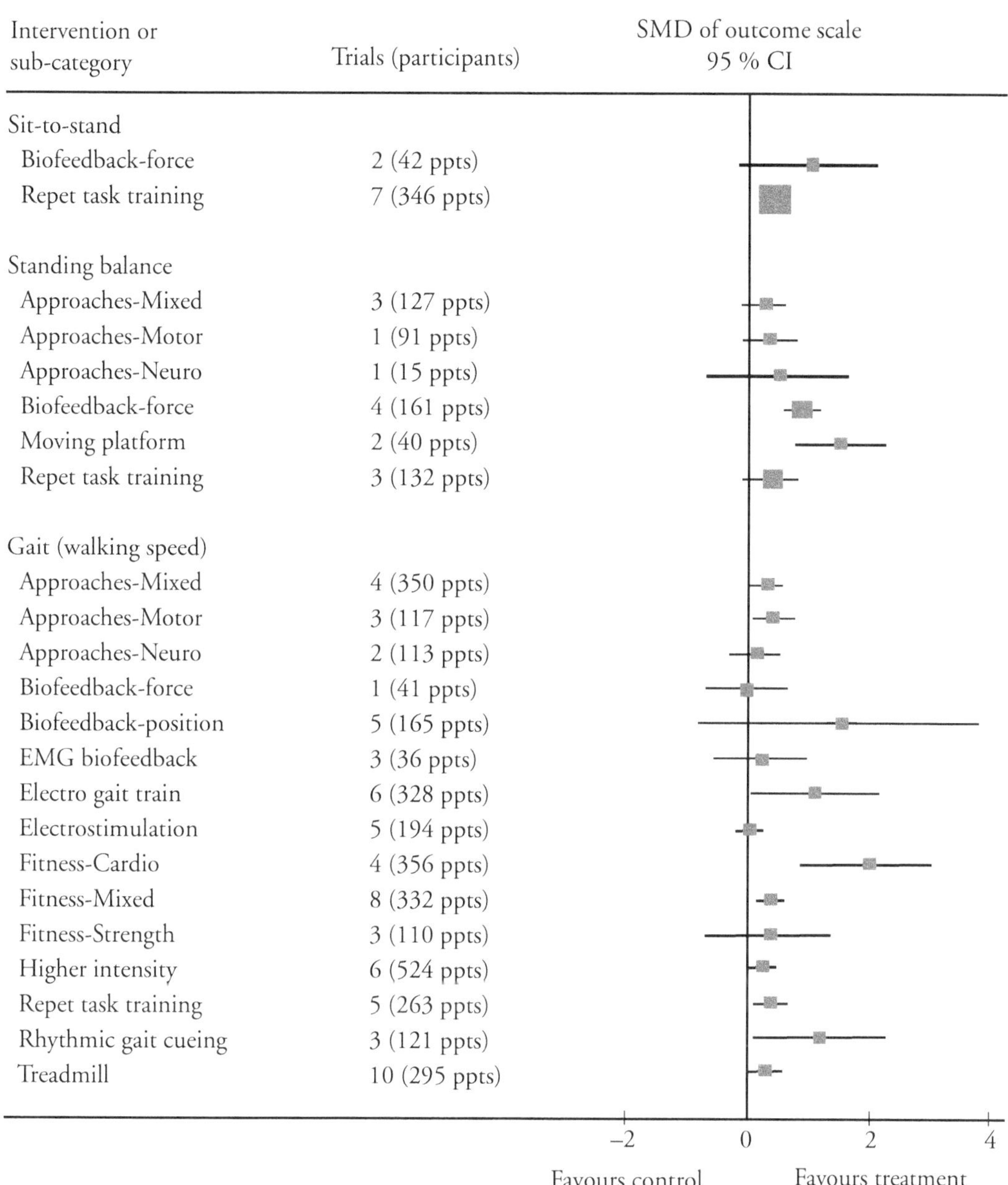

Figure 2. Interventions to improve balance, gait or mobility after stroke.
The figure summarises the results for upper limb interventions targeting the recovery of arm
or hand function and shows the intervention category, number of trials (participants recruited)
plus the standardised mean difference (SMD) and 95% confidence interval (CI) for the effect
of the intervention on lower limb function or impairment outcome measure.
Adapted from Langhorne et al.[38]

robust in that there was a relatively large effect size from a substantial number of high quality trials.[38,39] However, there were a variety of CIMT approaches studied and all the trials focused on very selective populations (in particular those with limited arm impairment or who were able to tolerate prolonged constraint). Trials of EMG biofeedback[40] were less robust and those of mental practice[41] and robotics[42] were limited by relatively small numbers of participants.

— *Hand function*
None of the interventions identified (see figure 1) showed a consistent pattern of improving hand function, although most of the areas studied have relatively small numbers of trials and participants.

— *Sit-to-stand ability*
The main mobility outcome results (again expressed as Standardised Mean Differences and 95 % confidence intervals) are summarized in figure 2. The review[38] identified two interventions that consistently used an outcome that reflected mobility in terms of rising to stand (such as a timed and go test). Repetitive task training[43] was tested in a substantial number of studies and indicated a significant improvement in sit to stand ability resulting from repetitive task training. Rehabilitation using a force platform biofeedback improved balance,[45] but results were not conclusive.

— *Standing balance*
Figure 2 also summarizes the results for various interventions aiming to improve standing balance. Most trials used measures such as the Berg Balance Scale or measures of weight distribution of postural sway. Two interventions showed consistent patterns of improvement; biofeedback using a force plate[45] and biofeedback using a moving platform.[38] In addition, repetitive task training showed a possible benefit.[43]

— *Walking Ability (Gait)*
Figure 2 also summarizes the results for various interventions targeted at improving walking ability. Improvements in walking speed were seen with cardiorespiratory fitness training,[46] fitness training incorporating a mixture of cardiorespiratory and strength training,[46] high intensity therapy,[38] electromechanical-assisted gait training,[47] rhythmic gait cueing[38] and repetitive task training.[43] However it is worth noting that the conclusions of these reviews could be overturned by a relatively small number of neutral trials.

Conclusions

Stroke rehabilitation research has come a long way in the last ten years. A broad range of interventions have been identified and have been subjected to clinical trials. These encompass rehabilitation services, operator level interventions and specific treatments.

There are still many gaps in the evidence base and to a large extent individual clinical decisions will continue to rely on the knowledge and judgement of individual therapists. However some general themes seem clear. Coordinated multidisciplinary rehabilitation should form the basis of our rehabilitation services. Also many of the potentially effective treatments for the alleviation of motor impairment and restoration of motor function appear to have focused on high intensity, repetitive, task specific practice with feedback on performance.

A large amount of research is still required to clearly define beneficial interventions and quantify that benefit in a routine clinical setting. Such trials will need to define the target populations and meet the challenge of implementing complex interventions. In addition, there is a clear need to standardise outcome measures and the terminology used to describe outcomes so that results can be compared between studies.

References

1. Warlow C, van Gijn J, Dennis M, Wardlaw J, Bamford J, Hankey G et al. Stroke: practical management. 3rd edition. Oxford: Blackwell Publishing, 2008.

2. WHO. World Health Report 2003. Geneva: WHO

3. Wade D. Measurement in neurological rehabilitation. Oxford: Oxford University Press, 1992.

4. Legg L, Langhorne P, Pollock A, Sellars C. A multidisciplinary research agenda for stroke rehabilitation. Brit J Ther Rehabil 2000; 797: 319-324

5. Sandercock P, Algra A, Anderson C, Bereczki D, Berge E, Bowen A et al. Cochrane Stroke Group. About The Cochrane Collaboration (Cochrane Review Groups (CRGs)) 2008, Issue 3

6. Craig P, Dieppe P, Macintyre S, Michie S, Nazareth I, Petticrew M, Medical Research Council Guidance Developing and evaluating complex interventions: the new Medical Research Council guidance. BMJ 2008; 338-342.

7. Langhorne P, Legg L. Evidence behind stroke rehabilitation. Journal of Neurology, Neurosurgery & Psychiatry 2003; 74 (Suppl IV)

8. Stroke Unit Trialists' Collaboration. Organised inpatient (stroke unit) care for stroke. Cochrane Database of Systematic Reviews 2007, Issue 4. Art. No.: CD000197. DOI: 10.1002/14651858. CD000197.pub2.

9. Early Supported Discharge Trialists. Services for reducing duration of hospital care for acute stroke patients. Cochrane Database of Systematic Reviews 2005, Issue 2. Art. No.: CD000443. DOI: 10.1002/14651858.CD000443.pub2.

10. Outpatient Service Trialists. Therapy-based rehabilitation services for stroke patients at home. Cochrane Database of Systematic Reviews 2003, Issue 1. Art. No.: CD002925. DOI: 10.1002/14651858.CD00292

11. Aziz NA, Leonardi-Bee J, Phillips MF, Gladman J, Legg LA, Walker M. Therapy-based

rehabilitation services for patients living at home more than one year after stroke. Cochrane Database of Systematic Reviews 2008, Issue 2. Art. No.: CD005952. DOI: 10.1002/14651858. CD005952.pub2.

12. Forster A, Young J, Lambley R, Langhorne P. Medical day hospital care for the elderly versus alternative forms of care. Cochrane Database of Systematic Reviews 2008, Issue 4. Art. No.: CD001730. DOI: 10.1002/14651858. CD001730.pub2.

13. Forster A, Lambley R, Hardy J, Young J, Smith J, Green J, Burns E. Rehabilitation for older people in long-term care. Cochrane Database of Systematic Reviews 2009, Issue 1. Art. No.: CD004294. DOI: 10.1002/14651858.CD004294.pub2.

14. Kwan J, Sandercock PAG. In-hospital care pathways for stroke. Cochrane Database of Systematic Reviews 2004, Issue 4. Art. No.: CD002924. DOI: 10.1002/14651858.CD002924.pub2.

15. Lincoln N, Majid M, Weyman N. Cognitive rehabilitation for attention deficits following stroke. Cochrane Database of Systematic Reviews 2000, Issue 4. Art. No.: CD002842. DOI: 10.1002/14651858.CD002842.

16. das Nair R, Lincoln N. Cognitive rehabilitation for memory deficits following stroke. Cochrane Database of Systematic Reviews 2007, Issue 3. Art. No.: CD002293. DOI: 10.1002/14651858. CD002293.pub2.

17. Bowen A, Lincoln N. Cognitive rehabilitation for spatial neglect following stroke. Cochrane Database of Systematic Reviews 2007, Issue 2. Art. No.: CD003586. DOI: 10.1002/14651858. CD003586.pub2.

18. Bowen A, Knapp P, Gillespie D, Vail A. Non-pharmacological interventions for perceptual disorders following stroke and other adult, acquired, non-progressive brain injury (Protocol). Cochrane Database of Systematic Reviews 2008, Issue 2. Art. No.: CD007039. DOI: 10.1002/14651858. CD007039.

19. Greener J, Enderby P, Whurr R. Speech and language therapy for aphasia following stroke. Cochrane Database of Systematic Reviews 1999, Issue 4. Art. No.: CD000425. DOI: 10.1002/ 14651858.CD000425.

20. Sellars C, Hughes T, Langhorne P. Speech and language therapy for dysarthria due to non-progressive brain damage. Cochrane Database of Systematic Reviews 2005, Issue 3. Art. No.: CD002088. DOI: 10.1002/14651858.CD002088.pub2.

21. West C, Hesketh A, Vail A, Bowen A. Interventions for apraxia of speech following stroke. Cochrane Database of Systematic Reviews 2005, Issue 4. Art. No.: CD004298. DOI: 10.1002/14651858.CD004298.pub2.

22. Bath PMW, Bath-Hextall FJ, Smithard D. Interventions for dysphagia in acute stroke. Cochrane Database of Systematic Reviews 1999, Issue 4. Art. No.: CD000323. DOI: 10.1002/ 14651858.CD000323.

23. Carnaby G, Hankey GJ, Pizzi J. Behavioural intervention for dysphagia in acute stroke: a randomised controlled trial. Lancet Neurol. 2006;5(1): 31-7.

24. Legg L, Drummond A, Langhorne P. Occupational therapy for patients with problems in activities of daily living after stroke. Cochrane Database of Systematic Reviews 2006, Issue 4. Art. No.: CD003585. DOI: 10.1002/14651858. CD003585.pub2.

25. Hoffmann T, Bennett S, Koh CL, McKenna KT. Occupational therapy for cognitive impairment in stroke patients (Protocol). Cochrane Database of Systematic Reviews 2007, Issue 2. Art. No.: CD006430. DOI: 10.1002/14651858.CD006430.

26. Pollock A, Baer G, Pomeroy VM, Langhorne P. Physiotherapy treatment approaches for the recovery of postural control and lower limb function following stroke. Cochrane Database of Systematic Reviews 2007, Issue 1. Art. No.: CD001920.

27. Brady M, Furlanetto D, Hunter R, Lewis SC, Milne V. Staff-led interventions for improving oral hygiene in patients following stroke. Cochrane Database of Systematic Reviews 2006, Issue 4. Art. No.: CD003864. DOI: 10.1002/14651858. CD003864.pub2.

28. Legg LA, Langhorne P, Tierney J, Stott DJ, Weir C, Smith LN. Non-pharmacological interventions for caregivers of stroke survivors (Protocol). Cochrane Database of Systematic Reviews 2010, Issue 1. Art. No.: CD008179. DOI: 10.1002/ 14651858.CD008179.

29. Kalra L, Evans A, Perez I, Melourn A, Patel A, Knapp M, Donaldson N. A randomised controlled trial of caregiver training in stroke patients. Stroke 2004;35:239-243.

30. Ellis G, Mant J, Langhorne P, Dennis M, Winner S. Stroke liaison workers for stroke patients and carers (Protocol). Cochrane Database of Systematic Reviews 2005, Issue 1. Art. No.: CD005066. DOI: 10.1002/14651858. CD005066.

31. Mant J. Stroke family support workers. Consensus Conference on Stroke Treatment and Service Delivery. Royal College of Physicians of Edinburgh. 2000.

32. McGeough E, Pollock A, Smith LN, Dennis M, Sharpe M, Lewis S, Mead GE. Interventions for post-stroke fatigue. Cochrane Database of Systematic Reviews 2009, Issue 3. Art. No.: CD007030. DOI: 10.1002/14651858. CD007030.pub2.

33. Smith J, Forster A, House A, Knapp P, Wright JJ, Young J. Information provision for stroke patients and their caregivers. Cochrane Database of Systematic Reviews 2008, Issue 2. Art. No.: CD001919. DOI: 10.1002/14651858. CD001919.pub2.

34. Wu HM, Tang JL, Lin XP, Lau JTF, Leung PC, Woo J, Li Y. Acupuncture for stroke rehabilitation. Cochrane Database of Systematic Reviews 2006, Issue 3. Art. No.: CD004131. DOI: 10.1002/ 14651858.CD004131.pub2.

35. Xie Y, Wang L, He J, Wu T. Acupuncture for dysphagia in acute stroke. Cochrane Database of Systematic Reviews 2008, Issue 3. Art. No.: CD006076. DOI: 10.1002/14651858. CD006076.pub2.

36. Doyle S, Fasoli SE, McKenna KT. Interventions for sensory impairment in the upper limb after stroke (Protocol). Cochrane Database of Systematic Reviews 2007, Issue 1. Art. No.: CD006331. DOI: 10.1002/14651858. CD006331.

37. Bradt J, Magee WL, Dileo C, Wheeler BL, McGilloway E. Music therapy for acquired brain injury (Protocol). Cochrane Database of Systematic Reviews 2007, Issue 4. Art. No.: CD006787. DOI: 10.1002/14651858.CD006787.

38. Langhorne P, Coupar F, Pollock A. Motor recovery after stroke: a systematic review. Lancet Neurology 2009;8:741-754.

39. Sirtori V, Corbetta D, Moja L, Gatti R. Constraint-induced movement therapy for upper extremities in stroke patients. Cochrane Database of Systematic Reviews 2009, Issue 4. Art. No.: CD004433. DOI: 10.1002/14651858. CD004433.pub2.

40. Woodford HJ, Price CIM. EMG biofeedback for the recovery of motor function after stroke. Cochrane Database of Systematic Reviews 2007, Issue 2. Art. No.: CD004585. DOI: 10.1002/ 14651858.CD004585.pub2.

41. Barclay-Goddard RE, Stevenson TJ, Poluha W, Thalman L. Mental practice for treating upper extremity deficits in individuals with hemiparesis after stroke (Protocol). Cochrane Database of Systematic Reviews 2010, Issue 1. Art. No.: CD005950. DOI: 10.1002/14651858.CD005950.pub3.

42. Mehrholz J, Platz T, Kugler J, Pohl M. Electromechanical and robot-assisted arm training for improving arm function and activities of daily living after stroke. Cochrane Database of Systematic Reviews 2008, Issue 4. Art. No.: CD006876. DOI: 10.1002/14651858.CD006876.pub2

43. French B, Thomas LH, Leathley MJ, Sutton CJ, McAdam J, Forster A, Langhorne P, Price CIM, Walker A, Watkins CL. Repetitive task training for improving functional ability after stroke. Cochrane Database of Systematic Reviews 2007, Issue 4. Art. No.: CD006073. DOI: 10.1002/14651858. CD006073.pub2.

44. Pomeroy VM, King LM, Pollock A, Baily-Hallam A, Langhorne P. Electrostimulation for pro-

moting recovery of movement or functional ability after stroke. Cochrane Database of Systematic Reviews 2006, Issue 2. Art. No.: CD003241. DOI: 10.1002/14651858.CD003241.pub2.

45. Barclay-Goddard RE, Stevenson TJ, Poluha W, Moffatt M, Taback SP. Force platform feedback for standing balance training after stroke. Cochrane Database of Systematic Reviews 2004, Issue 4. Art. No.: CD004129. DOI: 10.1002/14651858. CD004129.pub2

46. Saunders DH, Greig CA, Mead GE, Young A. Physical fitness training for stroke patients. Cochrane Database of Systematic Reviews 2009, Issue 4. Art. No.: CD003316. DOI: 10.1002/ 14651858.CD003316.pub3

47. Mehrholz J, Werner C, Kugler J, Pohl M. Electromechanical-assisted training for walking after stroke. Cochrane Database of Systematic Reviews 2007, Issue 4. Art. No.: CD006185. DOI: 10.1002/14651858.CD006185.pub2.

48. Moseley AM, Stark A, Cameron ID, Pollock A. Treadmill training and body weight support for walking after stroke. Cochrane Database of Systematic Reviews 2005, Issue 4. Art. No.: CD002840. DOI: 10.1002/14651858. CD002840. pub2.

49. Bernhardt J, Thuy MNT, Collier JM, Legg LA. Very early versus delayed mobilisation after stroke. Cochrane Database of Systematic Reviews 2009, Issue 1. Art. No.: CD006187. DOI: 10.1002/ 14651858.CD006187.pub2.

50. The Intercollegiate Working Party for Stroke, Royal College of Physicians. National Clinical Guidelines for Stroke, 3rd edition. London: RCP, 2008.

51. West C, Bowen A, Hesketh A, Vail A. Interventions for motor apraxia following stroke. Cochrane Database of Systematic Reviews 2008, Issue 1. Art. No.: CD004132. DOI: 10.1002/ 14651858.CD004132.pub2.

Capítulo 4

Rehabilitación de los problemas motores y la espasticidad

I. Bori, M.ª C. Martínez

Introducción

Los pacientes que han sufrido un ictus pueden presentar déficits neuromotrices cognitivos, neuropsicológicos y sensoriales.

Los déficits neuromotrices consisten en parálisis, trastornos del tono: espasticidad y trastornos de la coordinación (ataxia). Se deben a lesión de la motoneurona superior y se manifiestan como pérdida de control motor: parálisis o paresia, que provoca un desequilibrio muscular[1] (véase la figura 1).

Los trastornos del tono muscular en un paciente con ictus se manifiestan como patrón de decorticación, en pacientes con lesión grave de tronco cerebral pueden presentar patrón de descerebración.

Los patrones más comunes suelen ser: flexión de extremidades superiores, flexión de codos, muñeca y garra de dedos, pulgar incluido en la palma de la mano y las extremi-

Lesión MNS:
Déficits neuromotrices

Parálisis/paresia
Trastorno del tono: espasticidad

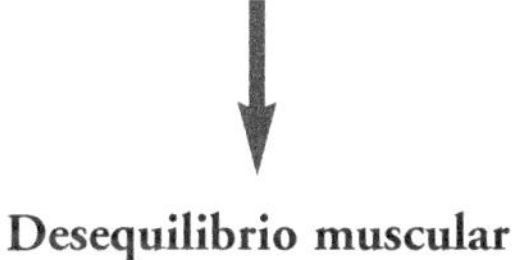

Desequilibrio muscular

Figura 1.

dades inferiores, aductor de caderas, flexión o extensión de rodillas, pie equino varo, equino y garra digital.[2]

Los trastornos del tono muscular: espasticidad, junto con la pérdida de control motor, parálisis, paresia, darán lugar a que estos pacientes presenten deformidades neuroortopédicas (véase la figura 2) y dolor.[3] Los pacientes con ictus hemorrágicos o isquémicos (infarto maligno) pueden presentar osificaciones paraarticulares (OPAS).[4]

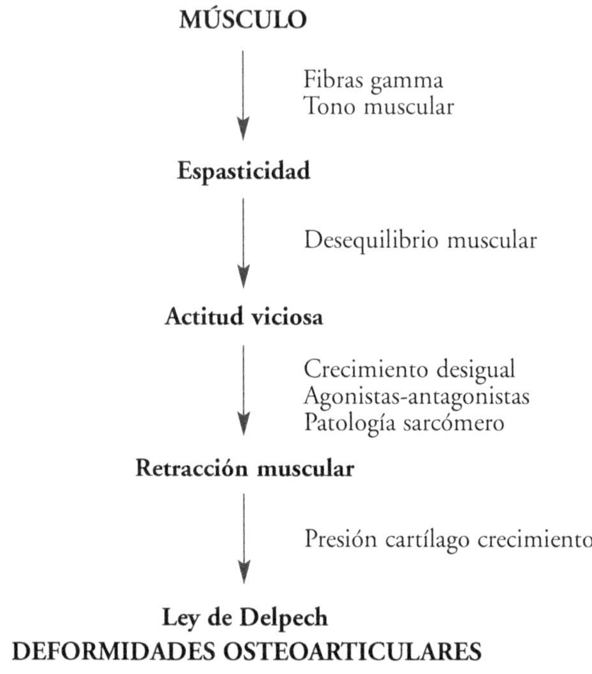

Figura 2.

1   Tratamiento de la función motora

Para mejorar la función motora se han intentado diferentes terapias: técnicas de fisioterapia, fármacos y asistencias técnicas y aparatos.

Los programas de reeducación de la función motora se pueden clasificar en tres grupos: técnicas de compensación, técnicas de facilitación y técnicas de reaprendizaje motor orientado a tareas específicas.[5,6]

Las técnicas de compensación intentan mejorar la función y, por consiguiente, aumentar la independencia en las actividades de vida diaria. El tratamiento se centra en reentrenar las capacidades residuales, utilizando sobre todo el hemicuerpo afectado.[7]

Las técnicas de facilitación tienen como objetivo mejorar la calidad de movimiento del lado afectado (Bobath, Brünnstrom, Kabat, Perfetti):[8-10]

- *Bobath (Neurodevelopmental Technique [NDT]).* Utiliza posturas inhibitorias de espasticidad y sinergias y ejercicios para facilitar movimientos voluntarios.
- *Brünnstrom.* Estimulación del modelo de las sinergias que aparecen en la recuperación del ictus, combinando con la aparición de movilidad funcional.
- *Kabat, Knott y Voss (facilitación neuromuscular propioceptiva).* Uso de estímulos periféricos para estimular el sistema nervioso (SN) y mejorar la fuerza y la coordinación.

Los estudios sobre estas técnicas no han conseguido demostrar la superioridad de estos métodos. No hay evidencia científica que recomiende una técnica sobre la otra. Sin embargo, la opinión de los expertos es que deben formar parte del tratamiento.

- *Reaprendizaje motor orientado a tareas.* El objetivo de estas técnicas es aprovechar al máximo la plasticidad que tiene el cerebro.[13]

- *Plasticidad cerebral postictus.* Los estudios con neuroimagen funcional han permitido demostrar una reorganización intracerebral que se produce principalmente en las áreas motoras adyacentes de la lesión, pero que también afecta a otras áreas motoras y al hemisferio sano.

  La terapia del movimiento inducido mediante restricción del lado sano podría ayudar al cerebro de una persona que ha presentado un ictus a reparar sus conexiones y recuperar el uso de una extremidad.[5,6,14] La técnica es aplicable a pacientes con hemiparesia; se realiza sujeción del lado sano con ejercicios de manipulación en lado parético durante 6 h./día durante 2-3 semanas.[15]

  Otras técnicas son la marcha sobre cinta rodante con suspensión parcial del peso, los programas de entrenamiento de resistencia progresiva y reacondicionamiento físico y la estimulación sensitiva motora asistida con robot.[6,16]

- Biofeedback *electromiográfico.* Es un sistema complejo que precisa implicación y máxima colaboración del paciente. Detecta la actividad mioeléctrica del músculo mediante electrodos de superficie. El paciente utiliza la información auditiva o visual que le proporciona el aparato para aumentar o inhibir una determinada actividad muscular.[6]

- *Métodos de estimulación eléctrica.* Son sistemas complejos que precisan una buena capacidad cognitiva y colaboración del paciente.

- *Estimulación neuromuscular.* Consiste en aplicación de corriente eléctrica para obtener una contracción muscular que se aplica mediante un estimulador programado por método informático sobre el nervio peroneo tipo *walk aid.* Es una alternativa a una ortesis antiequino.

- *Estimulación eléctrica funcional (FES).* Se basa en control de músculos inervados para conseguir movimientos funcionales.[6]

- *Estimulación neuromuscular activada electromiográficamente.* Combina las ventajas de la electromiografía y del *biofeedback.*[17]

- *Imaginación motora y realidad virtual.* La realidad virtual es una tecnología computarizada que permite simular el aprendizaje de la vida real, incrementar la intensidad de entrenamiento y proporcionar un aumento de la retroacción *(feedback)* sensorial. Además, en la última década ha habido un importante desarrollo en la creación de escenarios interactivos virtuales para la rehabilitación de los déficits motores en los pacientes con ictus. La tecnología con realidad virtual se está convirtiendo en herramienta útil para diagnosticar y monitorizar la recuperación funcional de las lesiones del sistema nervioso, así como ayudar en su consecución. Esta evidencia se ha ido incrementando en los últimos años, al mismo tiempo que se ha aumentado el esfuerzo para desarrollar escenarios virtuales construidos sobre el conocimiento de los mecanismos de la reestructuración neuronal. La realidad virtual utilizada en la rehabilitación del paciente con ictus puede aplicarse en el entrenamiento de la extremidad superior e inferior, y en la reeducación de los déficits preceptuales, así como en la heminegligencia.

- *Estimulación magnética cerebral.* Estimula el área motora de la zona lesionada del cerebro, o la zona sana para mejorar el control motor.[15] Este tema se tratará en el capítulo 10 de este libro.

2   Fármacos

Para mejorar la recuperación motora se han realizado varios ensayos clínicos con diversos fármacos: anfetaminas, metilfenidato y antidepresivos, que favorecen la recaptación de serotonina para la recuperación motora, pero no se han obtenido datos concluyentes acerca de su efectividad.[18] Este tema se desarrollará más ampliamente en el capítulo 8 de este libro.

El abordaje terapéutico para mejorar la función motora debe llevarse a cabo por un equipo multidisciplinario: médico rehabilitador, fisioterapeuta y terapeuta ocupacional.

Será individualizado, teniendo en cuenta el tipo y localización de la lesión, y de los déficits.[2] Debe iniciarse en la etapa aguda, en la unidad de ictus, a partir del segundo o tercer día. Se continuará en la fase subaguda hasta la fase de secuela y se irá adecuando en cada una de ellas.

3 Espasticidad

La espasticidad se define como un aumento del tono muscular dependiente de la velocidad, asociado a un reflejo miotático exagerado, consecuencia de la lesión de la motoneurona superior.[19]

Está presente entre un 20 o un 30 % de los pacientes con ictus siendo la causa más importante de deformidades neuroortopédicas y dolor.[2,20]

La musculatura implicada habitualmente es:

- *Cuello y hombro:* espinal, trapecio y esternocleidomastoideo, subescapular y pectoral.
- *Extremidades superiores:* bíceps, braquial, supinador largo, flexores de muñeca y dedos, lumbricales y musculatura del pulgar.
- *Extremidades inferiores:* aductores de cadera, isquiotibiales, tríceps, tibial posterior, flexores de los dedos, extensor y flexor propio del primer dedo. Como puede verse hay un claro predominio en la musculatura antigravitatoria[2] (véase la figura 3).

Inmediatamente después de un ictus las extremidades afectas están flácidas. Posteriormente aumenta el tono y se instaura gradualmente la espasticidad, que aparece entre las seis y las ocho semanas del ictus.[2]

La evolución de la espasticidad es un fenómeno duradero, dinámico y cambiante. La evolución natural es hacia la cronicidad, acompañada de fenómenos estáticos por alteración de las propiedades de los tejidos blandos (elasticidad, plasticidad y viscosidad). Cuando se alteran estas propiedades se instaura una fibrosis del músculo y de las estructuras adyacentes, la contractura se hace fija, aparecen retracción y deformidades osteoarticulares y/o dolor.[3,20]

- Patrón en flexión de extremidad
  superior. Manos en garra.

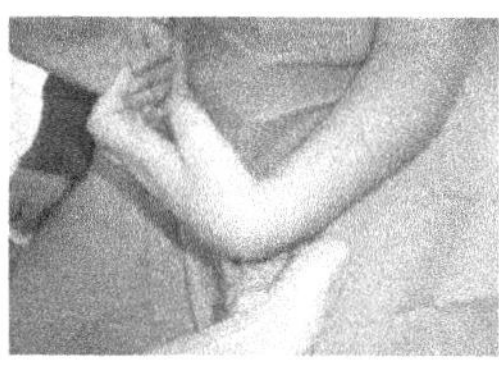

- Extremidad inferior:
  cadera en flexión y adducción;
  rodilla en flexion;
  deformidad de pie equino,
  equinovaro, dedos en garra.

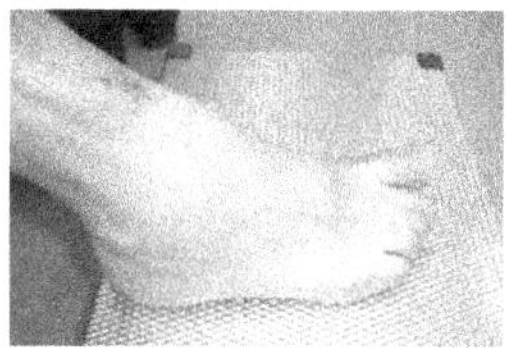

Figura 3.

Los pacientes presentan contracturas de grupos musculares, deformidades articulares, disminución del arco articular, dolor y alteración o dificultad para la marcha y la manipulación. El tratamiento debe iniciarse lo más precozmente posible. Para ello se proponen varias medidas terapéuticas: tratamiento farmacológico, tratamiento rehabilitador y/o cirugía.

3.1 *Tratamiento farmacológico de la espasticidad*

Este tratamiento puede ser de dos tipos: tratamientos que actúan por vía general (benzodiazepinas, baclofeno, dantraleno, clonidina, tizanidina, gabapentina y cannabinoides [estos últimos se utilizan sólo de forma experimental]) y los que actúan por vía local (fenol y toxina botulínica [TB]).[19,21-23]

El tratamiento por vía general no ha demostrado ser totalmente eficaz en pacientes con ictus gravemente afectados (espasticidad generalizada) ni con los que presentan espasticidad focal. Además, éste presenta importantes efectos secundarios que agravan los déficits sensoriales y cognitivos de estos pacientes.

Tratamiento por vía general:

- *Benzodiazepinas.* El diazepam es el primer fármaco utilizado para la espasticidad. Actúa sobre el sistema nervioso central (SNC). Su eficacia antiespástica se realiza a través del ácido gamma-aminobutírico. Las dosis de inicio son 2 mg, dos veces al día, y posteriormente de 5 a 60 mg al día. Como efectos secundarios puede producir depresión del SNC, reducción de la coordinación, afectación de la memoria, de la atención, concentración debilidad y ataxia.
- *Baclofeno.* Actúa también a través del sistema ácido gamma-aminobutírico. Por vía oral, se da en dosis de 10 a 80 mg. Como efectos secundarios puede producir: sedación, fatiga, debilidad, náuseas y parestesias. La administración de baclofeno intratecal que se realiza por infusión en bomba, permite lograr concentraciones de baclofeno eficaces en el líquido cefalorraquídeo, con concentraciones plasmáticas 100 veces menores que las producidas por administración oral. Produce menos efectos secundarios, pero es de difícil manejo, económicamente muy costoso y con escasas publicaciones sobre ictus. Está indicado, sobre todo, en el ictus del tronco cerebral (espasticidad generalizada).[24]
- *Dantraleno.* Actúa inhibiendo la liberación de calcio del retículo sarcoplasmático durante la contracción muscular. Las dosis que se emplean son 25 mg, dos veces al día. Se puede aumentar desde 50 hasta 400 mg/día. Se trata de un tóxico hepático, por lo que hay que controlar la función hepática. Los efectos secundarios son debilidad, parestesias, náuseas y diarrea.
- *Clonidina.* Es un antihipertensivo alfa-2 adrenérgico. Se usa también para la espasticidad. Se administra en dosis de 0,1 mg, dos veces al día. Como efectos secundarios puede producir bradicardia, depresión, letargo, síncope e hipotensión.

– *Tizanidina.* Bloquea la liberación de glutamato y aspartato. La dosis se inicia con 2 mg y se va aumentando hasta 36 mg/día. Efectos secundarios: sedación e hipotensión, debilidad, mareos y vómitos. Precisa control de la función hepática.[22]

Tratamientos por vía local: se aplican directamente sobre los músculos afectados, produciendo una denervación química.[22]

– *Fenol.* Actúa desnaturalizando las proteínas y produciendo una denervación química. Se debe infiltrar en la placa motora. En algunos pacientes provoca dolor y disestesias.[22]

– *Toxina botulínica.* Es el tratamiento por vía local actualmente más utilizado. Produce una denervación química local reversible y presenta pocos efectos secundarios. Actúa inhibiendo la liberación de acetilcolina en la unión neuromuscular. Se administra por vía intramuscular. Sólo actúa sobre los grupos musculares infiltrados.[22,25,26]

La bacteria *Clostridium botulinum* produce siete serotipos (A, B, C, D, E, F, G); los serotipos A y B son los únicos que se utilizan. El A es el más utilizado.

La dosis de TBA se mide en unidades de ratón (U), una medida de bioactividad o potencia y no de cantidad. Una U es la cantidad de TBA necesaria para matar al 50 % de un grupo de hembras de ratón SwissWebster de 18 a 20 g.

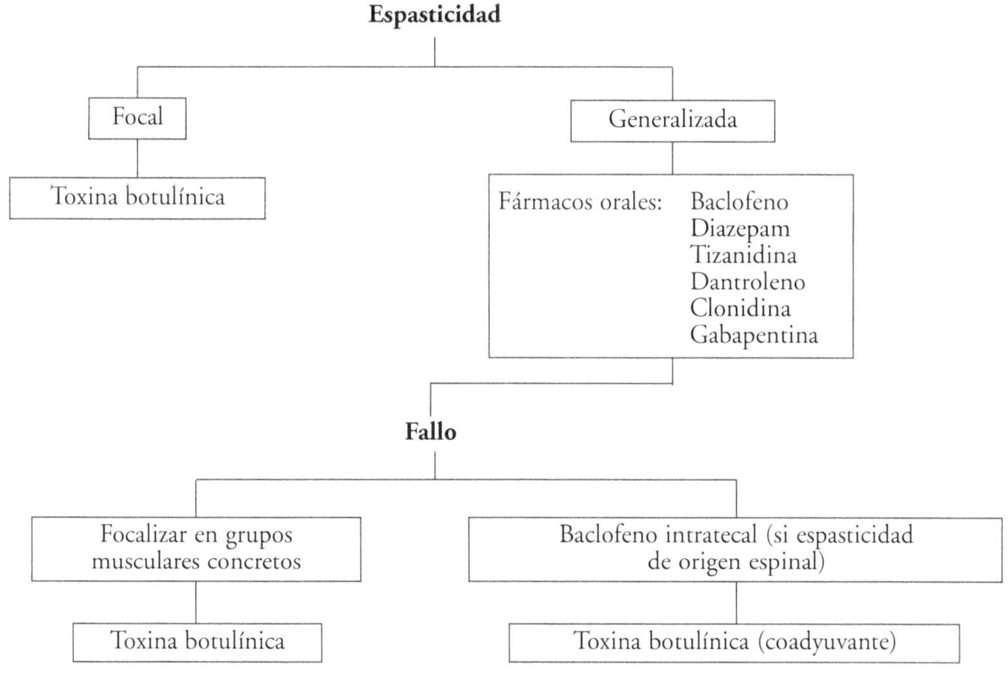

Figura 4.

De la TBA disponemos de tres marcas comerciales: Botox®, Dysport®, Xeomin®. De la TBB disponemos de una marca comercial Neurobloc®, menos utilizada.

La indicación para el tratamiento del ictus con TB, según criterios de nuestra unidad, debe ser que los pacientes presenten espasticidad, que las deformidades no estén estructuradas y que estén incluidos en un programa de rehabilitación. También se indica como medida terapéutica previa a la cirugía de partes blandas[20,23] (véase la figura 4).

3.2   Valoración de los pacientes

Se hace una valoración previa a la infiltración, considerando: el tipo de ictus (isquémico o hemorrágico), el tiempo de evolución desde el ictus hasta la infiltración, la afectación del control motor según Brünnstrom.[27]

3.2.1   Escala de Brunnstrom

1. Flaccidez (immediatamente después de la presentación del ictus). No se aprecian movimientos voluntarios en el lado afectado.
2. Aparece la espasticidad. Patrones básicos de sinergia. Presencia de mínimos movimientos voluntarios.
3. Aumenta el control voluntario de la sinergia. Aumento de la espasticidad.
4. Aparece algún patrón de movimiento fuera de la sinergia (predominio del patrón sinérgico). Disminución de la espasticidad.
5. Aparecen movimientos más complejos mientras las sinergias van disminuyendo, y aumenta el control motor. Disminución de la espasticidad.
6. Desaparición de la espasticidad. Movimientos analíticos con coordinación que se aproximan a la normalidad.
7. Restauración de la función normal.

3.3   Tono muscular según la escala de Ashworth[28]

3.3.1   Escala de Ashworth modificada

0. No hay cambios en la respuesta del músculo en los movimientos de flexión o extensión.
1. Ligero aumento en la respuesta del músculo al movimiento (flexión o extensión) visible con la palpación o relajación, o sólo mínima resistencia al final del arco del movimiento.

1+. Ligero aumento en la resistencia del músculo al movimiento en flexión o extensión seguido de una resistencia mínima en todo el resto del arco de movimiento (menos de la mitad).

2. Incremento notable en la resistencia del músculo durante la mayor parte del arco de movimiento articular, pero la articulación se mueve fácilmente.

3. Marcado incremento en la resistencia del músculo; el movimiento pasivo es difícil en la flexión o extensión.

4. Las partes afectadas están rígidas en flexión o extensión cuando se mueven pasivamente.

También valoramos el balance articular, la capacidad de marcha, el nivel funcional según el índice de Barthel y la capacidad de manipulación presente en miembros superiores.

Los músculos en los que se infiltran con más frecuencia son en el cuello y los miembros superiores: subescapular, trapecio, esplenio, pectoral, deltoides, bíceps, supinador largo, flexores palmares, cubital anterior, pronador cuadrado, flexor superficial y profundo de los dedos, y flexor y oponente propio del pulgar. En los miembros inferiores: aductores, isquiotibiales, gastrosóleo, tibial posterior, peroneos, flexor corto y extensor del primer dedo, flexor común de los dedos y musculatura intrínseca del pie.

Las dosis empleadas para las extremidades superiores van desde 100 a 400 U de Botox® o Xeomin® o de 500 a 1.000 U de Dysport®. En las extremidades inferiores, de 100 a 500 U de Botox® o Xeomin®, o de 300 a 1.500 U de Dysport®. En los músculos del cuello, 100 U de Botox® o Xeomin®, o 300 U de Dysport®. No se deben sobrepasar los 600 U de Botox® o Xeomin® y los 1.500 U de Dysport® por sesión.

La primera infiltración se debe realizar en cuanto aparezca la espasticidad; en algunos casos puede ser antes de los tres meses de haber sufrido el ictus y se repetirá a intervalos de cuatro a seis meses.[20]

Tras la infiltración de TB seguimos una pauta de cinesiterapia consistente en movilizaciones pasivas y estiramientos, previa aplicación de hielo, y en algunos casos, electroestimulación sobre la musculatura antagonista y agonista.[29]

Hemos constatado que la infiltración con TB facilita las técnicas terapéuticas, al poder realizar mejor las movilizaciones pasivas y la colocación de férulas y ortesis (prescindir de calzado ortopédico). También disminuye el dolor, mejora el apoyo del pie y la marcha, mejora la manipulación en el miembro superior y la función en las actividades de vida diaria (AVD), y permite valorar la posible eficacia de la cirugía ortopédica de partes blandas.[20]

Varios trabajos recientes demuestran los beneficios y la efectividad de la toxina tanto en la extremidad superior como en la inferior (véase la figura 5).

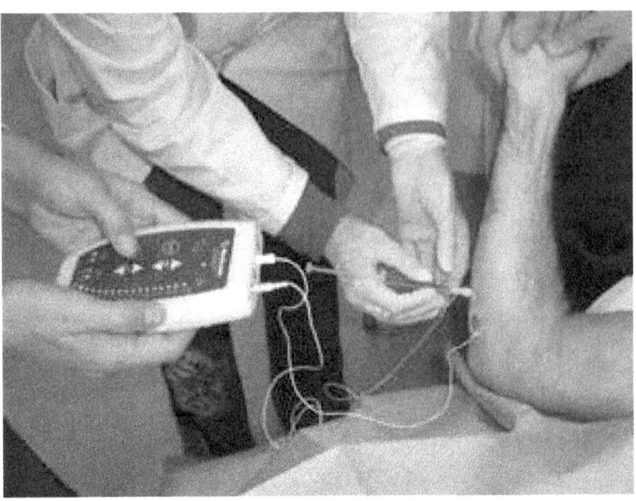

Figura 5.

4   Tratamiento rehabilitador de la espasticidad

El tratamiento rehabilitador de la espasticidad será llevado a cabo por un equipo multi-disciplinario: médico rehabilitador, fisioterapeuta y terapeuta ocupacional.

Se iniciará en la fase aguda. En esta primera fase consiste en movilizaciones pasivas de las extremidades para mantener el balance articular y el alineamiento en la cama y cambios posturales para evitar las úlceras de decúbito y controlar la subluxación glenohumeral que puede presentarse en esta fase.

En la fase subaguda se continúa la fisioterapia: movilizaciones de las extremidades, estiramientos, posturas inhibitorias y antiespásticas, colocación de férulas y ortesis para evitar las retracciones articulares.[2,20]

También se utiliza la crioterapia previa a las movilizaciones y la electroestimulación.

- *Crioterapia.* Parece ser que la estimulación de los termorreceptores pueden inhibir las neuronas que desencadenan espasticidad.
- *Electroestimulación.* Puede ser estimulación eléctrica funcional (FES), estimulación eléctrica repetitiva (RES) o estimulación nerviosa tras cutánea (TENS). Nosotros utilizamos TENS tras infiltrar toxina botulínica.

La bipedestación precoz es fundamental para conseguir una alineación adecuada de las extremidades inferiores; se realiza en plano o en estabilizador. Cuando el control motor lo permita se inicia la reeducación de la marcha por paralelas y con bastón.

Para las deformidades del pie equino, equinovaro o valgo se pueden colocar ortesis: bitutores cortos, que estabilizan la articulación tibioastragalina a 90° y puede colocarse un dispositivo en «T» antivaro para la corrección del varo. Si el varo no es muy importante, se puede colocar férula tipo Rancho o de Jousto, o cualquier tipo de AFO en termoplástico. Si los pacientes presentaran flexo de rodilla se puede utilizar bitutor largo de extensión progresiva de rodilla o férula posterior pasiva de extensión de rodilla, asociada o no a un bitutor corto.

La terapia ocupacional es fundamental para instruir en medidas de relajación de la extremidad superior, confeccionar férulas de corrección postural y mantenimiento y reeducar las AVD·.

El tratamiento debe ser individualizado y realizarse al menos una hora al día. En la fase de secuela se seguirá con la fisioterapia que será únicamente de mantenimiento.

En cuanto a las técnicas de fisioterapia ya se ha observado que se han descrito las técnicas descritas anteriormente (Bobath, Kabat, Brumstrom, Perffeti, etc.).

Dado que en la literatura revisada no se constatan resultados concluyentes a favor de uno u otro método, la utilización de un sistema ecléctico que pueda englobar diferentes técnicas adecuadas al estadio evolutivo y a los déficits que presenta el paciente es el que nos parece más útil.[12,20]

5　Tratamiento quirúrgico de la espasticidad

Cuando, a pesar de aplicar los medios terapéuticos anteriormente expuestos, persistan deformidades graves y estructuradas que producen dolor y no responden a estos tratamientos se recurrirá a la cirugía.[2,20,30,31]

Se han propuesto intervenciones en el SNC y en el SN periférico, y cirugía ortopédica (COT) de partes blandas y óseas.

Creemos que la COT de partes blandas proporciona un beneficio notable a estos pacientes.

En algunos casos, en pacientes gravemente afectados, la cirugía que se practica es paliativa, para permitir la higiene de la extremidad superior y la desaparición del dolor.

En la deformidad del pie equino o equinovaro, la cirugía de partes blandas en esta deformidad proporcionará un alineamiento articular correcto que facilitará el apoyo plantígrado del pie, la bipedestación y la marcha, así como la desaparición del dolor, si lo presentara.

El planteamiento de la actitud quirúrgica de estos pacientes debe ser realizado por un equipo multidisciplinario: médico rehabilitador y cirujano ortopédico, dentro del proceso de rehabilitación.[20]

Watters-J. Perry[30] describieron en 1978 la intervención de Rancho de los Amigos que consiste en elongación del tendón de Aquiles, hemitrasposición del tibial anterior a la tercera cuña, tenotomía bipolar de los flexores de dedos y tenotomía del tibial posterior. Las indicaciones que seguimos en nuestra unidad para el tratamiento quirúrgico del pie espástico son: que el paciente esté incluido en un programa de rehabilitación, que presente dificultad para la bipedestación y la marcha, que presente dolor y que se pueda retirar la ortesis.[20]

Antes de la intervención se llevará a cabo una evaluación de la extremidad inferior, considerando el control motor según la escala de Brünstrom,[27] la sensibilidad profunda, la espasticidad según la escala de Ashworth[28] y el balance articular de la articulación tibioastragalina con la rodilla en extensión a 0° y rodilla en flexión a 90°, y se valorará el tipo de marcha: colocación del pie en cada una de las fases de la marcha, toma de contacto, media estancia, fase de oscilación y fase de despegue. También se valorará el tipo de ortesis y ayuda que utilice el paciente para la marcha. Siempre que sea posible será conveniente realizar una filmación en vídeo.

Esta intervención no se recomienda hasta pasado un año del ictus, cuando la lesión cerebral se considere estabilizada.

Se puede afirmar que en el tratamiento quirúrgico del pie espástico los resultados de la intervención son muy positivos, ya que mejora el apoyo del pie, el dolor desaparece, permite la bipedestación y mejora la marcha, permite la retirada de la ortesis, y, por todo ello, mejora la calidad de vida.[20,29,31]

Posteriormente a la intervención es imprescindible realizar la misma valoración que se practicó en la fase previa para poder constatar los cambios.

También en la extremidad superior está indicada la cirugía, sobre todo en los casos gravemente afectados que presentan el pulgar incluido en la palma de la mano dificultando la higiene (puede producirse maceración de la piel y problemas tróficos).

La intervención de Zancolli en la extremidad superior, por medio de tenotomías, elongaciones y trasposiciones en musculatura epitroclear, proporciona un beneficio importante a estos pacientes.

Como vemos el tratamiento de la espasticidad es complejo. Debe ser llevado a cabo por un equipo multidisciplinario, individualizado. Deben aplicarse todas las medidas para prevenir las complicaciones, preservar las estructuras y las funciones y conseguir la máxima capacidad funcional y mejorar el confort y calidad de vida.

6 Osificaciones paraarticulares

Los pacientes que tras presentar un ictus (hemorrágico, isquemico, de tronco cerebral o infarto maligno) han estado en coma pueden presentar osificaciones paraarticulares (OPA) que darán lugar a deformidades neuroortopédicas, aumentarán la espasticidad y provocarán dolor.[4,20]

La etiología del proceso en la actualidad no está bien aclarada, aunque parece atribuible al largo periodo de inmovilización, junto al déficit motor y al aumento del tono muscular, aunque no se puede descartar la influencia de la profundidad del coma y la prolongación de la sedación.

La incidencia varía entre el 11 y el 76 %, según diferentes autores, en el traumatismo craneoencefálico, pero no hay estudios realizados en el ictus.[33-35]

El tiempo de aparición oscila entre dos y cuatro meses postlesión.

Se diagnostican por presentar localmente calor, signos flogóticos, resistencia a la movilización pasiva y dolor. También puede aparecer fiebre y rigidez articular que incluso puede llegar a comprometer las estructuras nerviosas y vasculares.

Analíticamente, se constata la elevación de fosfatasas alcalinas, fundamentalmente la fracción MB y elevación de las tasas de hidroxiprolinuria en orina de 24 horas. Radiológicamente se visualiza la aparición de condensación y opacificación paraarticular (véase la figura 6).

La gammagrafía ósea proporcionará información en la fase de captación precoz y en fase tardía se podrá evaluar la actividad osteogénica durante el periodo de maduración de la OPA.

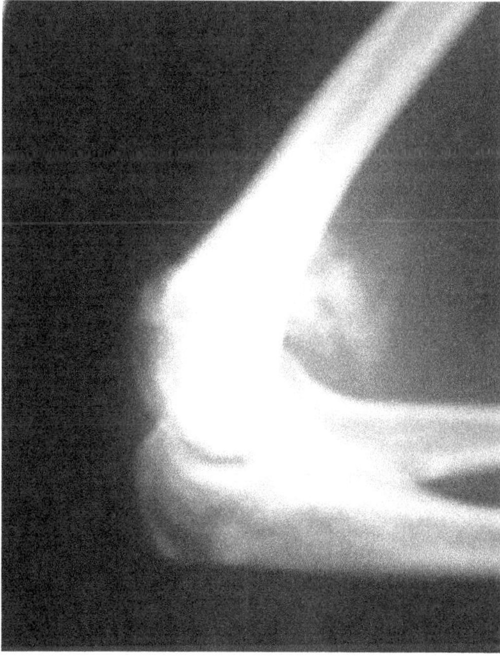

Figura 6.

El diagnóstico diferencial debe hacerse con problemas vasculares, como trombosis venosa profunda y con fracturas no diagnosticadas.

Su localización más frecuente es en los hombros, los codos, las caderas y algo menor en las rodillas. El tratamiento debe ser precoz para evitar el desarrollo de más déficits neuroortopédicos.

Este tratamiento consistirá en: aplicación de crioterapia local junto con movilizaciones suaves y posturas alternantes en flexión y extensión cada tres horas, y tratamiento con difosfonatos y antiinflamatorios no esteroideos (AINE) e indometazina.[20]

La dosis aconsejada de etidronato disódico es de 20 mg/kg/día durante tres meses y pasa a 10 mg/día durante los siguientes tres. La retirada o disminución de la dosis se aconseja que sea progresiva durante diez días para evitar efecto rebote.[35]

Spielman y otros autores sugieren el tratamiento con difosfonatos para la profilaxis de las OPA: etidronato 20 mg/kg/día durante tres meses y 10 mg/kg/día del cuarto al sexto mes.[20,32,34]

Este fármaco se ha utilizado en el traumatismo craneoencefálico. La utilización de pauta profiláctica durante el periodo agudo y pasar a pauta terapéutica cuando se confirma la aparición de OPAS ha dado buenos resultados en cuanto a la mejoría y/o desaparición del dolor, pero no hemos observado la desaparición de la calcificación.

Algunos autores proponen el tratamiento de las OPAS mediante radioterapia a dosis de 500 a 1.000 rad en cinco u ocho sesiones.

6.1 *Tratamiento quirúrgico*

La cirugía se ha visto útil en el caso de osificaciones pequeñas, fáciles de abordar, sobre todo en los codos, y en las caderas, cuando las OPA son grandes y engloban paquetes vasculonerviosos. Esta intervención es más compleja y el abordaje quirúrgico debe realizarse por cirujanos expertos. No debe llevarse a cabo antes del año y medio de haber padecido el ictus, previa práctica de gammagrafía ósea y analítica de sangre para comprobar que ya no están en actividad.[13,14]

En el postoperatorio, en nuestra unidad, utilizamos AINE (indometazina) 50 mg cada 8 horas, y etidronato disódico asociado, durante 10 o 15 días, para disminuir los efectos inflamatorios que ha provocado la intervención. A partir de la semana de la intervención se inicia la fisioterapia, que consiste en movimientos pasivos suaves y continúa con medios mecánicos por sistemas de movilización pasiva controlada, tipo movilización pasiva continua (MPC).

Bibliografía

1. «Pathophhysiolgy of spastcity». P. Brown. En *Neurosurg Psychiatry*, 1994, vol. 57; 773-777.

2. «Guía del tratamiento integral de la espasticidad». F. Vivancos-Matellano, S.I. Pascual-Pascual, J. Nardi Vilardaga, F. Miquel Rodríguez, I. De Miguel León, M.C. Martínez Garre, I. Martínez Caballero, G. Lanzas Melendo, R. Garreta Figuera, P.J. García Ruiz, M. García Bach, V. García Aymerich, I. Bori de Fortuny, M. Aguilar Barberá. En *Rev Neurol*, 2007, vol. 45, n.º 6; 365-375.

3. «Pathophysiology of spastc paresis, I: paresis and soft tisue changes». J.M. Gracies. En *Muscle Nerve*, 2005, vol. 31; 535-351.

4. «Heterotopic ossification». Cope R. En *South Med J*, 1990, vol. 83, n.º 9; 1058-1064.

5. «Evaluación de las necesidades del paciente con lesión cerebral». M.C. Martínez. Garre. En *Rehabilitación*, 2002, vol. 36 (Supl. 1); 4-6.

6. «Intervenciones para mejorar la función motora en el paciente con ictus». M.T. Flórez García. En *Rehabilitación (Madr)*, 2000, vol. 34, n.º 6; 423-437.

7. *Post-Stroke Rehabilitation. Clincal Practice Guideline*. G.E. Gresham, P.W. Duncan, W.B. Stason, H.P. Adams, A.M. Adelman, S. Duane, y colaboradores. U.S. Department of Health and Human Services Public Health Service, Agenciy for Health Care Policy and Research. Rockville, MD, AHCPR Publication No. 95-0662, 1995.

8. *Adult Hemiplegia: evaluation and treatment*. B. Bobath. Butterworth-Heinemman, Oxford, 1990.

9. *Movement therapy in hemiplegia*. S. Brunntrom. Harpe & Row, Londres, 1970.

10. *La méthode de Kabat. Facilitation neuromusculaire par la propioception*. G.L. Viel. Masson, París, 1974.

11. «Efficacy of Bobath versus orthopedaedic approach on impairment and function at different motor recovery stages after stroke: a randomized controlled study». R.Y. Wang, y colaboradores. En *Clin Rehabil*, 2005, vol. 19; 155.

12. «The impact of physical therapy on functional outcomes after stroke: what's the evidence». R.P. Van Peppen. En *Clinical Rehabil*, 2004, vol. 18; 833-862.

13. «Mapping clincally relevant plasticity after stroke». S. C. Cramer, E.P. Bastings. En *Neurophaarmacology*, 2000, vol. 39; 842-852.

14. «Treatment-induced cortical reorganization after stroke in humans». J. Liepert, H. Bauder, W.H.R. Mieltner, E. Tabú, C. Weille. En *Store*, 2000, vol. 31; 1210-1216.

15. «Constraint-induced movement therapy following stroke: a systematic review of randomised controlled trials». S. Hakkenes, J.L. Keating. En *Aust J Physiother*, 2005, vol. 51, n.º 4; 221-223.

16. «A novel approach to stroke rehabilitation: robot-aided sensoriomotor stimulation». B.T. Volpe, H.I. Kreb, N. Hogan, L. Edelteinn, C.M. Diels, M. Aisen. En *Neurology*, 2000, vol. 54; 1938-1944.

17. «Electromyogram-triggered neuromuscular stimulation for improving the arm function of acute stroke survivors. A randomised pilot study». G. Francisco, J. Chae, H. Chanla, S. Kirshblum, R. Zorowitz, G. Lewis G, y colaboradores. En *Arch Phys Med Rehabil*, 1998, vol. 79; 570-575.

18. «Effects on antidepressant on functional recvery following stroke: a double-blind study». I. Miyai, M.J. Reding. En *J Neurol Rehabil*, 1998, vol. 12; 5-13.

19. «Drug therapy, spasticity». R. Young, P. Delwaide. En *N Engl J Med*, 1981, vol. 304; 28-33.

20. «Deformidades neuroortopédicas: valoración y tratamiento en el traumatismo craneoencefálico grave». M.C. Martínez Garre. En *Rehabilitación (Madr)*, 2002, vol. 36, n.º 6; 403-407.

21. «Pharmacologic management of spasticity». R.T. Katz. En *Neurorehabilitation*, 1991, vol. 1, n.º 1; 15.

22. «Principles of pharmaceutical management of spastic hipertonia». E. Elovic. En *Physical Medicine and Rehabilitaion Clinics of North America*, 2001, vol. 12, n.º 4, ; 798-808.

23. «Dolor neuropático en los síndromes centrales: lesion cerebral adquirida». M.C. Martínez Garre, I. Bori de Fortuny. En *Rehabilitación (Madrid)*, 2006, vol. 40 (Supl 1); 19-27.

24. «Cost-effectiveness Modeling of Intrathecal Baclofen Therapy Versus Other Interventions for Disabling Spasticity». D. Bensmail, A.B. Ward, J. Wissel, F. Motta, L. Saltuari, J. Lissens, S. Cros, A. Beresniak. En *Neurorehabilitation & Neural Repair*, 2009; 1-7.

25. «Pharmacology of botulinum toxin and implications for use in disorders of muscle tone». J. Borg Stein, J. Stein. En *J Head Trauma Rehabil*, 1993, vol. 8, n.º 3; 103-106.

26. «Clinicophysiologic conceps of spasticity and motor dysfunction in adults with an upper motoneurona lesion». N. Mayer. En M.H. Mayer, D.M. Simpson, editores. *Spasticity: etioloogy, evaluation, mangement and role of botulinum toxin*. We Move, Nueva York, 2002; 1-10.

27. «Motor testing procedus in hemiplegia based on recovery sages». S. Brunnstrom. En *J Am Phys Ther Assoc*, 1966, vol. 46; 357.

28. «Interrater reliability of a modified Ashworth scale of muscle spasticity». Ashworth, Bohonnon, Smith. En *Phys Ther*, 1987, vol. 67; 206-207.

29. «Estudi clínic i biomecànic de la fixació de les trasferències tendinoses en cirurgia del peu». D. Pacha, M. Llusá, J. Nardi, I. Bori, M.C. Martínez, A. Cabezuelo. En *Revista de Cirurgía Ortopèdica i Traumatología de la SCCOT*, 2006, vol. III, n.º 1; 33-37.

30. «Surgical correction of gait abnormalities following stroke». R.L. Watters, J. Perry, D.E. Garland. En *Clin Orthop*, 1998, vol. 131; 42.

31. «Surgical correction of lower extremity problems in patients with brain injury». M.S. Pinzur. En *J Head Trauma Rehabil*, 1996, vol. 11, n.º 4; 69-77.

32. «Heterotopic ossification». T.A. Gennarelli. En *Brain Inj*, 1988, vol. 2, n.º 2; 175-178.

33. «Disodium etidronato. Its role in preventing heterotopic ossification in severa heas injury». G. Spielman, T.A. Gemmarelli, C.R. Rogers. En *Arch Phys Med Rehabil*, 1983, vol. 64; 539.

34. «Controversies. Should we use etidronate disodium as prophylaxis en patients with brain injury at risk for heterotopic ossification?». F.M. Hammond, G.E. Francisco, C.F. Bontke. En *Head Trauma Rehabil*, 1996, vol. 11, n.º 6; 80-88.

35. «Heterotropic ossification in traumatic brain injury», D.E. Garland. En M.J. Ashley, D.K. Krych, editores. *Traumatic brain injury rehabilitation*, CRC Press, Boca Raton (FL), 1995; 119-129.

Capítulo 5

Rehabilitación intensiva y fármacos en la afasia crónica postictus

M. L. Berthier, J. P. Lara, M. A. Barbancho, C. Green

Introducción

El ictus representa el trastorno neurológico más frecuente y grave por su frecuencia en el mundo y supone la tercera causa de muerte en los países industrializados. En Europa, la incidencia anual de ictus en las edades comprendidas entre 25 y 74 años varía entre 318 y 372 por 100.000 habitantes en hombres, y entre 195 y 240 por 100.000 habitantes en mujeres.[1,2] La afasia es uno de los déficits cognitivos más devastadores asociado al ictus, hasta el extremo de que algunos pacientes consideran que con la afasia han perdido su identidad personal.[3] La incidencia de la afasia postictus (API) oscila entre el 21 y el 38 %.[1,2,4]

1   ¿Qué es la afasia?

La afasia se define como la pérdida total o parcial de los procesos implicados en la formulación y la compresión del lenguaje que es secundaria al daño cerebral adquirido de redes neuronales paralelas y distribuidas a través de estructuras corticales y subcorticales del hemisferio cerebral izquierdo.[5] Actualmente, la afasia se conceptualiza como un trastorno cognitivo multimodal que afecta no sólo a la comprensión auditiva, el lenguaje oral, la lectura y la escritura, sino también a otros dominios cognitivos como la atención, la memoria auditivoverbal a corto plazo y la función ejecutiva.[4-6] Además, la afasia compromete otros aspectos cruciales de la vida, incluyendo la capacidad para mantener relaciones recíprocas con otras personas, trabajar productivamente y participar en todo tipo de actividades sociales.[4,7]

En individuos diestros, la afasia es casi siempre secundaria a lesiones que afectan al hemisferio cerebral izquierdo y, excepcionalmente (entre el 2 y el 10 %), ocurre tras lesiones restringidas al hemisferio derecho (afasia cruzada).[4,8] La lesiones del hemisferio izquierdo que causan afasia afectan habitualmente a la corteza perisilviana central y estructuras subyacentes, incluyendo los ganglios basales, la cápsula interna, la sustancia blanca periventricular y otras estructuras irrigadas por la arteria cerebral media.[4,8] Por el contrario, las afasias secundarias a infartos en territorios vasculares «frontera» entre la arteria cerebral media y la arteria anterior o entre la arteria cerebral media y la arteria cerebral posterior son menos frecuentes.[4] Los infartos isquémicos son causantes del 80 % de los ictus, mientras que las hemorragias son menos frecuentes y su localización no está limitada a un territorio vascular específico.[4,8]

Las características clínicas de las afasias varían cuando se comparan pacientes agudos y crónicos, y la tipología clínica en los casos crónicos es más restringida. En la fase aguda, la afasia global (pérdida total del lenguaje) y otras afasias de difícil clasificación clínica representan el 50 % de los casos ingresados en unidades de ictus, especialmente en pacientes con historia positiva de episodios vasculares, mientras que las afasias clásicas (anomia, Broca, conducción, Wernicke y transcorticales) son más frecuentes en los pacientes que presentan el primer ictus.[1,4,9] Aunque la API secundaria a infartos territoriales suele ocurrir en ausencia de demencia en individuos menores de 65 años, la afasia representa el segundo signo neurológico más frecuente en pacientes con demencia vascular.[10]

La recuperación de la API siempre es posible aun en casos graves, aunque no es esperable que ocurra una mejoría espontánea después de 6 meses del ictus.[9,11] Los factores que afectan negativamente al pronóstico incluyen la gravedad inicial de la afasia, la edad superior a 50 años presumiblemente por reducción de la plasticidad cerebral relacionada a envejecimiento, y la presencia de lesiones bilaterales que limitan la participación del hemisferio contralateral en los procesos de recuperación.[4,9,11]

2 Afasia postictus: estadio crónico

En este capítulo no se abordarán las características de la terapia del lenguaje en la API aguda, pues aún no existe consenso acerca de los beneficios que se obtienen iniciando la terapia del lenguaje en los días siguientes al ictus. De hecho, algunos investigadores recomiendan la conveniencia de esperar a que se estabilicen los cambios que acontecen en las áreas circundantes a la lesión (penumbra isquémica). Tampoco se analizarán los tratamientos farmacológicos adyuvantes en la etapa aguda de la API, pues la mayoría de los ensayos que han mostrado beneficios se han realizado en pacientes con API crónicas (duración $\geq$ 6 meses).[4] Sin embargo, debido a que la API ocasiona una serie de consecuencias negativas en la comunicación, estado de ánimo, conducta, calidad de vida y actividad sociolaboral es importante enfatizar que uno de los primeros trastornos que debe abordarse en la etapa aguda es la depresión y otros trastornos asociados (reacción catastrófica, anosognosia, trastorno por estrés postraumático) que con frecuencia acompañan a la afasia, pues suelen disminuir la cooperación del paciente en la rehabilitación, agravar los trastornos del lenguaje y empeorar aún más la calidad de vida del paciente.[12,13]

Como se ha señalado, la recuperación parcial de la API es la regla y esto se refleja en que virtualmente todas las afasias evolucionan a formas más leves durante el primer año.[1,2] Los estudios longitudinales de recuperación espontánea han mostrado que la mayor recuperación ocurre en 2 o 3 meses tras el ictus, y la progresión de la mejoría es menos apreciable en los meses siguientes para alcanzar una estabilidad alrededor del año.[1,2,4] Por tanto, un aspecto importante a investigar es comprobar la eficacia de las terapias aplicadas con posterioridad al año.[14,10] La recuperación de la afasia depende en gran medida de la gravedad inicial de la afasia.[2,12,15] Por el contrario, la influencia de otros factores como la edad, el sexo, la educación, el tiempo transcurrido desde el inicio del ictus, y la topografía/volumen de la lesión causal es controvertida.[5,12]

3 Mecanismos de recuperación

En la última década se ha avanzado considerablemente en los mecanismos que subyacen a la recuperación de la API. La neuroimagen funcional (resonancia magnética nuclear, tomografía por emisión de positrones) y otros métodos complementarios que examinan la actividad cerebral en tiempo real (milisegundos) como los potenciales evocados cognitivos relacionados con eventos y la magnetoencefalografía han permitido establecer asociaciones más precisas entre las características clínicas y lingüísticas de la afasia y la reorganización de las redes neuronales que modulan la recuperación del lenguaje.[16-19] Estos avances pueden contribuir a una predicción de los resultados mejor, así como a la identificación de candidatos para programas de rehabilitación específicos.[20] Según los resultados obtenidos con estas técnicas existe consenso que la recuperación de la API ocurre de forma jerárquica.[5,16] En general, la mejor evolución de la API resulta en gran medida merced de la recuperación del patrón de activación de las redes neuronales en el hemisferio izquierdo, lo que es solamente posible cuando la lesión causal es pequeña y afecta a regiones menos dedicadas al procesamiento del lenguaje.[16] En el caso que el área perisilviana central sufra más daño que en el supuesto anterior, se produce una reducción de la inhibición colateral que favorece la actividad compensatoria de las regiones elocuentes circundantes al área con daño estructural.[5,16] Finalmente, cuando casi la totalidad del área perisilviana izquierda está dañada se produce una reducción de la inhibición transcallosa que promueve la actividad compensatoria del hemisferio contralateral.[5,16] En otras palabras, en la mayoría de los casos la reparación de circuitos en el hemisferio izquierdo dedicados originalmente a funciones lingüísticas se asocia a mejores resultados que cuando es necesario reclutar regiones homólogas del hemisferio derecho.[16] Por el contrario, en algunos casos se ha demostrado que la recuperación de la API resulta de la actividad compensatoria de regiones homólogas derechas.[21-24] Este mecanismo funcional es operativo cuando existe un daño extenso en las áreas del lenguaje del hemisferio izquierdo y se ha descrito repetidamente en pacientes con afasia de Broca[21,22] y afasia de Wernicke.[23,24] Este mecanismo de desinhibición transhemisférica también se ha documentado en pacientes que previamente al ictus tenían predefinidos circuitos neurales dedicados al lenguaje lateralizados al hemisferio derecho.[5,16]

4   Terapia del lenguaje: premisas generales

La terapia del lenguaje continúa siendo el tratamiento de elección de la API, aunque hasta hace poco tiempo su eficacia no había sido demostrada de forma concluyente.[12,25] Durante las dos décadas pasadas, se ha intentado integrar la información proveniente de diferentes campos del conocimiento para poder diseñar terapias del lenguaje intensivas y basadas en la evidencia[26] y aumentar el beneficio de estas técnicas con el uso de otras estrategias terapéuticas como el tratamiento farmacológico[27-29] y estimulación magnética transcraneal.[30] A continuación se abordan varias cuestiones cuyo análisis es crucial para poder brindar tratamientos racionales y oportunos a los pacientes con API.

4.1 ¿Por qué deben tratarse los pacientes con afasia postictus?

Existen varias razones poderosas para recomendar la terapia del lenguaje en la API. En primer término, la elevada prevalencia de la API es una razón de peso para tratar a las personas afectadas.[1] Segundo, el 30 % de los pacientes con API es menor de 65 años y sobrevivirá al ictus al menos cinco años, lo que justifica la implementación de terapia del lenguaje en estos casos.[31] Tercero, debido a que la recuperación completa es infrecuente (un 21 % de los casos), es necesario tratar a los pacientes que no han experimentado una mejora espontánea.[31] Cuarto, la API genera un marcado estrés en los cuidadores y es posible que los beneficios de la rehabilitación redunden en una reducción de la carga y estrés del cuidador.[31] Quinto, la API en ancianos suele ser la antesala de la demencia postictus y, de hecho, la disartria y la afasia son los signos neurológicos más frecuentes en la demencia vascular, alcanzando una frecuencia superior al 40 %.[10] A pesar de ausencia de ensayos clínicos que analicen el impacto del tratamiento de la API en la prevención de la demencia, es razonable especular que la reducción de los trastornos del lenguaje y afectivos comórbidos (depresión) y la atenuación del impacto que produce la afasia en los individuos afectados y familiares pueden ralentizar la aparición de demencia vascular.

4.2　¿Qué pacientes deben tratarse?

La respuesta es fácil y directa: todos los pacientes con API deben recibir rehabilitación del lenguaje.[11] Los únicos pacientes que pueden no requerir un tratamiento son aquellos en los que han fracasado varias estrategias terapéuticas. Sin embargo, en estos casos deben buscarse modalidades alternativas de tratamiento basadas en el cambio de una técnica logopédica por otra,[11] adjuntar fármacos,[27-29] o utilizar estimulación magnética transcraneal,[30] aunque los resultados de esta última aún son preliminares. En algunas ocasiones no se contempla la posibilidad de tratar a pacientes con afasias graves, especialmente si tienen más de un año de evolución, pues existe cierto escepticismo acerca del beneficio que puede brindar la rehabilitación del lenguaje en estas circunstancias. Sin embargo, es importante tener en cuenta no sólo que la mitad de los pacientes con ictus tienen afasias graves (por ejemplo, afasia global),[4] sino también que los pacientes con API crónica grave (inclusive varios años después del ictus) pueden mejorar con la rehabilitación intensiva del lenguaje.[11,31,32] En el otro extremo del espectro de gravedad de la API se encuentra un número indeterminado de pacientes con trastornos leves (afasia anómica, afasia de conducción) que generalmente no son identificados y en consecuencia privados de rehabilitación. Aunque el impacto emocional de la API depende en buena medida de su gravedad, los pacientes con API muy leves suelen experimentar problemas en la conversación y discurso y desarrollan trastornos de adaptación con ansiedad y ánimo depresivo que a su vez empeoran aún más la comunicación y favorecen el aislamiento social.[12,13] Por ello, la evaluación de la afasia, la decisión de instaurar un tratamiento y el tipo de tratamiento deben analizarse tomando en consideración las características de cada individuo así como también sus intereses.[4,11,31-33] En el mismo sentido, en nuestro medio no se dispone de información del porcentaje de pacientes con API que no reciben tratamiento de rehabilitación del lenguaje.

4.3　¿Qué tratar?

En la mayoría de los casos, la intervención debe estar dirigida a mejorar los procesos lingüísticos dañados o a la utilización de estrategias que eludan el déficit.[11] En este sentido, el desarrollo de la «teoría de la rehabilitación de la afasia»[33] es un buen punto de partida para poder realizar estrategias de tratamiento «a la carta» para cada paciente dirigidas a solucionar las alteraciones en el procesamiento cognitivo del lenguaje. Aunque esta aproximación terapéutica ha ganado popularidad en los últimos años, lamentablemente no todos los pacientes son susceptibles de recibir estrategias de rehabilitación específicas del dominio afectado. Como se ha mencionado previamente, muchos pacientes tienen API graves que no permiten aplicar técnicas de evaluación y rehabilitación cognitiva para el tratamiento de la afasia, y en estos casos deben adoptarse abordajes más globales para paliar de alguna manera los déficits del lenguaje en las actividades de la vida diaria.[11]

4.4 ¿Cuánto tiempo debe durar el tratamiento?

Se ha demostrado repetidamente que la administración de terapias inferiores a dos horas semanales no es efectiva. La duración del tratamiento predice de forma adecuada la mejoría.[11] De hecho, se recomienda que la duración del tratamiento sea lo más prolongada e intensiva posible, salvo cuando se utilizan técnicas que a priori establecen una duración determinada (por ejemplo, 30 horas en la *constraint-induced aphasia therapy*).[32,33] En general, se asume que no hay un lapso de tiempo establecido para dar por finalizada la rehabilitación de un paciente afásico. La terapia no sólo tiene la misión de mejorar la gravedad de la afasia, sino también de que el paciente continúe recibiendo terapia para poder mantener los beneficios alcanzados. En las unidades de afasia es habitual que las reevaluaciones realizadas después de un largo tiempo tras la interrupción del tratamiento (por ejemplo, seis meses) demuestren una disminución en el rendimiento en las pruebas de lenguaje en comparación con las evaluaciones realizadas inmediatamente al finalizar el tratamiento.

5 Rehabilitación del lenguaje: ampliación de la ventana terapéutica

La terapia del lenguaje de la API es el tratamiento de elección. Sin embargo, la eficacia de la rehabilitación del lenguaje ha sido cuestionada durante décadas (véase revisión en referencias bibliográficas[2,11,15,26]) y se ha sugerido que los mayores beneficios ocurren en los primeros seis meses tras el ictus y sin que se observen beneficios adicionales tras el primer año.[4] Este argumento ha motivado que la mayoría de los centros de rehabilitación traten a los pacientes durante pocos meses y, en ocasiones, no recomienden el tratamiento a pacientes con más de un año de evolución. Actualmente, se dispone de evidencia suficiente que permite concluir que la ventana terapéutica es mucho más amplia y que numerosos pacientes con varios años de evolución pueden beneficiarse si son tratados adecuadamente. Robey[25] realizó un metaanálisis para examinar la efectividad del tratamiento de la afasia y concluyó que si el tratamiento se iniciaba en el periodo agudo, la recuperación de los pacientes era casi dos veces superior a la de los individuos no tratados. Este metaanálisis demostró que la terapia del lenguaje intensiva aplicada en un periodo corto ofrece mejores resultados que un régimen menos intensivo administrado en un periodo más largo.[25] Se ha comprobado que las terapias intensivas y/o prolongadas dan lugar a una mejora significativa de varios dominios del lenguaje en estadios crónicos, incluso varios años después del inicio del ictus.[32,34-41] En los últimos años, varias técnicas de rehabilitación específicas motivadas por modelos cognitivos basados en las descripciones de los déficits afásicos de un individuo se han hecho muy populares.[11,42] Estos tratamientos se ofrecen a los pacientes con API crónica después de haber alcanzado una meseta en la recuperación del lenguaje con las terapias convencionales.

5.1 Rehabilitación basada en evidencia neurocientífica

La terapia del lenguaje se considera unánimemente un pilar fundamental en el tratamiento de la afasia, incluso en pacientes con cuadros crónicos ($\geq$ 1 año de evolución).[2,3,11,25,26,42] Sin embargo, durante las últimas dos décadas algunos autores generaron un debate acerca de resultados dispares que los ensayos clínicos habían proporcionado (véase revisión en referencias bibliográficas[4,11]). Las discrepancias en la mayoría de los estudios eran la consecuencia de diferencias metodológicas; los investigadores habían examinado la eficacia de la terapia del lenguaje en poblaciones heterogéneas y con métodos diferentes. A pesar de las divergencias mencionadas, la mayoría de los autores coinciden que el uso de una terapia del lenguaje es más eficaz que no tratar a los pacientes y que los mejores beneficios se obtienen, aunque no exclusivamente, durante el primer año de evolución y especialmente cuando se implementan terapias intensivas y/o prolongadas del lenguaje.[2,3,11,25,26,42] Aunque durante los últimos años se han desarrollado diferentes modalidades de terapia basadas en los modelos de procesamiento cognitivo del lenguaje, el empleo de estas estrategias es aún muy restringido y, en general, estas terapias se ofrecen a pacientes crónicos que no han obtenido beneficio con terapias más convencionales o que se han estabilizado con el tratamiento.[2,3,11,25,26,42] Las terapias prolongadas y/o intensivas requieren un esfuerzo importante por parte del paciente, sus familiares y terapeutas, son difíciles de implementar y muy costosas, y aún no se utilizan de forma habitual en los servicios públicos de rehabilitación. Por ello, existe un creciente interés en emplear fármacos como adyuvante a este tipo de estrategias, con la finalidad de aumentar los efectos beneficiosos de la rehabilitación.

Recientemente, Fucetola y Tucker revisaron las principales terapias del lenguaje que se han creado en los últimos años.[43] Empleando la medicina basada en la evidencia, estos autores clasificaron las terapias en función de su utilidad para cada tipo de alteración en la afasia (véase la tabla 1). La mayoría de ellas muestran un grado de evidencia tipo III (series clínicas sin control, opiniones de expertos) y tan sólo algunas presentan evidencia tipo I (ensayos clínicos controlados y aleatorizados) como la *constraint-induced aphasia therapy* (CIAT).[32] Por ello, hemos elegido esta terapia para nuestros estudios recientes ya que presenta un excelente nivel de evidencia, lo que permite fiablemente recomendar su uso en la clínica. Brevemente, el uso de este tipo de rehabilitación del lenguaje deriva de

Actividades y tratamientos de participación basados en la evidencia

Promoción de la efectividad de comunicación en afásicos
Ayuda en la conversación para adultos con afasia
Terapia de acción visual
Programa de dibujo formal
Sistema de comunicación visual computarizado
Sistema lingráfica
Entrenamiento gestual de lenguaje de signos
Entrenamiento del cónyuge en facilitación de la conducta
Entrenamiento de la conversación
Rehabilitación grupal intensiva de la afasia
Terapia grupal en situaciones funcionales
Control voluntario de frases involuntarias
Programa de tratamiento de perseveraciones en afásicos

Programa de producción de frases
Tratamiento de producción
   (*Wh-interrogative*)
Pistas verbales para producción
   de frases
Terapias de mapeo

Déficits basados en la evidencia - Niveles de tratamientos

¿Apraxia del habla?

¿El déficit es fonológico semántico o sintáctico?

No

Sí

Análisis de rasgos semáticos
Técnica de contraste de rasgos
Tratamiento semántico estadios
   múltiples
Pistas personalizadas
Terapia lexical-semántica
Emparejamiento palabra-dibujo

Terapia de entonación melódica
Estrés de contraste/imitación de contrastes
Entrenamiento de elaboración de la respuesta
Técnica PROMPT

Terapia de denominación
   fonológica
Terapia fonológica
Fonología jerárquica
Entrenamiento/conversión
   O-P/P-O

*Tabla 1. Principales terapias del lenguaje basadas en la evidencia (modificada de Fucetola y cols.[43]).
Se muestran tratamientos basados en participación grupal o individual para distintas alteraciones
del lenguaje y tratamiento para déficits lingüísticos específicos en distintos dominios
(fonológico, sintáctico y semántico).*

una técnica de fisioterapia utilizada durante la última década para tratar los déficits motores unilaterales (hemiparesia) postictus y que ha sido denominada *constraint-induced movement therapy* (CIMT).[33] Esta modalidad de tratamiento consiste en restringir el uso del miembro no afectado por el ictus usando medios físicos como férulas durante el 90 % de las horas de vigilia, mientras se realiza un entrenamiento intensivo de la extremidad afecta durante seis horas al día todos los días de la semana para forzar así su uso y evitar que el paciente utilice la extremidad no afectada. Dado que esta terapia produce mejorías significativas, se postuló si la aplicación del mismo principio podría ser de utilidad en la rehabilitación de la afasia.[32]

5.2 Rehabilitación grupal intensiva de la afasia

En este capítulo se analiza la *constraint-induced aphasia therapy* (CIAT),[32] adaptada al español y denominada «rehabilitación grupal intensiva de la afasia» (REGIA).[42] La justificación de REGIA radica en persuadir a los pacientes afásicos para que utilicen la producción oral como único vehículo de comunicación en detrimento de otros canales de comunicación más accesibles con menor esfuerzo (gestos, dibujar, señalar). El objetivo de este tipo de estrategia es reducir al máximo el lenguaje no-verbal a favor de la comunicación verbal.[32,33]

Los principios de la CIAT/REGIA incluyen la práctica masiva, la restricción, reglas y configuraciones, contingencias de refuerzo y comportamiento y relevancia comunicativa del escenario terapéutico. Para ello, los grupos deben de ser reducidos (de dos a tres pacientes) y agrupados de acuerdo a sus similitudes en las características de la afasia, recibiendo todos unas 30 horas totales de terapia (3 horas al día durante 10 días consecutivos) por parte de un logopeda y un coterapeuta.[17,19,32-44] En la figura 1 se muestra el tipo

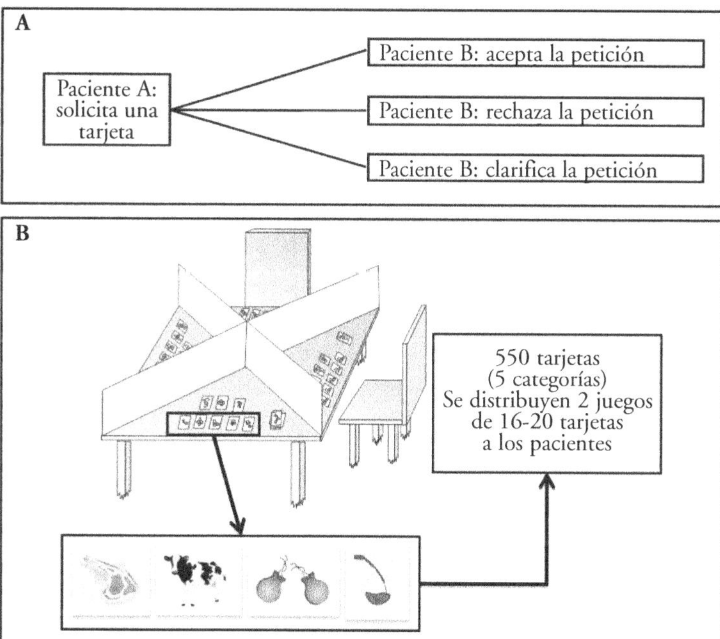

Figura 1. Panel superior (A) muestra la interacción entre dos pacientes (A y B): el paciente A solicita una tarjeta al paciente B y se observan tres posibles acciones del paciente B. En el panel inferior (B) se observa el escenario en el que se desarrolla la REGIA. Los paneles en la mesa de trabajo impiden a los pacientes visualizar las tarjetas y los gestos de los otros pacientes. En la parte inferior (recuadro) se muestran algunas de las tarjetas utilizadas durante la terapia.

Estudio/ diseño	Núm. de pacientes en edad media escol. media Sexo domin. manual	Duración media afasia	Etiología	Tipo afasia	Severidad de la afasia	Programa de rehabilitación. Duración = horas totales	Medida de eficacia	Resultados (tamaño del efecto) Significación
Pulvermüller et al., 2001. Ensayo	17 54,9 años 11 años 12 H 5 M 14 D 3A	68 meses	ACV izquierdo	10 Broca 4 Wernicke 1 amnésica 1 transcortical 1 conducción	4 grave 9 moderada 4 leve	REGIA 2 semanas 30 horas	AAT Token test CAL	2,18 Sí 0,92 Sí 3,78 Sí
Meinzer et al., 2004. Serie de casos	28 54,6 años NR 14 H 14 M 28 D	44 meses	ACV izquierdo 20 isquémico 8 hemorrágico	13 Broca 4 Wernicke 3 global 2 amnésica 6 sin clasificar	NR	REGIA 2 semanas 30 horas	AAT Token test	0,34 Sí 0,81 Sí
Meinzer et al., 2005. Ensayo	27 51,5 años NR 16 H 11 M NR	43 meses	ACV izquierdo 11 isquémico 16 hemorrágico	10 Broca 8 Wernicke 1 global 3 amnésica 5 sin clasificar	2 grave 15 modera. 10 leve	REGIA 2 semanas 30 horas	AAT CAL CETI	1,63 Sí 1,99 Sí 1,86 Sí
Pulvermüller et al., 2005. Serie de casos	9 54,4 años 11,3 años 6 H 3 M 7 D ·2 A	90 meses	ACV izquierdo	5 Broca 2 Wernicke 1 amnésica 1 transcortical	2 grave 5 moderada 2 leve	REGIA 2 semanas 31,3 horas	Decisión lexical AAT Token test Repetición Denominación Comprensión	2,39 Sí 0,25 Sí 0,25 Sí 0,11 Sí 0,25 Sí 0,46 Sí
Maher et al., 2006. Ensayo	9 58 años 14 años 6 H 3 M 8 D ·1 A	37 meses	ACV izquierdo	NR	4 grave 2 moderada 3 leve	REGIA 2 semanas 24 horas	WAB BNT ANT	1,01 Sí -0,16 Sí 0,14 Sí
Breier et al., 2006. Serie de casos	6 62 años 6,4 años 4 H 1 M 6 D	≥ 12 meses	ACV izquierdo	4 Broca 1 conducción	3 grave 3 moderada	REGIA 3 semanas 36 horas	WAB BNT MEG	22 % Sí CIUs

Meinzer *et al.*, 2007. Serie de casos	11 51 años NR 7 H 4 M 11 D	72 meses	ACV izquierdo	7 Broca 2 Wernicke 1 global 1 sin clasificar	1 grave 6 moderada 4 leve	REGIA 2 semanas 30 horas	AAT RMF	3,87 Sí
Szaflarsk *et al.*, 2008. Serie de casos	3 62 años 14,6 años	≥ 24 meses	ACV izquierdo	2 Broca 1 global	1 grave 2 moderada	REGIA 1 semana 15 horas	BDAE compr. BDAE expres. CAL	41 % Sí No No
Breier *et al.*, 2009. Serie de casos	23 54 años 13 años 15 H 8 M 23 D	≥ 12 meses	ACV izquierdo 21 isquémico 2 hemorrágico	NR	moderada severa (datos grupo)	REGIA 3 semanas 36 horas	WAB MEG	> 24 % Sí CIUs
Menke *et al.*, 2009. Serie de casos	8 50 años NR 5 H 3 M 7 D 1 A	60 meses	ACV izquierdo	7 Broca 1 global	2 severa 6 moderada	REGIA 2 semanas 24 horas	AAT RMF	64 % Sí CNR
Berthier *et al.*, 2009. Ensayo	28 52 años 10 años 18 H 10 M 14 D	48 meses	ACV izquierdo 23 isquémico 5 hemorrágico	9 Broca 1 Wernicke 13 anómica 3 conducción 2 transc. mot.	3 grave 13 moderada 9 leve	Memantina o placebo + REGIA 2 semanas 30 horas	WAB CAL ERPs	3,57 Sí 2,62 Sí

Tabla 2. Revisión de la literatura de rehabilitacion grupal intensiva de la afasia (REGIA).
Lateralidad: D = diestro, A = ambidiestro; Etiología: ACV = accidente cerebrovascular; Programa de rehabilitación: REGIA = rehabilitación grupal intensiva de la afasia; Medida de la afasia: AAT = *aachen aphasia test*, CAL = *communicative activity log*, CETI = *communicative effectiveness index*, WAB = *western aphasia battery*, BNT = *Boston naming test*, ANT = *action naming test*, MEG = *magnetoencefalografía*, RMF = resonancia magnética funcional, BDAE = *Boston diagnostic aphasia exam*, ERPs = potenciales relacionados con eventos; Resultados: CIU = *correct information units*, CNR = *correct naming response*, NR = no recogido.

de interacción que deben establecer los pacientes a través del juego con tarjetas y el escenario en el que se realiza la terapia. Los mecanismos causantes del beneficio de la CIAT/REGIA en la afasia son aún poco conocidos pero pueden estar relacionados con la hipótesis de que la análoga CIMT revierte el llamado «desuso aprendido» (inactividad de circuitos neuronales por falta de uso).[32,33]

La eficacia de la CIAT/REGIA en el tratamiento de pacientes afásicos ha suscitado un considerable interés en los últimos años y ha generado varias publicaciones, desde su diseño original en el año 2001 por Pulvermüller y colaboradores.[32] En la tabla 2 se presentan, por orden cronológico, los principales estudios realizados hasta el momento (febrero de 2010) mostrando su diseño (ensayo controlado, series de casos, etc.), las principales variables sociodemográficas y clínicas de los pacientes (número, edad, años de escolaridad, sexo, dominancia manual y duración, etiología, tipo y gravedad de la afasia), el programa de rehabilitación empleado, las medidas de eficacia y los resultados.[17,19,32-44] Estos estudios colectivamente muestran que la intensidad del tratamiento y la utilización del lenguaje oral como única modalidad de comunicación asociados a la restricción del uso de la comunicación no verbal (gestos, señalar) brindan beneficios significativamente superiores a los obtenidos con terapias del lenguaje convencionales.[17,19,32-40,44] Además, se ha demostrado que los beneficios obtenidos con CIAT/REGIA se mantienen a largo plazo (> 6 meses) una vez concluida la terapia,[17,19,32-44] y que los beneficios se incrementan significativamente y de forma sinergística cuando la CIAT/REGIA se combina con fármacos (memantina) que modulan el exceso de glutamato originado por el ictus.[29] También, existe evidencia que CIAT/REGIA puede ser administrada por personas no profesionales que previamente hayan recibido un entrenamiento adecuado y que los beneficios obtenidos promueven una reorganización cortical en ambos hemisferios cerebrales demostrada con resonancia magnética funcional (RMF) y potenciales evocados cognitivos.[17,19,32-44] Finalmente, un aspecto de valor a la hora de escoger CIAT/REGIA como tratamiento es que los pacientes que demuestran activación en RMF del hemisferio derecho con paradigmas lingüísticos en la evaluación basal pretratamiento se consideran potenciales «respondedores».[17]

6   Tratamiento farmacológico

La idea de usar fármacos para mejorar los déficits del lenguaje es novedosa y relativamente controvertida.[4,33] Los efectos potenciales de la farmacoterapia en el tratamiento de la API han sido valorados en un gran número de estudios como un adyuvante a la terapia del lenguaje. Los agentes que modulan la actividad de los sistemas de neurotransmisores alterados por el ictus han mostrado que los déficits en el lenguaje espontáneo, denominación, repetición y comprensión son susceptibles a intervenciones farmacológicas.[4,33]

Entre los fármacos usados destacan entre otros el piracetam, la bromocriptina, la dexanfetamina, el donepezilo y la memantina.[4,33] El donepezilo es un inhibidor reversible de la acetilcolinesterasa con una acción central selectiva y es un tratamiento sintomático y bien tolerado en la enfermedad de Alzheimer. La experiencia clínica inicial realizada en estudios de casos y pequeñas series y un estudio abierto no controlado sugiere que, en pacientes con lesiones vasculares sin demencia, este fármaco puede mejorar la afasia, déficits cognitivos focales (agnosia, apraxia y amnesia) y déficits sensitivo-motores unilaterales (véase revisión en referencias bibliográficas[4,27,33]). Un ensayo clínico aleatorizado y controlado ha mostrado que el donepezilo asociado a terapia convencioanl de la afasia (~2 horas por semana) es superior a placebo asociado asociado a terapia convencional de la afasia en las dos variables primarias de eficacia (gravedad global de la afasia medida con

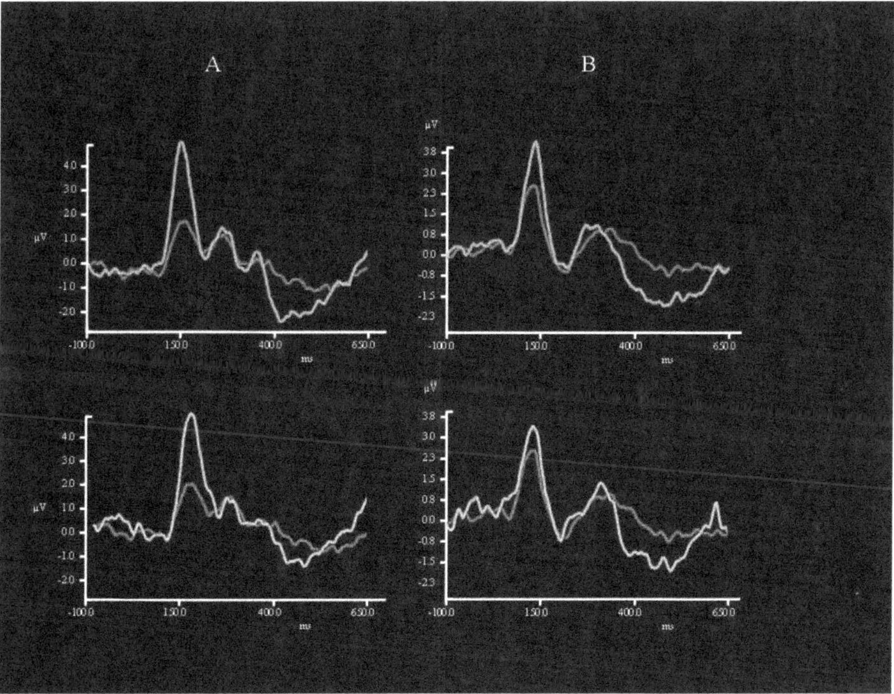

Figura 2. Potenciales evocados cognitivos: gran promedio de potenciales relacionados con eventos en un grupo de pacientes afásicos crónicos postictus tratados con memantina (20 mg/día) + REGIA (A) o placebo + REGIA (B) obtenidos en el electrodo Cz durante una tarea de lectura silenciosa de palabras. En relación con la evaluación basal (color verde), se observa una mayor disminución en la amplitud de la onda P1 tras memantina con respecto al grupo placebo (color rojo). Cuando memantina se asoció a REGIA, el aumento en la amplitud de la onda P1 fue mayor en el grupo de memantina con respecto al grupo placebo (color celeste). La combinación de memantina y REGIA tiende a normalizar la amplitud de los potenciales evocados.

la Western Aphasia Battery; comunicación en actividades de la vida diaria medida con el Communicative Activity Log) y en una variable secundarias de eficacia (denominación por frecuencia de la evaluación del procesamiento lingüístico en la afasia [EPLA]).[28]

Al mismo tiempo, la farmacoterapia, en conjunto con las técnicas de rehabilitación del lenguaje intensiva, puede proveer efectos beneficiosos adicionales al tratamiento con fármacos y rehabilitación convencional.[4] Recientemente, un ensayo clínico aleatorizado en 28 pacientes con API crónicas mostró que el antagonista del receptor NMDA memantina asociada a CIAT/REGIA es significativamente superior a placebo asociada a CIAT/REGIA en las variables primarias de eficacia (gravedad global de la afasia medida con la Western Aphasia Battery; comunicación en actividades de la vida diaria medida con el Communicative Activity Log). Además se observó que el número de pacientes «respondedores» era significativamente superior en los individuos aleatorizados a memantina que a placebo. La mejoría observada con memantina y REGIA se correlaciona con modificaciones en los potenciales evocados cognitivos (véase la figura 2).

Conclusiones

En los últimos años estamos asistiendo a importantes avances en el tratamiento de la API. Uno de los avances más importantes es la consolidación de la rehabilitación de la afasia como una modalidad de tratamiento eficaz más allá del tiempo de evolución de la afasia, así como también la creación de varias terapias basadas en la teoría de la rehabilitación. El advenimiento de la neuroimagen funcional ha contribuido a refinar el conocimiento de los mecanismos funcionales que operan en la recuperación de la API. La utilización de tratamientos farmacológicos en la API ha permitido demostrar que los beneficios alcanzados con terapia del lenguaje pueden aumentar cuando se combinan con agentes que modulan la actividad de varios neurotransmisores (dopamina, acetilcolina, glutamato).

Bibliografía

1. «Aphasia after stroke: type, severity and prognosis. The Copenhagen aphasia study». P.M. Pedersen, K. Vinter, T.S. Olsen. En *Cerebrovasc Dis*, 2004, vol. 17; 35-43.

2. «Aphasia in acute stroke and relation to outcome». A.C. Laska, A. Hellblom, V. Murray, T. Kahan, M. Von Arbin. En *J Intern Med*, 2001, vol. 249; 413-422.

3. «Pharmacotherapy of aphasia». M.L. Albert, D. Bachman, A. Morgan. En *Neurology*, 1988, vol. 38; 877-879.

4. «Poststroke aphasia: epidemiology, pathophysiology and treatment». M.L. Berthier. En *Drugs Aging*, 2005, vol. 22; 163-182.

5. «A double-blind, placebo-controlled study of pharmacological and behavioural treatment of le-

xical-semantic deficits in aphasia». M.R. McNeil, P.J. Doyle, K.A. Spencer. En *Aphasiology*, 1997, vol. 11, n.º 4/5; 385-500.

6. «Aphasia: progress in the last quarter of a century». A.E. Hillis. En *Neurology*, 2007, vol. 69; 200-213.

7. «Life participation approaches to aphasia: A statement of values for the future». R. Chapey, J. Duchan, R.J. Elman, L.J. Garcia, A. Kagan, J.G. Lyon. En R. Chapey, editor: *Language intervention strategies in aphasia and related neurogenic communication disorders*, Lippincott Williams & Wilkins, Philadelphia, 2001.

8. «Aphasia: clinical and anatomical aspects». M.P. Alexander. En T.E. Feinberg, M.J. Farah, editores: *Behavioral neurology and neuropsychology*. McGraw-Hill, Nueva York, 1997; 133-149.

9. «Recovery from aphasia». A. Kertesz. *Adv Neurol*, 1984, vol. 42; 23-29.

10. S.S. Staekenborg, W.M. van der Flier, E.C. van Straaten, R. Lane, F. Barkhof, P. Scheltens. En *Stroke*, 2008, vol. 39; 317-322.

11. *Aphasia and its therapy*. A. Basso, Oxford University Press, Oxford, 2003.

12. S.E. Starkstein, R.G. Robinson. En *Semin Neurol*, 1990, vol. 10; 247-253.

13. «». R.G. Robinson. En *Biol Psychiatry*, 2003, vol. 54; 376-387.

14. «Aphasia, depression, and non-verbal cognitive impairment in ischaemic stroke». M.L. Kauhanen, J.T. Korpelainen, P. Hiltunen. En *Cerebrovasc Dis*, 2000, vol. 10; 455-461.

15. «Recovery and rehabilitation in aphasia». M. Taylor Sarno. En M. Taylor Sarno, editor: *Acquired aphasia*, 3.ª ed., Academic Press, 1998; 595-631.

16. «A proposed regional hierarchy in recovery of post-stroke aphasia». W.D. Heiss, A. Thiel. En *Brain Lang*, 2006; 118-123.

17. «Association between therapy outcome and right hemispheric activation in chronic aphasia». M. Richter, W.H.R. Miltner, T. Straube. En *Brain*, 2008, vol. 131; 1391-1401.

18. «Therapy-related reorganization of language in both hemispheres of patients with chronic aphasia». F. Pulvermüller, O. Hauk, K. Zohsel, B. Neininger, B. Mohr. En *Neuroimage*, 2005, vol. 28; 481-489.

19. «Changes in language-specific brain activation after therapy for aphasia using magnetoencephalography: a case study». J.L. Breier, L.M. Maher, S. Scmadeke, K.M. Hasan, A.C. Papanicolaou. En *Neurocase*, 2007, vol. 13; 169-177.

20. «Lesion site patterns in severe, nonverbal aphasia to predict outcome with a computed-assisted treatment program». M.A. Naeser, E.H. Baker, T. Weissman. En *Arch Neurol*, 1998, vol. 55; 1438-1144.

21. «Role of the nondominant hemisphere and undamaged area during word repetition poststroke aphasics: a PET activation study». M. Ohyama, M. Senda, S. Kitamura, y colaboradores. En *Stroke*, 1996, vol. 27; 897-903.

22. «Mechanisms of recovery from aphasia: evidence from positron emission tomography». E. Warburton, C.J. Price, K. Swinburn. En *J Neurol Neurosurg Psychaitry*, 1999, vol. 66; 155-161.

23. «Recovery from Wernicke's aphasia: a positron emission tomography study». C. Weiller, C. Isensee, M. Rijntjes. En *Ann Neurol*, 1995, vol. 37; 723-732.

24. «Imaging recovery from stroke». C. Weiller. En *Exp Brain Res*, 1998, vol. 123; 13-17.

25. «A meta-analysis of clinical outcomes in the treatment of aphasia». R.R. Robey. En *J Speech Lang Hear Res*, 1998, vol. 41; 172-187.

26. «Evidence-based cognitive rehabilitation: recommendations for clinical practice». K.D. Cicerone, C. Dahlberg, K. Kalmar. En *Arch Phys Med Rehabil*, 2000, vol. 81; 1596-1615.

27. «Open-label study of donepezil in chronic poststroke aphasia». M.L. Berthier, J. Hinojosa, M.C. Martín. En *Neurology*, 2003, vol. 60; 1218-1219.

28. «A randomized, placebo-controlled study of donepezil in post-stroke aphasia». M.L. Berthier, C. Green, C. Higueras, y colaboradores. En *Neurology*, 2006, vol. 67; 1687-1689.

29. «Memantine and constraint-induced aphasia therapy in chronic poststroke aphasia». M.L. Berthier, C. Green, J.P. Lara, C. Higueras, M.A. Barbancho, G. Dávila, F. Pulvermüller. En *Ann Neurol*, 2009, vol. 65; 577-585.

30. «Improved picture naming in chronic aphasia after TMS to part of right Broca's area: An open-protocol study». M.A. Naeser, P.I. Martin, M. Nicholas, E.H. Baker, H. Seekins, M. Kobayashi, y colaboradores. En *Brain Lang*, 2005, vol. 93; 95-105.

31. Gonzalez Rothi, A.M. Barrett. «Constraint-induced therapy of chronic aphasia after stroke». F. Pulvermüller, B. Neininger, T. Elbert, B. Mohr, B. Rockstroh, P. Koebbel, y colaboradores. En *Stroke*, 2001, vol. 32; 1621-1626.

32. «Aphasia therapy on a neuroscience basis». F. Pulvermüller, M.L. Berthier. En *Aphasiology*, 2008, vol. 22; 563-599.

33. «Behavioral and neurophysiologic response of therapy for chronic aphasia». J.I. Breier, J. Juranek, L.M. Maher, S. Schmadeke, D. Men, A.C. Papanicolaou. En *Archives of Physical Medicine & Rehabilitation*, 2009, vol. 90; 2026-2033.

34. «Functional imaging before and after constraint-induced language therapy for aphasia using magnetoencephalography». J.I. Breier, L.M. Maher, B. Novak, A.C. Papanicolaou. En *Neurocase*, 2006, vol. 12; 322-331.

35. «Evidence-Based Sistematic Review: Effects of intensity of treatment and constraint-induced language therapy for individuals with stroke-induced aphasia». L.R. Cherney, J.P. Patterson, A. Raymer, T. Frymark, T. Schooling. En *Journal of Speech, Language, and Hearing Research,* 2008, vol. 51; 1282-1299.

36. «A pilot study of use-dependent learning in the context of constraint induced language therapy». L. Maher, D. Kendall, J. Swearengin, A. Rodríguez, S. León, K. Pingel, y colaboradores. En *Journal of the International Neuropsychological Society,* 2006, vol. 12; 843-852.

37. «Long-term stability of improved language functions in chronic aphasia after constraint induced aphasia therapy». M. Meinzer, D. Djundja, G. Barthel, T. Elbert, B. Rockstroth. En *Stroke,* 2005, vol. 36; 1462-1466.

38. «Intensive language training in the rehabilitation of chronic aphasia: efficient training by lay persons». M. Meinzer, S. Streiftau, B. Rockstroh. En *Journal of the International Neuropsychological Society,* 2007, vol. 13; 846-853.

39. «Intensive language training enhances brain plasticity in chronic aphasia». M. Meinzer. C. Elbert, C. Wienbruch, D. Djundja, G. Barthel, B. Rockstroth. En *BMC Biology,* 2004, vol. 2; 1-9.

40. «Imaging short- and long-term training success in chronic aphasia». R. Menke, M. Meinzer, H. Kugel, M. Deppe, A. Baungärtner, H. Schiffbauer, y colaboradores. En *BMC Neurocience,* 2009, vol. 10; 118.

41. *Rehabilitación Grupal Intensiva de la Afasia (REGIA).* M.L. Berthier, C. Green, J.P. Lara, R. Juárez, F.

42. «A process for translating evidence-based aphasia treatment into clinical practice». R. Fucetola, F. Tucker. En *Aphasiology,* 2005, vol. 19; 411-422.

43. Pulvermüller, TEA Ediciones, 2010 (en prensa).

44. «ERPs correlates of recovery from chronic post-stroke aphasia in patients treated with memantine and constraint-induced aphasia therapy». J.P. Lara, M.A. Barbancho, M.L. Berthier, C. Green, P. Navas, M.S. Dawid-Milner, y colaboradores. En *European Journal Neurology,* 2009, vol. 16; 457.

Capítulo 6

Rehabilitación neuropsicológica

T. Roig, A. Enseñat

1   Introducción

La calidad de vida de las personas que han sufrido un ictus viene determinada en gran medida por el grado de afectación neuropsicológica. Por ello, la intervención rehabilitadora de estos déficits supone un elemento esencial dentro del proceso neurorrehabilitador integral en esta patología y será un factor determinante para la reinserción socioprofesional.

Prácticamente toda enfermedad cerebrovascular comporta alteraciones neuropsicológicas ya sea por afectación de la sustancia gris neocortical, del córtex límbico, de los núcleos grises de la base o de la sustancia blanca.[1] La localización y el tipo de lesión determinarán primariamente la característica de las manifestaciones cognitivas y conductuales tras el ictus. De este modo, los ictus isquémicos tienden a producir lesiones de patrones relativamente estables que afectan al territorio vascular y, por su parte, las hemorragias producen daño más allá de los territorios vasculares.

El objetivo de este capítulo es revisar las principales manifestaciones neuropsicológicas del ictus y exponer su intervención rehabilitadora. Partiendo de la descripción de las alteraciones cognitivas según los territorios vasculares, se abordará la evaluación neuropsicológica, elemento fundamental de la rehabilitación, y se presentarán los objetivos, principios y técnicas de ésta en las principales funciones que pueden afectarse tras el accidente cerebrovascular.

1.1   *Alteraciones neuropsicológicas según los territorios vasculares*

El cerebro está irrigado por dos pares de troncos arteriales, las arterias carótidas internas y las arterias vertebrales. Las primeras dan lugar a cuatro ramas arteriales mayores: la arteria cerebral media, la cerebral anterior, la oftálmica y las coroideas anteriores. La arteria cerebral media es la que se infarta con más frecuencia, recibe también el nombre de arteria silviana o arteria de la afasia, pues irriga las áreas cerebrales que producen este síndrome. Irriga la cara lateral de los córtex frontal, temporal y parietal. La arteria cerebral anterior irriga las partes mediales del córtex frontal y parietal.

Por su parte, las arterias vertebrales (sistema vertebrobasilar) irrigan el tronco cerebral, el cerebelo, el lóbulo occipital y la cara inferior del lóbulo temporal. La porción medial del globo pálido, el hipocampo y parte de la cápsula interna se hallan irrigados por la carótida anterior.

Las zonas frontera, o zonas límite entre dos territorios vasculares, son muy propensas a sufrir daño por trastornos hipóxicos por hipotensión y son también muy vulnerables en el caso de paradas cardíacas.

Siguiendo a Sholberg y Mateer (2001)[2] se describen las principales alteraciones neuropsicológicas que se producen por lesión en las tres grandes divisiones vasculares: arteria cerebral media, posterior y anterior.

1.2 *Arteria cerebral media*

Los déficits neuropsicológicos más frecuentes asociados a la arteria cerebral media izquierda incluyen afasia, apraxia y afectación de la memoria verbal, mientras que en lesiones de localización derecha se producen alteraciones en los aspectos pragmáticos de la comunicación, déficit de atención, de las capacidades visuoespaciales, de memoria no verbal y falta de conciencia o anosognosia del déficit.

1.3 *Arteria cerebral posterior*

Los ictus que afectan este territorio vascular dan lugar a alteraciones de memoria y a una gran variedad de síndromes talámicos. En casos de afectación bilateral del tálamo se produce déficit importante de atención y memoria, con presencia de fabulaciones, apatía, escasa espontaneidad y afecto plano.

1.4 *Arteria comunicante anterior*

Las hemorragias por rotura de aneurismas de la arteria comunicante anterior, que irriga el cerebro basal y la zona mesial de los lóbulos frontales, ocasionan síndromes que se caracterizan por fabulación, amnesia retrógrada grave y anterrógrada, alteración del funcionamiento ejecutivo, desinhibición, indiferencia y escasa autoconciencia (véase la tabla 1).

Arteria cerebral anterior	
Cambios de personalidad y humor	Síndromes de desconexión callosa
Trastornos obsesivo-compulsivos	Apraxia ideomotora unilateral izquierda
Seudopsicopatía	Agrafia unilateral izquierda
Afasia motora transcortical	Síndrome de la mano ajena
Arteria cerebral media izquierda	
Afasia de Broca	Afasia nominal
Afasia de Wernicke	Alexia con agrafía
Afasia de conducción	Apraxia ideomotriz
Afasia global	Síndrome de Gerstmann
Arteria cerebral media derecha	
Síndrome de heminegligencia izquierda	Alteraciones visuoperceptivas
Apraxia constructiva	Alteraciones visuoespaciales
Apraxia del vestir	Alteración de la memoria visual
Arteria cerebral posterior izquierda	
Afasia sensorial transcortical	Anomia cromática
Afasia o anomia ópticas	Alteración memoria verbal
Alexia pura o agnóstica	
Arteria cerebral posterior derecha	
Apraxia constructiva	Alteraciones imaginación espacial
Desorientación espacial	Alteración memoria visual
Arteria cerebral posterior. Afectación bilateral	
Agnosia visual	Acromatopsia
Prosopagnosia	
Zonas limítrofes entre territorios vasculares	
Afasia mixta transcortical	Síndrome de Balint

Tabla 1. Alteraciones neuropsicológicas según territorios vasculares.
(Fuente: Junqué y Barroso, 1994.)

1.5 Aspectos conductuales-emocionales del ictus. Implicaciones sociales

1.5.1 Depresión

Los cambios emocionales, en especial la depresión, son frecuentes en el ictus. La tasa de prevalencia de depresión mayor varía en función del tiempo transcurrido después del ictus y es alta en los seis primeros meses, decreciendo con el paso del tiempo.[3]

Se ha especulado sobre las causas de la depresión postictus. Hay quienes sugieren un mecanismo biológico por el que la isquemia destruye circuitos frontoestriatales reguladores del humor y se ha asociado anatómicamente a lesiones anteriores izquierdas y de ganglios basales.[4] Otros autores[5] atribuyen la causa de depresión a factores psicosociales como el aislamiento y al estrés psicológico provocado por el ajuste a la discapacidad. En general, se puede concluir que la depresión obedece a múltiples factores tanto biológicos como psicosociales, entre los que se consideran el grado de discapacidad, los acontecimientos vitales estresantes y la historia psiquiátrica familiar como predisponentes.

1.5.2   Incontinencia emocional

Aunque la incontinencia emocional es la causa de síntomas como el llanto o la tristeza, no siempre se corresponde con la depresión. La Clasificación Internacional de Enfermedades, décima revisión (CIE-10), describe un «trastorno afectivo del hemisferio derecho» en el que los pacientes parecen estar superficialmente deprimidos, pero la depresión no está presente. Ross (1981)[6] incluye el llanto espontáneo en la categoría de «aprosodias», un conjunto específico de alteraciones en la capacidad para expresar emoción. El llanto espontáneo es también característico de la parálisis seudobulbar.[7]

1.5.3   Ansiedad

Un 33 % de los pacientes con ACC presenta ansiedad, generalmente a causa de la incertidumbre sobre la recuperación, los acontecimientos presentes, la familia, y el miedo a presentar otro ictus.

Las consecuencias sociales del ictus incluyen problemas de aislamiento social (56 %), escasa interacción con la comunidad (43 %), tensión económica (46 %), disrupción en el funcionamiento familiar (52 %), escasa motivación, dependencia y pérdida de control. La hemiplejía, presente en muchos casos, y la incontinencia contribuyen al aislamiento social.

2   Intervención neuropsicológica

La evaluación y la rehabilitación son dos campos fundamentales de la neuropsicología y dos procesos inseparables en el trabajo clínico, en general, y en la intervención en el ictus, en particular.

La neuropsicología es la ciencia que estudia la relación cerebro-conducta; es decir, las actividades mentales superiores en relación con las estructuras cerebrales que las sustentan. Su desarrollo en los últimos años refleja el interés y la sensibilidad por parte de los clínicos hacia los problemas prácticos de identificación, evaluación y tratamiento de los pacientes con daño cerebral.

Todo paciente con enfermedad cerebrovascular debería someterse a un examen mínimo de sus funciones cognitivas dado que, tanto la enfermedad cortical como la subcortical, afectan de forma directa o indirecta las funciones superiores.[8]

La evaluación está formada por un conjunto de métodos y técnicas que permiten:[9] identificar, describir y cuantificar las alteraciones cognitivas, conductuales y emocionales, así como las funciones preservadas. A partir de aquí:

- Guiar el proceso para rehabilitar las funciones afectadas y modificar las conductas desadaptativas a fin de optimizar el funcionamiento independiente y la calidad de vida.
- Determinar de manera más objetiva los progresos del paciente y evaluar la eficacia de las distintas intervenciones, tanto en el plano neuropsicológico como en el farmacológico.
- Facilitar información y orientación a los familiares y a los miembros del equipo rehabilitador que permitan, conociendo el estado del paciente, fijar objetivos realistas y funcionales.
- Estimar la gravedad de las secuelas dentro del ámbito forense para la toma de decisiones de tipo médico-legal.
- Contribuir, junto con otros profesionales, a la orientación psicosocial que permita la reinserción del paciente a su entorno habitual o en los casos en que esto no sea posible, e intentar una óptima calidad de vida.
- Por último, permitir la investigación clínica neuropsicológica.

2.1 Objetivos e indicaciones de la intervención neuropsicológica en el ictus

En las enfermedades cerebrovasculares, al igual que en las demás enfermedades que cursan con afectación de las funciones superiores, la neuropsicología tiene un papel esencial en el desarrollo y la aplicación de programas que incluyen la evaluación y la rehabilitación cognitiva y conductual, la orientación para la reinserción profesional-ocupacional y la intervención familiar (información, orientación y apoyo).

En el ámbito de la enfermedad cerebrovascular, la finalidad esencial de la evaluación será detectar la presencia de focalidad neuropsicológica (afasia, apraxia, agnosia, alexia, agrafia, acalculia, etc.) y el deterioro difuso, que se traduce en enlentecimiento en la velocidad de procesamiento de la información, déficit de atención y memoria, principalmente.

2.2 Métodos de exploración

La evaluación neuropsicológica completa comprende la exploración sistemática de todas las funciones cognitivas:[10,11]

- Nivel de conciencia.
- Observaciones conductuales.
- Atención.
- Lenguaje (espontáneo, repetición, comprensión, denominación, lectura y escritura).
- Praxias (ideatoria, ideomotora, orofonatoria, constructiva, del vestir).
- Gnosias (visual, táctil).
- Memoria.
- Razonamiento.
- Funciones frontales.

Sin embargo, esta exploración podrá simplificarse en función de los datos clínicos y radiológicos del paciente.

2.2.1 Nivel de conciencia

Su valoración es el primer paso en la evaluación neuropsicológica, ya que una disminución de la conciencia invalida la exploración. Se deben diferenciar los aspectos de activación (vigilancia o *arousal*) y de contenido de la conciencia.

2.2.2 Observaciones conductuales

Es importante la observación de la conducta del paciente durante la exploración para la valoración del rendimiento en los test. Ciertas observaciones son incluso previas a la exploración neuropsicológica sistematizada y permiten orientar el plan de exploración. Son importantes, puesto que permiten identificar los estados confusionales, el síndrome de negligencia y ciertos síndromes frontales.

2.2.3 Atención

Es la capacidad del individuo para seleccionar un estímulo inhibiendo los otros, potencialmente distractores. La atención supone un estado previo de alerta, pero no al revés, puesto que la alerta conservada no implica atención. La concentración es la capacidad para mantener la atención durante un periodo determinado.

Diversas lesiones cerebrales pueden alterar la atención, ya que ésta supone una interacción del sistema reticular activador ascendente, tálamo, sistema límbico y neocórtex. Una atención alterada invalida pruebas de memoria, cálculo y razonamiento.

2.2.4 Lenguaje

El lenguaje es probablemente la función cognitiva más claramente lateralizada y sus correlatos anatomofuncionales son bien conocidos y establecidos. La afasia (trastorno del lenguaje en que aparecen errores gramaticales y nominales) es uno de los déficits neuropsicológicos más discapacitantes para la calidad de vida, al afectar a la comunicación.

En la afasia puede haber elementos de disartria (trastorno específico de la articulación) y disprosodia (alteración de la melodía del habla en que se altera la inflexión y el ritmo). La afasia se presenta acompañada de la alexia (la pérdida de la capacidad de leer en un paciente alfabetizado) y la agrafia, que es un trastorno adquirido de la escritura. Sin embargo, estos dos aspectos pueden presentarse aisladamente.

La valoración del lenguaje debe incluir parámetros como lenguaje espontáneo, fluencia verbal, comprensión, repetición, denominación, lectura y escritura a fin de poder clasificar y diagnosticar los diferentes subtipos de afasia.

En pacientes afásicos, además de explorar lenguaje oral y escrito, cálculo y gesto es conveniente explorar las funciones propias del hemisferio derecho (visuoespaciales, visuoperceptivas, visuoconstructivas, control voluntario de la expresión facial de emociones y prosodia), con el fin de conocer su preservación, puesto que un correcto funcionalismo de este hemisferio descarta la presencia de demencia, un dato muy importante para el pronóstico y para los efectos de la rehabilitación.

2.2.5 Praxias

La apraxia hace referencia a una alteración de las habilidades motoras aprendidas, o praxis, en un paciente con buena comprensión del lenguaje y sin un déficit motor primario que impida la realización del movimiento. La apraxia se traduce en una dificultad para realizar de forma correcta movimientos corporales complejos o en fallos al llevar a cabo secuencias de actividades de la vida diaria como peinarse, vestirse, etc. La localización de las lesiones que producen apraxia es en el hemisferio derecho para los zurdos y en el hemisferio izquierdo en el caso de los diestros. La apraxia constructiva se refiere a la incapacidad para dibujar o realizar construcciones bi o tridimensionales.

2.2.6 Gnosias

La agnosia es la alteración de la capacidad perceptiva; es decir, de la capacidad para percibir el significado de los datos sensoriales, con la función sensorial preservada. Pueden darse trastornos gnósicos relacionados con cualquiera de los sentidos y, según se afecte la región occipital o temporal, habrá gnosias visuales o auditivas.

2.2.7 Heminegligencia espacial

Es un síndrome en el que el sujeto afectado tiende a ignorar el espacio contralateral a la lesión. Está asociada a la inatención y a la agnosia hemiespacial.[1]

Es un trastorno relativamente frecuente, que cursa habitualmente con falta de conciencia del problema (anosognosia) y afecta el funcionamiento cotidiano de los pacientes. Estos niegan su déficit motor y sensorial, y tienden a vestirse sólo la mitad del cuerpo. La gravedad de la negligencia es mucho más marcada en las lesiones derechas que en las izquierdas.

2.2.8 Memoria

La memoria es la capacidad para procesar la información, almacenarla y recordarla después. Esta capacidad puede estar afectade por diversas lesiones cerebrales. Hay diferentes tipos de memoria: inmediata, reciente y remota. La memoria se afecta principalmente por lesiones de localización temporal y se producirán déficits específicos según el hemisferio afectado; así, la afectación de la memoria verbal indica una lesión temporal izquierda, mientras que si la localización es derecha se dará déficit de memoria visuoespacial.

2.2.9 Funciones frontales

Las alteraciones neuropsicológicas frontales son muy frecuentes, ya que no sólo se producen por lesiones en el córtex frontal como consecuencia de infartos en las arterias cerebrales media o anterior, sino que se observan tras lesiones en los ganglios basales, en el tálamo o lesiones difusas en la sustancia blanca.[8]

Dentro de las funciones frontales, se diferencian las funciones ejecutivas que incluyen diferentes procesos cognitivos necesarios para el inicio, la planificación y la regulación de la conducta. La persona con disfunción ejecutiva tiene dificultad para tomar decisiones, planificar y organizar los pasos necesarios para conseguir un objetivo, controlar la conducta y modificarla, si es necesario. Estas funciones son necesarias para llevar una vida independiente y socialmente adaptada.

2.2.10 Conducta y emoción

La personalidad del paciente y su estado emocional son esenciales para interpretar los resultados neuropsicológicos. En muchos casos la entrevista clínica puede aportar suficiente información, ya que muchos pacientes neurológicos no pueden completar los cuestionarios de personalidad, que son largos y requieren un mínimo nivel verbal. Los trastornos de lenguaje, visuoespaciales y de funciones ejecutivas de muchos pacientes pueden afectar sus respuestas e invalidar los resultados como indicadoras de psicopatología. Será, pues, necesario en el paciente con daño neurológico recabar información sobre su tipo de personalidad y estado emocional a través de la familia o de personas significativas.

Por último, hay que considerar que las personas que han sufrido daño cerebral presentan unas características comunes que pueden alterar el proceso de la exploración neuropsicológica. Entre ellas, el déficit de atención y concentración, la fatiga, los trastornos de memoria y de percepción, la inconsistencia en la realización de las tareas, los déficits motores, el estado emocional, la frustración y falta de motivación. Todos estos aspectos condicionarán el proceso de evaluación (véase la tabla 2).

3 Rehabilitación neuropsicológica

Para atender el amplio espectro de alteraciones tanto físicas como cognitivas y emocionales de la persona con enfermedad cerebrovascular se considera esencial una aproximación rehabilitadora interdisciplinaria, con la participación de diferentes profesionales del campo de la salud con el propósito de tratar cada uno de los problemas de forma unitaria y con un objetivo común. Los profesionales que forman parte de este equipo son: neurólogo, médico rehabilitador, personal de enfermería, neuropsicólogo, logopeda, fisioterapeuta, terapeuta ocupacional y trabajador social. En algunos casos puede requerirse la intervención del psiquiatra. La coordinación e interacción entre ellos se considera fundamental para este abordaje, y la participación e implicación de la familia supone un elemento clave en este proceso.

La rehabilitación implica poder conseguir el nivel óptimo de adaptación física, psicológica y social. Incluye todas las medidas destinadas a reducir el impacto creado por las condiciones de discapacidad y minusvalía, y que la persona afectada pueda lograr una integración social óptima (OMS).[12]

La *rehabilitación neuropsicológica* es un proceso activo en el que la persona con daño cerebral trabaja conjuntamente con otros profesionales de la salud, con el fin de aliviar o remediar los déficit cognitivos que aparecen como consecuencia de una afectación neurológica.[13] La rehabilitación neuropsicológica ayuda al paciente a optimizar la recuperación de sus funciones superiores, a comprender mejor la naturaleza de las alteraciones que presenta y a desarrollar estrategias que permitan compensar estos trastornos.

Atención

***Span* atencional**
Dígitos directos, Escala de Inteligencia de Wechsler para adultos – III (WAIS-III) (Wechsler, 1997)
Búsqueda de símbolos, Escala de Inteligencia de Wechsler para adultos – III (WAIS-III) (Wechsler, 1997)
Trail Making Test A (Reitan, 1958; Reitan & Wolfson, 1995)
Paced Auditory Serial Addition Task (Gronwall, 1977)
Conners Continuos Performance Test (Conners &MultiHealth Systems Staff, 1995)

Lenguaje
Boston Naming Test (Kaplan, Godglass, Weintraub, 2001)
Western Aphasia Battery (Kerstez, 1982)
Subtest de Lenguaje del test Barcelona (Peña, 1991)

Praxias
Subtest de praxias del test Barcelona (Peña, 1991)

Percepción
Test de bisección de líneas (Schekenberg, 1980)
Subtest de imágenes superpuestas del Test Barcelona (Peña, 1991)
Test de Muntada, subtest del test Barcelona (Peña, 1991)
Figura Compleja de Rey (Rey, 1959)

Memoria y aprendizaje
California Verbal Learning Test (Delis *et al.*, 1987)
Rey Auditory Verbal Learning Test (Rey, 1960)
Figura Compleja de Rey – Recuerdo y Reconocimiento (Rey, 1959)
Test de Retención Visual Test (Benton, 1998)
Escala de Memoria de Wechsler – III (WMS-III) (Wechsler, 1998)
The Candem Memory Tests (Warrington, 1996)
Rivermead Behavioral Memory Test (Wilson *et al.*, 1985)
Prospective Memory Screening (Sohlberg *et al.*, 1985)

Funciones ejecutivas
Stroop Color and Word Test (Golden, 1978; Stroop, 1935)
Torre de Londres (Shallice, 1982)
Figura Compleja de Rey–Copia (Rey, 1941)
Porteus Maze Test (Porteus, 1959)
Trail Making Test parte B (Reitan, 1958; Reitan & Wolfson, 1995)
Wisconsin Card Sorting Test (Heaton, 1981)
Iowa Gambling Task (Bechara, 1994)
Controlled Oral Word Association Test (Spreen & Benton, 1977)

Tabla 2. Instrumentos de evaluación neuropsicológica.

3.1 Principios generales de rehabilitación

En la práctica de la rehabilitación neuropsicológica, como refieren Sohlberg y Mateer (2001), no podemos olvidar la influencia de los aspectos emocionales (irritabilidad, ansiedad, depresión), conductuales (impulsividad, frustración, etc.) y los problemas físicos (déficit motores, cambios sensoriales, dolor, etc.) en los cognitivos, y viceversa. De aquí la importancia de llevar a cabo un abordaje que integre múltiples perspectivas, combinar actividades cognitivas y motoras, sin olvidar los problemas emocionales que puede generar la disfunción cognitiva. Cabe considerar, pues, la globalidad de la persona y no separar la cognición de la emoción.

En este sentido, se proponen una serie de consideraciones a la hora de diseñar la intervención rehabilitadora:

- Los especialistas en rehabilitación no pueden aislar la cognición. El daño cerebral afecta el funcionamiento cognitivo, social, conductual y emocional. No puede trabajarse la cognición de forma aislada, sin atender a los otros.
- Adoptar un enfoque ecléctico que incluya disciplinas conductuales, sociológicas, psicológicas y neuropsicológicas.
- Conceptualizar las áreas cognitivas. Partir de una taxonomía o modelo de los procesos cognitivos ayuda a organizar la evaluación y el tratamiento.
- Aplicar el conocimiento actual procedente de la psicología cognitiva y de las neurociencias.
- Trabajar con los pacientes y sus familias.

Mateer (2003)[14] cita los siguientes elementos que hay que tener en cuenta en la planificación, implementación y evaluación de un programa de rehabilitación:

- Comprender los procesos subyacentes al daño y su evolución.
- Identificar los puntos fuertes y débiles y el estilo de vida previo.
- Llevar a cabo una evaluación completa de las capacidades cognitivas afectadas y preservadas.
- Evaluar las demandas y apoyos disponibles en el entorno actual y futuro.
- Evaluar el nivel de conciencia y la capacidad de autorregular la conducta y las emociones.
- Evaluar el estilo de afrontamiento y las respuestas emocionales a retos o fracasos cognitivos.
- Evaluar la capacidad de aprendizaje y utilizar las formas de que dispone cada individuo para aprender con mayor facilidad.

– Evaluar qué conocimiento tiene la familia acerca de las dificultades conductuales, el apoyo que pueden ofrecer y sus expectativas hacia el tratamiento.

Los trabajos pioneros de Goldstein, Zangwill y Luria,[15,16] desde 1940 a 1970, exponen que en la rehabilitación neuropsicológica hay varias aproximaciones que pueden agruparse en tres categorías generales: entrenamiento directo o restauración de la función, estrategias compensatorias y técnicas substitutorias, utilizando dos tipos de intervención: tratamiento directo de un proceso específico y entrenamiento de habilidades funcionales.

La forma de intervención será distinta según la etiología del proceso neurológico, la fase en que se encuentre el paciente dentro del proceso de recuperación, así como su estado cognitivo general y de la respuesta a las intervenciones.[17]

3.2 *Rehabilitación neuropsicológica de las principales funciones*

3.2.1 *Rehabilitación de la atención*

En el tratamiento de la atención, Sholberg y Mateer (2001)[2] describen y desarrollan cuatro abordajes para su rehabilitación:

– *Entrenamiento atencional.* Incluye ejercicios cognitivos diseñados para restaurar y mejorar la capacidad atencional. Estos ejercicios deben estar basados a partir de teorías neuropsicológicas. El entrenamiento de procesos atencionales parte del concepto de que las capacidades atencionales mejoran en tanto en cuanto se estimulan. Este entrenamiento está basado en la repetición de instrucciones o de ejercicios diseñados para aumentar la demanda atencional del sujeto.
– *Uso de estrategias y modificación del entorno.* Incluye estrategias de autoinstrucciones y modificaciones del entorno del paciente con el objetivo de compensar el déficit atencional. El entrenamiento en autoinstrucciones, así como el cambio en el entorno, se realizan a partir de técnicas de restauración y de modificación de conducta, respectivamente. Esta técnica se utiliza cuando el paciente se reincorpora al ámbito familiar y laboral. Las modificaciones ambientales ayudan al paciente a poder concentrarse y organizar mejor su conducta.
– *Uso de ayudas externas.* El uso de éstas puede ayudar a los pacientes a compensar los problemas que se derivan del daño cerebral. Entre ellos podemos citar el uso de calendarios, libretas, organizadores electrónicos.
– *Apoyo psicosocial.* Los problemas emocionales y sociales pueden empeorar el déficit atencional. El tratamiento del déficit cognitivo requiere que el terapeuta también sea especialista en realizar una terapia emocional, así como una intervención neu-

ropsicológica. Es importante tener en cuenta, tal y como se ha comentado anteriormente, que los trastornos del estado de ánimo influyen negativamente en las capacidades cognitivas; por tanto, antes o paralelamente a la rehabilitación, el terapeuta debe tratar el estado de ánimo.

3.2.2 Rehabilitación de las praxias

Las praxias, en sus diferentes modalidades constructiva, del vestir y gestual, pueden tener un notable impacto en las necesidades del paciente en la vida diaria y constituir una dificultad para reinsertarse en determinados trabajos. Su rehabilitación implica aspectos de planificación, capacidades grafomotoras y de coordinación visuomanual.

El objetivo principal es optimizar la motricidad fina, favorecer la producción de actos motores voluntarios, mantener la mecánica de la escritura y favorecer las habilidades visuoconstructivas.[18]

3.2.3 Rehabilitación de las gnosias

Se lleva a cabo mediante tareas que ejerciten la percepción de estímulos visuales o de cualquier otra modalidad sensorial. Para ello, conviene hacer consciente al paciente del déficit que presenta. Pueden realizarse ejercicios prácticos y actividades reeducativas incrementando cada vez la dificultad. Se utilizan ejercicios de papel y lápiz, ordenador y tareas de la vida diaria. El objetivo es compensar los problemas que pueden presentar estos pacientes.

Las técnicas de restauración empleadas tienen como objetivo lograr la máxima integración de la información procedente de los sistemas sensoriales, mediante la realización de ejercicios figura-fondo, copia de un modelo, dibujo espontáneo, utilizar puzles y rompecabezas, emparejamiento de imágenes, etc.

3.2.4 Tratamiento de la heminegligencia

La presencia de negligencia espacial influye en la rehabilitación de la hemiplejía.

Los pacientes con anosognosia (falta de reconocimiento del déficit) suelen presentar una actitud negativa, lo que supone también un obstáculo para la rehabilitación y es objetivo de ésta intentar que el paciente reconozca los problemas para ver la necesidad de ayuda para superarlos.[19]

En el caso de heminegligencia estarán indicados ejercicios para fomentar el rastreo visual, lectura y copia. También se usan técnicas de estimulación sensorial y propioceptiva.

Los ejercicios de constancia perceptiva, figura fondo, discriminación y reconocimiento ayudan a superar el déficit de percepción visual.

Tareas de reconocimiento, ubicación y manipulación espacial, de los que constituye un elemento previo el esquema corporal, son de utilidad para trabajar la estructuración espacial.

3.2.5 *Rehabilitación de la memoria*

La rehabilitación de la memoria se puede realizar desde diferentes aproximaciones: técnicas de restauración y compensación.

Las técnicas de restauración se centran en el reentrenamiento directo de los componentes deteriorados. Para ello, se llevan a cabo ejercicios basados en la repetición o práctica masiva (tendencia favorecida por el desarrollo ejercicios de rehabilitación informatizados) que intentan estimular o mejorar la memoria.

Por su parte la *compensación* consiste en enseñar y promover la utilización de ayudas externas. Este tipo de aproximación resulta especialmente útil en los casos con una afectación grave de la memoria.[13,20,21] Se pueden distinguir dos tipos de aproximaciones: adaptaciones del entorno y ayudas externas de memoria.

Algunos ejemplos de adaptación del entorno son la colocación de etiquetas que indican la ubicación de diferentes objetos en los armarios o cajones, el establecimiento de rutinas diarias o incluso la utilización de electrodomésticos inteligentes que controlan el encendido y apagado de luces, calefacción, fuego de la cocina, etc.

Entre las ayudas externas de memoria más utilizadas[22] destacan:

- Calendario: útil en pacientes confusos o desorientados, y notas o etiquetas, para recordar cosas que tenemos que hacer.
- Dispensadores de medicación: permiten mejorar la adherencia terapéutica y evitar el olvido de alguna toma. Son recomendables los dispensadores con compartimentos separados por días y tomas.
- Agendas: empleadas con frecuencia, sobre todo cuando existe déficit de memoria prospectiva.
- Agendas electrónicas o PDA *(personal digital assistant):* permiten grabar y acceder a gran cantidad de información: libreta de direcciones, agenda para planificar las actividades, registro de notas, gastos, etc. Disponen, asimismo, de alarmas auditivas, con o sin información de texto que sirven como avisadores.
- Teléfonos móviles: además de permitir la comunicación con otras personas, en cualquier lugar, resulta útil asimismo el dispositivo de agenda y de alarma con posibilidad de insertar un texto. Además, proporcionan seguridad al paciente en caso de desorientarse espacialmente.

El avance de las nuevas tecnologías permite mejorar el acceso a nuevas ayudas externas a un precio cada vez más accesible. Sin embargo, la complejidad de programación o la presencia de déficit motor y/o visual pueden limitar su aplicación.

3.2.6   Rehabilitación y tratamiento de la alteración de las funciones ejecutivas

El proceso rehabilitador comprende los siguientes abordajes terapéuticos: modificación ambiental, entrenamiento en estrategias compensatorias y/o aplicación de técnicas de restauración.[2]

El objetivo de la *modificación ambiental* es adaptar el entorno físico a las capacidades cognitivas del individuo con el fin de reducir su déficit funcional y comportamental. En los pacientes que presentan graves alteraciones del funcionamiento ejecutivo la principal forma de intervención es la modificación del entorno (tanto el entorno físico como el social).

Mediante *estrategias compensatorias* se enseña o entrena en la utilización de procedimientos alternativos con el fin de evitar aquellas dificultades que podrían surgir como consecuencia de los déficits cognitivos.

Las *técnicas de restauración* tienen como objetivo mejorar la función a través del tratamiento del déficit neuropsicológico subyacente.

3.2.7   Tratamiento de los aspectos conductuales-emocionales

Las manifestaciones clínicas reactivas del ictus en general y en particular de los pacientes afectados de afasia no son solamente las propias del proceso de enfermar sino que, al tratarse de una afectación neurológica, están especialmente relacionadas con el déficit físico y el cognitivo que generan. En este último caso, los problemas de comunicación y su impacto en el ámbito familiar y social ocupan un lugar destacable. Los cambios afectivos y de personalidad incluyen negativismo, inseguridad, ansiedad, frustración, irritabilidad, depresión, etc. Dadas las características de esta sintomatología afectiva, en general, un enfoque que combine apoyo psicológico, soporte psicosocial a largo plazo y farmacología ha demostrado ser el más efectivo en las enfermedades cerebrovasculares.

La intervención psicológica se basa en buscar estrategias terapéuticas que permitan combatir los síntomas afectivos y aumentar los mecanismos de afrontamiento que fomenten una mejor adaptación. Los objetivos de la intervención serán ayudar al paciente a recuperar su autoestima, corregir sus percepciones erróneas y tomar conciencia de la necesidad de ajustar sus planes para el futuro.

Otra intervención psicoterapéutica efectiva consiste en ayudar a la expresión de sentimientos, sin embargo los déficits de comunicación que acompañan en ocasiones al ictus supondrá un obstáculo obvio para este tipo de terapia. Se debe ofrecer información, apoyo y soporte e identificar las áreas que producen estrés y su impacto en la familia, junto con consejo directo, asesoramiento y educación.

Los fármacos mas empleados suelen ser los antidepresivos tricíclicos, neuroestimulantes, como el metilfenidato, que mejoran el arousal y pueden disminuir la depresión, ansiolíticos y sedantes. Sin embargo, hay que considerar los efectos secundarios especialmente sobre la cognición, aunque hay que usarlos con prudencia, ya que algunos de ellos, cuando se administran a personas de edad avanzada, por la posible existencia de enfermedades recurrentes, ocasionan interacción con otros fármacos y efectos secundarios indeseados.

Las terapias de grupo o los grupos de apoyo permiten compartir experiencias con personas a las que les ha sucedido lo mismo, y es una manera válida de encontrar respuestas. El grupo facilita la interacción social y en él sus componentes pueden ayudarse entre ellos a explorar soluciones y buscar estrategias adaptativas y a reconocer actitudes o conductas inadecuadas. Pueden compartir frustraciones y éxitos, y expresar sentimientos.

Las relaciones formadas en el grupo suelen continuar y proporcionan una red importante de soporte social.[23]

3.3 Rehabilitación y nuevas tecnologías

El uso de programas informáticos para la rehabilitación cognitiva es una innovación de principios de los años ochenta del siglo xx y se ha aplicado al tratamiento de diversas funciones: coordinación visuomotora, atención, procesamiento visual, lenguaje, memoria y tiempo de reacción.

El ordenador tiene una serie de ventajas: control de los estímulos presentados, adaptación al ritmo de cada paciente, repetición ilimitada de cada actividad, registro y análisis de la ejecución del paciente, coste razonable, sostenibilidad y economía de tiempo por parte del profesional y la posibilidad de continuar el tratamiento en el domicilio.[24,25] Sin embargo, es necesario que un neuropsicólogo lleve a cabo el plan terapéutico (programa los ejercicios en función de las necesidades de cada paciente, detectadas mediante la exploración), interprete los resultados y revise y actualice los programas.[26]

Una de las críticas de la rehabilitación cognitiva basada en ordenadores es la falta de generalización de lo aprendido en las tareas de ordenador a la vida diaria. Para resolver este problema se recomienda que las tareas informatizadas se acompañen de un entrenamiento específico con el fin de adaptarlas a las actividades de la vida real.

La telerrehabilitación o servicios de rehabilitación mediante información electrónica y tecnologías de la información permite realizar intervenciones terapéuticas a distancia.

La realidad virtual permite crear entornos virtuales con una gran validez ecológica, ya que genera situaciones parecidas a la vida real. El paciente puede realizar una serie de tareas que después podrá generalizar a su propio entorno.[27]

4 Impacto del ictus en la familia. Apoyo psicológico

La familia de la persona que sufre una enfermedad cerebrovascular se ve afectada por la necesidad de afrontar tanto el diagnóstico inicial como los cambios físicos, cognitivos y emocionales que se producen.

El impacto negativo del ictus en el funcionamiento familiar ha estado ampliamente descrito.[28-30] Los déficits específicos (hemiplejía, afasia, apraxia, trastornos visuoperceptivos, etc.) influyen en la autonomía del paciente y, en consecuencia, la vida familiar. Los cambios en el funcionamiento sexual afectan las relaciones de pareja. La imposibilidad en muchos casos de volver al trabajo tendrá, además, consecuencias económicas. La familia deberá reorganizarse, redistribuir y redefinir papeles, y cambiar planes de futuro. El riesgo de que la pareja desempeñe el papel de cuidador es frecuente y conviene que se alivie utilizando recursos externos.

Los miembros de la familia y los cuidadores pueden presentar sintomatología afectiva: estrés, ansiedad y depresión, junto con cambios en el funcionamiento social, viéndose afectadas las relaciones interpersonales y refiriendo sensación de aislamiento, etcétera.

La familia puede responder con abandono, tanto físico como emocional o con excesiva protección.

La adaptación emocional de la familia dependerá de las relaciones y de la comunicación básica que se estableció antes de la enfermedad, es decir, de la solidez previa del tejido familiar.

Los profesionales de la salud coinciden en que las coordenadas de la orientación psicológica a las familias de pacientes afectados de enfermedades crónicas son: información, formación y soporte emocional.

La información permite conocer la enfermedad, los problemas que pueden aparecer tanto de índole práctica como emocional. La formación-educación facilitará el aprendizaje de habilidades y permitirá conocer los recursos sociales de soporte. El soporte emocional implicará poder disponer de recursos sociosanitarios que permitan tener periodos de descanso, ayuda domiciliaria, etc., y contar también con el apoyo de otros familiares, compartir problemas comunes, expresar emociones y aprender habilidades y en los casos necesarios intervención psicológica específica.

Esta intervención ha de empezar en las fases iniciales del proceso rehabilitador y continuar después del alta.

Un soporte social adecuado, ofrecido a las personas afectadas de enfermedad cerebrovascular, sus familias y cuidadores, el contacto con grupos de ayuda mutua o las asociaciones de afectados son factores muy positivos para una adaptación satisfactoria y contribuyen a mejorar los resultados psicosociales.

Bibliografía

1. *Manual de neuropsicologia.* C. Junqué, J. Barroso. Síntesis, Madrid, 2009.
2. *Cognitive Rehabilitation.* M.M. Sholberg, C.A. Mateer. Guilford Press, Nueva York, 2001.
3. *Cognitive and Behavioral Rehabilitation. From Neurobiology to Clinical Practice.* J. Ponsford. The Guilford Press, Nueva York, 2004.
4. «Mood disorder in stroke patients: importance of location of lesions». R.G. Robinson, y colaboradores. *Brain,* 1984, vol. 107; 81-83.
5. «Depressive changes in stroke patients». M. Hermann, C. Wallesch. En *Disability Rehabilitation,* 1993, vol. 15, n.º 2; 55-66.
6. «The aprosodias: functional-anatomical organization of theaffective components of language in the right hemisphere». E.D. Ross. En *Arch Neurol,* 1981, vol. 38; 561-569.
7. «Psychiatric aspects of aphasia». D.F. Benson. En *Br J Psychiatry,* 1973, 123; 555-556.
8. «Exploración neuropsicológica». C. Junqué, P. Vendrell. En A. Arboix, *Médodos diagnósticos en las enfermedades vasculares cerebrales.* Ergon, Madrid, 2006; 343-353.
9. «Intervención neuropsicológica en el accidente vascular cerebral (AVC)». T. Roig, A. Enseñat. En E. Remor, P. Arranz, S. Ulla, editores: *El psicólogo en el ámbito hospitalario.* Desclée de Brouwer, Bilbao, 2003.
10. *Clinical neuropsychological assessment: A cognitive approach.* R.L. Mapou, J. Spector. Plenum Press, Nueva York, 1995.
11. *Neuropsychological assessment.* M.D. Lezak. Oxford University Press, Nueva York, 1995.
12. «Internacional Classification of Impairments, Disabilities and Handicaps. A manual of Classification relating to the consequences of disease». OMS, 1980.
13. «Cognitive rehabilitation: How is it and how it might be». B.A. Wilson. JINS, 1997, 3; 487-496.
14. «Introducción a la rehabilitación cognitiva». C.A. Mateer. En *Avances en Psicología Clínica Latinoamericana,* 2003, vol. 21; 11-20.
15. *Rehabilitation of the brain damaged adult.* G. Goldstein, L.Ruthven. Plenum, New York.
16. *Restoration of function alter brain injury.* A.R.Luria. McMillan, New York. 1963.
17. «Alteraciones de la atención tras daño cerebral traumático: evaluación y rehabilitación». M. Rios-Lago, J.M. Muñoz-Céspedes, N. Paúl-Lapedriza. En *Rev Neurol,* 2007, vol. 44, n.º 5; 291-297.
18. *Estimulación cognitiva y rehabilitación neuropsicológica.* M. Muñoz, coordinadora. Editorial UOC, Barcelona, 2009.
19. *Rehabilitación de la afasia y trastornos asociados,* J. Peña, M. Pérez. Masson, Barcelona, 1995.
20. «A comparison of "errorless" and "trial and error" learning methods for teaching individuals with acquired memory deficits». Evans *et al.* En *Neuropsychological Rehabilitation,* 2003, vol. 10; 67-101.
21. «Evidence-based cognitive rehabilitation: recommendations for clinical practice». Cicerone, y colaboradores. En *Archives of Physical Medicine and Rehabilitation,* 2000, vol. 81; 1596-1615.
22. «External memory aids and computers in memory rehabilitation». N. Kapur, E.L. Gliski, B. Wilson. En A.D. Baddeley, M.D. Kopelman, B.A. Wilson, editores: *Handbook of memory di-*

sorders, 2.ª ed., 2002 Wiley, Chichister, 2002, 757-783.

23. «Aspectos neuropsicológicos de la rehabilitación en las enfermedaes crónicas y progresivas del SNC». T. Roig. En A. Ruano, y colaboradores, editor: *Psicología de la rehabilitación.* Fundación Mapfre Medicina, Madrid, 1999.

24. «Cognitive interventions post acquired brain injury». L. Rees, S. Marshall, *et al.* En *Brain Injury*, 2007, vol. 21, n.º 2; 161-200.

25. «Aplicación de las nuevas tecnologías en la rehabilitación neuropsicológica de pacientes con traumatismo craneoencefálico». T. Roig, R. Sanchez-Carrión. En F. Montagut, G. Flotats, E. Lucas, editor. *Rehabilitación domiciliaria. Principios, indicaciones y programas terapéuticos.* Masson, Barcelona, 2005.

26. «Computer-assisted neuropsychological training in neurological rehabilitation». B.M. Reuter, P.W. Schonde. En *Psychiatr Prax*, 1998, vol. 25, n.º 3; 117-121.

27. Improving cognitive function after brain injury. The use of exercise and virtual reality». M. Grealy, *et al.* En *Arch Phys Med Rehabil*, 1999, vol. 80; 661-667.

28. «Factors predicting satisfactory home care after stroke». R.L. Evans, *et al.* En *Arch Phys Med Rehabil*, 1991, vol. 72; 144-147.

29. The family's role in stroke rehabilitation: a review of the literature». R.L. Evans, *et al.* En *Am J Phys Med Rehabil*, 1992, vol. 71; 135-139.

30. «Social support intervention after stroke: results of a randomized trial». J.F. Friedland, *et al.* En *Arch Phys Med Rehabil*, 1992, vol. 73; 573-581.

Capítulo 7

El papel de la psiquiatría en la rehabilitación del ictus

J. M. Ruiz, S. Durán-Sindreu

Introducción

Las complicaciones neuropsiquiátricas del ictus incluyen un amplio rango de alteraciones emocionales, cognitivas y conductuales. Estas manifestaciones se han descrito clínicamente desde inicios del siglo XX, cuando diversos autores observaron la asociación entre la aparición de sintomatología psiquiátrica y el ictus. El primero de ellos fue Meyer, quien en 1904 observó una asociación empírica entre lesiones del lóbulo frontal derecho y la aparición de sintomatología «maniaco-depresiva» y paranoide.

Grandes clásicos de la psiquiatría, como Bleuler y Kraepelin, también describieron esta frecuente asociación, señalando la elevada presencia de episodios depresivos. Este último autor, padre de la nosología psiquiátrica moderna, fue el primero en señalar las dificultades de encaje en las clasificaciones psiquiátricas que supone la sintomatología depresiva postictus.

Cuadros psiquiátricos específicamente relacionados con la enfermedad cerebrovascular como las reacciones catastróficas, la apatía, la indiferencia afectiva y el afecto seudobulbar han sido estudiados por autores como Babinsky, Goldstein y Ironside, en la primera mitad del siglo pasado.

Sin embargo, a pesar del interés suscitado por esta afección en los inicios del siglo pasado, no fue hasta la década de 1970 cuando se realizaron los primeros estudios sistemáticos en los que se intentó encontrar una relación causal biológica entre la sintomatología psiquiátrica y el ictus, a diferencia de los estudios anteriores en los que el énfasis se situaba en la explicación de la aparición de la sintomatología psiquiátrica, fundamentalmente afectiva, como reacción emocional ante la discapacidad secundaria al ictus.

1   Neuropsiquiatría e ictus

Según Berrios, la neuropsiquiatría es la «rama de la psiquiatría que se ocupa de las complicaciones mentales de las enfermedades neurológicas». Este enfoque, extremadamente simple pero absolutamente aclaratorio, es el que conceptualiza nuestra actividad clínica.

Nuestra unidad de neuropsiquiatría atiende, desde finales del 2008, a pacientes que presentan una sintomatología psiquiátrica sobre la base de una enfermedad neurológica intentando huir de la habitual dualidad cuerpo/mente y con una filosofía asistencial de carácter biopsicosocial.

La sintomatología psiquiátrica y la patología cerebrovascular, como señalamos en la introducción histórica, están estrechamente relacionadas. La extraordinaria importancia de los ictus desde el punto de vista epidemiológico hace que hoy por hoy supongan uno de los retos de los sistemas de salud.

Existen grandes dificultades para abordar la neuropsiquiatría del ictus. En primer lugar, hay que señalar la existencia de una falta de encaje de los síntomas neuropsiquiátricos encontrados en la práctica clínica y las categorías diagnósticas de los sistemas de clasificación habitualmente utilizados en psiquiatría (CIE-10, DSM-IV). En segundo lugar, la muy diversa metodología empleada en diversos estudios limita la generalización de los resultados y la posibilidad de realizar recomendaciones basadas en la evidencia. También hay que significar el escaso interés que la neuropsiquiatría despierta en muchos profesionales de la salud mental, que huyen de lo «orgánico» y se centran casi exclusivamente en lo «funcional», lo que implica una escasa atención especializada a las personas con patología neurológica y expresividad psiquiátrica.

Como se verá más adelante, aproximadamente más de un tercio de los pacientes que han sufrido un ictus presentarán síntomas psiquiátricos asociados que modularán la expresión clínica de los casos y que incidirán de una manera determinante en el pronóstico. A pesar de ello, no se han encontrado en la literatura documentos que aborden específicamente el papel de la psiquiatría en la rehabilitación del ictus.

Sí que existen publicaciones que han abordado los modelos de atención a las personas que sufrido un daño cerebral adquirido, entre los que se encuentran los pacientes con ictus. A continuación se comentarán brevemente dos de especial interés.

El Ministerio de Trabajo y Servicios Sociales publicó en el año 2007 un documento titulado «Modelo de atención a las personas con daño cerebral». Este trabajo, coordinado precisamente por un psiquiatra, el Dr. Ignacio Quemada, profundiza entre otros elementos en las distintas fases de la rehabilitación en personas con daño cerebral y en la composición de los equipos interdisciplinarios. En este sentido, la recomendación es que en los equipos exista la figura del psiquiatra consultor, sobre todo en la fase subaguda.

En Cataluña se publicó en el año 2007 una guía de práctica clínica del ictus con la participación de numerosos profesionales referentes en este campo y con el soporte de la Agencia de Evaluación de Tecnología e Investigación Médicas de la Generalitat. En ella, bajo el epígrafe de «Intervenciones específicas. Alteraciones emocionales y conductuales». Dentro de las manifestaciones afectivas, se recomienda que el paciente sea remitido a un profesional experto en el caso de «presentar un estado depresivo persistente».

En este capítulo se pretenden repasar las principales complicaciones neuropsiquiátricas del ictus, incidiendo por su especial importancia en la depresión postictus (DPI). También se tratará de reflejar, de manera más somera, otras enfermedades tales como el trastorno de ansiedad postictus (TAPI), la reacción catastrófica (RC), el afecto inapropiado (AI), así como la apatía y síndromes relacionados que, por su trascendencia clínica, son importantes.

2   Depresión postictus

Los síntomas depresivos se presentan con frecuencia tras haber sufrido un ictus. Mucho se ha debatido acerca de su forma de presentación clínica, ya sea en la fase aguda, subaguda o tardía, tras la aparición del episodio cerebrovascular; acerca de su origen, puramente biológico y relacionado con la localización del ictus o bien reactivo a la discapacidad subsecuente al mismo, sobre su implicación pronóstica relacionada con la recuperación funcional, sus complicaciones y su tratamiento. En este capítulo se ahondará en este debate aportando la información más reciente recogida en la literatura médica.

2.1   Definición

La primera cuestión que hay que plantearse es qué se entiende por DPI. Los clínicos observan con frecuencia sintomatología depresiva en los pacientes que han sufrido un ictus, pero ¿cuándo puede considerarse que una persona sufre una DPI?

En primer lugar, es necesario recordar lo que se entiende como «episodio depresivo». Para ello, se utilizarán las definiciones incluidas en el DSM-IV y en la CIE-10 (véanse las tablas 1 y 2).

En las clasificaciones psiquiátricas más frecuentemente usadas, DSM-IV y CIE-10, no existe una categorización diagnóstica específica para la DPI, aunque se recogen en la CIE-10 los «trastornos del humor (afectivos) orgánicos» y el DSM-IV, «trastorno del estado de ánimo debido a enfermedad médica». En las tablas 3 y 4 están especificados sus criterios diagnósticos.

F32. Episodios depresivos

En los episodios depresivos típicos el enfermo que las padece sufre un humor depresivo, una pérdida de la capacidad de interesarse y disfrutar de las cosas, una disminución de su vitalidad que lleva a una reducción de su nivel de actividad y a un cansancio exagerado, que aparece incluso tras un esfuerzo mínimo. También son manifestaciones de los episodios depresivos:

– La disminución de la atención y concentración
– La pérdida de la confianza en sí mismo y sentimientos de inferioridad
– Las ideas de culpa y de ser inútil (incluso en los episodios leves)
– Una perspectiva sombría del futuro
– Los pensamientos y actos suicidas o de autoagresiones
– Los trastornos del sueño
– La pérdida del apetito

La depresión del estado de ánimo varía escasamente de un día para otro y no suele responder a cambios ambientales, aunque puede presentar variaciones circadianas características. La presentación clínica puede ser distinta en cada episodio y en cada individuo. En algunos casos, la ansiedad, el malestar y la agitación psicomotriz pueden predominar sobre la depresión. La alteración del estado de ánimo puede estar enmascarada por otros síntomas, como irritabilidad, consumo excesivo de alcohol, comportamiento histriónico, exacerbación de fobias o síntomas obsesivos preexistentes o por preocupaciones hipocondríacas. Para el diagnóstico de episodio depresivo de cualquiera de los tres niveles de gravedad habitualmente contemplados se requiere una duración de al menos dos semanas, aunque periodos más cortos pueden ser aceptados si los síntomas son excepcionalmente graves o de comienzo brusco

Tabla 1. Criterios para el episodio depresivo. CIE-10.

2.2 *Fenomenología de la depresión en el ictus*

Hablar de la fenomenología de la DPI equivale a responder a la pregunta: ¿La depresión postictus se expresa de la misma manera que la depresión «funcional»? Diversos autores han tratado de responder a esta cuestión. Un grupo japonés publicó en 2002 un estudio dirigido a establecer las características fenomenológicas de la DPI, dividiéndola en depresión menor y mayor, según criterios DSM-IV y tratando de investigar cambios en la expresividad clínica de la DPI según su momento evolutivo. Para ello, evaluaron los síntomas depresivos a los 3, 6, 12 y 24 meses mediante una entrevista psiquiátrica estandarizada *(Present State Examination)*. Sus conclusiones fueron que la fenomenología de la DPI postictus menor y mayor es diferente durante el seguimiento evolutivo: los síntomas vegetativos de la depresión (pérdida de peso, ansiedad somática, pérdida de energía, despertar precoz y predominio vespertino) fueron significativamente mayores en la fase temprana de la depresión postictus, tanto menor como mayor.

Por otro lado, un estudio publicado en 2005 incidió en el estudio del perfil clínico de los pacientes con un primer episodio de ictus, dividiendo a la población estudiada en pa-

> ### DSM-IV. Criterios para el episodio depresivo mayor
>
> A. Presencia de cinco (o más) de los siguientes síntomas durante un periodo de dos semanas, que representan un cambio respecto a la actividad previa; uno de los síntomas debe ser *1)* estado de ánimo depresivo, o *2)* pérdida de interés o de la capacidad para el placer
>
> Nota: no se incluyen los síntomas que son claramente debidos a enfermedad médica o las ideas delirantes o alucinaciones no congruentes con el estado de ánimo.
>
> - Estado de ánimo depresivo la mayor parte del día, casi cada día según lo indica el propio sujeto (por ejemplo, se siente triste o vacío) o la observación realizada por otros (por ejemplo, llanto). En los niños y adolescentes el estado de ánimo puede ser irritable
> - Disminución acusada del interés o de la capacidad para el placer en todas o casi todas las actividades, la mayor parte del día, casi cada día (según refiere el propio sujeto u observan los demás)
> - Pérdida importante de peso sin hacer régimen o aumento de peso (por ejemplo, un cambio de más del 5 % del peso corporal en 1 mes), o pérdida o aumento del apetito casi cada día. Nota: en niños hay que valorar el fracaso en lograr los aumentos de peso esperables
> - Insomnio o hipersomnia casi cada día
> - Agitación o enlentecimiento psicomotores casi cada día (observable por los demás, no meras sensaciones de inquietud o de estar enlentecido)
> - Fatiga o pérdida de energía casi cada día
> - Sentimientos de inutilidad o de culpa excesivos o inapropiados (que pueden ser delirantes) casi cada día (no los simples autorreproches o culpabilidad por el hecho de estar enfermo)
> - Disminución de la capacidad para pensar o concentrarse, o indecisión, casi cada día (ya sea una atribución subjetiva o una observación ajena)
> - Pensamientos recurrentes de muerte (no sólo temor a la muerte), ideación suicida recurrente sin un plan específico o una tentativa de suicidio o un plan específico para suicidarse
>
> B. Los síntomas no cumplen los criterios para un episodio mixto
> C. Los síntomas provocan malestar clínicamente significativo o deterioro social, laboral o de otras áreas importantes de la actividad del individuo
> D. Los síntomas no son debidos a los efectos fisiológicos directos de una sustancia (por ejemplo, una droga, un medicamento) o una enfermedad médica (por ejemplo, hipotiroidismo)
> E. Los síntomas no se explican mejor por la presencia de un duelo (por ejemplo, después de la pérdida de un ser querido), los síntomas persisten durante más de 2 meses o se caracterizan por una acusada incapacidad funcional, preocupaciones mórbidas de inutilidad, ideación suicida, síntomas psicóticos o enlentecimiento psicomotor

Tabla 2. Criterios para el episodio depresivo mayor. DSM-IV.

cientes sin depresión, con depresión mayor y con depresión menor, según criterios DSM-IV, medidos por la entrevista estandarizada SCID-I. Las conclusiones de este grupo fueron que los criterios DSM-IV son válidos para distinguir a los pacientes que presentan tanto depresión mayor como menor de aquéllos no deprimidos y que la distinción

---

CIE-10

F06 Otros trastornos mentales debidos a lesión o disfunción cerebral o a enfermedad somática

Trastornos mentales causados por alteraciones cerebrales debidas a enfermedad cerebral primaria, a enfermedad sistémica o de otra naturaleza que afecta secundariamente al cerebro o a una sustancia tóxica exógena (excluyendo el alcohol y las sustancias psicotropas clasificados en F10-F19). Estos trastornos tienen en común el que sus rasgos clínicos no permiten por sí mismos hacer un diagnóstico de presunción de un trastorno mental orgánico, como demencia o *delirium*. Por el contrario, sus manifestaciones clínicas se parecen o son idénticas a aquéllas de los trastornos no considerados como «orgánicos» en el sentido específico. Su inclusión aquí se justifica por la presunción de que su etiología es una enfermedad o una disfunción cerebral que actúa directamente y que no son simplemente la expresión de una asociación fortuita con dicha enfermedad o disfunción o de la reacción psicológica a sus síntomas

Pautas para el diagnóstico

- Evidencia de una enfermedad, lesión o disfunción cerebral o de una enfermedad sistémica de las que pueden acompañarse de uno de los síndromes mencionados
- Relación temporal (semanas o pocos meses) entre el desarrollo de la enfermedad subyacente y el inicio del síndrome psicopatológico
- Remisión del trastorno mental cuando mejora o remite la presunta causa subyacente
- Ausencia de otra posible etiología que pudiera explicar el síndrome psicopatológico (por ejemplo, unos antecedentes familiares muy cargados o la presencia de un estrés precipitante)

La primera y segunda condición justifican un diagnóstico provisional, pero la certeza diagnóstica aumenta de un modo considerable si están presentes las cuatro

F06.3 Trastornos del humor (afectivos) orgánicos

Trastorno caracterizado por depresión del estado de ánimo, disminución de la vitalidad y de la actividad. Puede también estar presente cualquier otro de los rasgos característicos de episodio depresivo (véase F30). El único criterio para la inclusión de este estado en la sección orgánica es una presunta relación causal directa con un trastorno cerebral o somático, cuya presencia deberá ser demostrada con independencia, por ejemplo, por medio de una adecuada exploración clínica y complementaria o deducida a partir de una adecuada información ananmésica. El síndrome depresivo deberá ser la consecuencia del presunto factor orgánico y no ser la expresión de la respuesta emocional al conocimiento de la presencia del mismo o a las consecuencias de los síntomas de un trastorno cerebral concomitante

Tabla 3. Criterios CIE-10: otros trastornos mentales debidos a lesión, disfunción cerebral o enfermedad somática.

de la sintomatología depresiva en vegetativa, psicológica y cognitiva no nos aporta datos adicionales que nos ayuden a mejorar el diagnóstico.

En resumen, a pesar de que el periodo precoz tras el ictus pueden observarse más componentes vegetativos de la depresión, los criterios diagnósticos DSM-IV son los que nos servirán para discriminar los pacientes con DPI de aquéllos no deprimidos.

DSM-IV

A. En el cuadro clínico predomina una notable y persistente alteración del estado de ánimo, caracterizada por uno (o ambos) de los siguientes estados:

   – Estado de ánimo depresivo
   – Notable disminución de intereses o del placer en todas o casi todas las actividades

B. A partir de la historia clínica, la exploración física o las pruebas de laboratorio, hay pruebas de que la alteración es una consecuencia fisiológica directa de una enfermedad médica

C. La alteración no se explica mejor por la presencia de otro trastorno mental (por ejemplo, un trastorno adaptativo con estado de ánimo depresivo en respuesta al estrés de tener una enfermedad médica)

D. La alteración no aparece exclusivamente en el transcurso de un *delirium*

E. Los síntomas provocan malestar clínico significativo o deterioro social, laboral o de otras áreas importantes de la actividad del individuo

Codificación basada en tipos:

   – .32 Con síntomas depresivos: si el estado de ánimo predominante es depresivo, pero no se cumplen totalmente los criterios para un episodio depresivo mayor
   – .32 Con episodio similar al depresivo mayor: si se cumplen totalmente los criterios para un episodio depresivo mayor (excepto el criterio D)

Tabla 4. DSM-IV: trastorno del estado de ánimo debido a...
(indicar la enfermedad médica).

2.3 *Epidemiología de la depresión postictus*

Como en otras enfermedades, hay problemas metodológicos que inducen una gran variabilidad en las cifras de prevalencia encontradas en la literatura científica. Los diferentes criterios diagnósticos utilizados, las escalas de medición de la sintomatología depresiva escogidas, la unidad en la que se realiza la medición (hospitalaria, poblacional), el tipo de examinador, etc. influirán notablemente en los datos de prevalencia obtenidos. Por ejemplo, la escala de depresión de Hamilton, la más utilizada con más frecuencia en los estudios, incluye hasta ocho elementos que son somáticos, lo que supone una fuente de error diagnóstico al atribuir un estado de ánimo deprimido al paciente cuando esa puntuación únicamente puede reflejar la sintomatología propia del trastorno neurológico, un efecto de la edad o del hecho de estar hospitalizado. Por esto, los síntomas somáticos de la depresión (llamados vegetativos por algunos autores) no son buenos indicadores de la depresión postictus. Otra situación que afecta notablemente la medición es la exclusión de los estudios de los pacientes que, tras el ictus, quedan afásicos o bien presentan una demencia, cuando son grupos con especial vulnerabilidad a presentar síntomas depresivos.

Con estas consideraciones previas, encontramos cifras que oscilan entre un 20 y un 60 % de prevalencia de la depresión postictus, con una media que se sitúa alrededor del 30-35 %. En general, los estudios de base poblacional tienden a mostrar prevalencias inferiores a las encontradas en estudios realizados en series hospitalarias o en unidades de rehabilitación.

Un estudio español realizado en una unidad de ictus encontró que el 22 % de los sujetos estaban deprimidos al alta, cifra que aumentaba hasta el 67 % al año del ictus. De ellos, el 38 % tenía depresión mayor y el 29 %, depresión menor.

El pico de mayor prevalencia se sitúa entre los tres y los seis meses tras el ictus, con un segundo pico a los 2-3 años. Más de la mitad de los supervivientes que desarrollaron una depresión mayor en los primeros tres meses tras el ictus permanecen deprimidos al año. Curiosamente, un estudio longitudinal de 24 meses de duración encontró que los pacientes que presentaron una depresión menor durante su estancia hospitalaria tienen una frecuencia de depresión (tanto menor como mayor) más elevada que aquéllos que sufrieron una depresión mayor intrahospitalaria. En nuestra opinión, este hecho se podría explicar por la tendencia a no dar la importancia que realmente tiene a esta sintomatología, lo que podría justificar que episodios depresivos menores tiendan a ser infradiagnosticados y permanecer activos tras el alta hospitalaria, pudiendo llegar a cumplir criterios de depresión mayor.

2.4 *Depresión postictus. Factores de riesgo*

Diversos factores se han estudiado como posibles predictores del riesgo de padecer una DPI: el sexo femenino, los antecedentes de ictus y de episodios depresivos previos, los problemas psiquiátricos premórbidos, el deterioro cognitivo o la afasia. Otras condiciones, como la incapacidad y la pérdida de autonomía, y varios aspectos psicosociales, como la ausencia de apoyo social, vivir solo o el nivel socioeconómico o educativo también se han analizado con resultados dispares. A continuación se profundiza en algunos de ellos.

2.4.1 *Localización y depresión postictus*

La localización del ictus y su influencia en el desarrollo de sintomatología depresiva es el factor que se ha estudiado más ampliamente. De hecho, ha existido una controversia tradicional entre aquellos grupos que señalaban como elemento básico en la génesis de la DPI la reacción afectiva secundaria a la pérdida de capacidad funcional frente a otros que enfatizaban el origen más biológico de ésta, apoyándose en la localización anatómica del infarto.

Los primeros estudios publicados que analizaban la relación entre la localización del ictus y la presencia de DPI encontraron relación entre ésta y áreas como la región frontal anterior izquierda y los ganglios de la base.

Cabe destacar el trabajo realizado en 2004 por un grupo finlandés que estudió una muestra de setenta pacientes con infartos cerebrales identificados mediante resonancia magnética (RM), a diferencia de la mayoría de los estudios previos que habían utilizado la tomografía computarizada (TC). Un protocolo estandarizado fue diseñado para evaluar, tres meses después del ictus, su localización, tipo, extensión y gravedad de las lesiones de la sustancia blanca y la magnitud de la atrofia cerebral. Se utilizaron los criterios DSM-III R y DSM-IV para el diagnóstico de la depresión. Los resultados obtenidos mostraron que los infartos que afectaban estructuras de los circuitos frontosubcorticales (pálido, caudado, especialmente del lado izquierdo) predisponían a los pacientes a padecer depresión. El tamaño de los infartos en el grupo de pacientes deprimidos era mayor. Utilizando análisis de regresión logística los autores encontraron que un ictus que afecte al pálido es el único factor independiente que predice la aparición de DPI (*odds ratio* [OR] = 7,2).

No obstante, publicaciones metodológicamente mejor diseñadas, en que se ha intentado evitar sesgos como la hiperselección de los casos y su valoración en fase aguda, no han demostrado tal relación. En este sentido, es importante nombrar un trabajo que focalizaba su atención en las limitaciones metodológicas de los estudios sobre la localización del ictus, que mostró que los estudios de base hospitalaria y en fase aguda mostraban una relación más fuerte entre infartos del hemisferio izquierdo y DPI que en estudios de base comunitaria. Lo mismo cabe decir de los estudios realizados en fase aguda con respecto a los realizados en fase crónica.

En resumen, se puede concluir que los metaanálisis demuestran que no hay evidencia suficiente que permita afirmar que la localización del ictus es un factor de riesgo independiente para presentar una DPI, dados los importantes sesgos metodológicos encontrados en las diversas publicaciones.

2.4.2 *Pérdida de autonomía y depresión postictus*

Hay datos que sugieren una relación entre la gravedad de la discapacidad secundaria al ictus y la aparición de sintomatología depresiva. En este sentido, parece que la percepción que la persona tiene de su pérdida de autonomía, sobre todo en la fase subaguda de su recuperación, se asocia a una mayor presencia de síntomas afectivos. Si la discapacidad se suma a factores sociales como la soledad, el sexo femenino, la pérdida de contactos y las actividades relacionales, el riesgo aumenta.

En fase crónica se observa que las personas que cumplen criterios de DPI están significativamente más afectadas en las actividades de la vida diaria (AVD) básicas y en el área del lenguaje.

2.4.3 *Depresión postictus y enfermedad psiquiátrica previa*

Dentro de la salud mental existe una asignatura pendiente, afortunadamente hoy por hoy con un creciente desarrollo, que es la visión integral del enfermo psiquiátrico, aquella que nos hace observar al paciente como un «todo», en el que se cuida tanto de la psicopatología como de la semiología clínica de otras entidades habituales en esta población y que interactuarán con los síntomas psiquiátricos, modulando su expresividad. Se trata de no olvidar que los enfermos psiquiátricos, sobre todo aquellos con trastornos mentales graves (esquizofrenia, trastornos bipolares, etc.), son pacientees frágiles, habitualmente con factores de riesgo vasculares (hipertensión arterial, diabetes mellitus, dislipemia, hábito tabáquico, consumo abusivo de alcohol y otras sustancias). Estos factores le hacen muy vulnerable a la enfermedad cerebrovascular.

Si los programas de salud mental no se ocupan lo que debieran del estado de salud general de sus pacientes no es menos cierto que los programas de atención primaria y especializada no psiquiátrica, en ocasiones, probablemente por estigmatización, también descuidan su atención médica. Es habitual observar que el paciente psiquiátrico no es suficientemente controlado con una perspectiva preventiva.

En el análisis de las publicaciones más recientes se encuentra que se ha descrito que la presencia de trastornos psiquiátricos, tanto en el paciente como en sus familiares, podrían predisponer a la DPI. En especial el alcoholismo y los episodios depresivos mayores previos parecen estar relacionados con la sintomatología depresiva postictus.

3 Depresión postictus y pronóstico

Es evidente que la presencia de DPI complicará la recuperación funcional y cognitiva del paciente e influirá negativamente en su supervivencia global.

La DPI se comporta como un factor de predicción independiente de pronóstico funcional tanto a corto como a largo término (entre uno y dos años). La detección, el diagnóstico y el tratamiento adecuados de la DPI en los primeros meses tras el ictus se asocia a una mayor recuperación de las AVD básicas.

En cuanto al deterioro cognitivo, grandes estudios epidemiológicos, como el de Framingham, han demostrado que más del 70 % de los supervivientes de un ictus tenía algún grado de deterioro. En otros estudios se ha observado que este deterioro era más marcado en los pacientes que desarrollaron DPI, aunque sólo sea significativa esta relación en el primer año tras el ictus. No obstante, la remisión espontánea o postratamiento de la sintomatología depresiva se asoció a una mejoría de la capacidad cognitiva, lo que indicaría que la DPI determina un peor nivel cognitivo.

La DPI se comporta como un factor independiente de otras variables que aumenta la mortalidad a largo plazo. La mortalidad aumenta en paciente con escaso apoyo social, con enfermedades psiquiátricas comórbidas, en pacientes que no abandonan hábitos perjudiciales como el alcohol o el tabaco y en aquellos con actitudes negativas hacia su enfermedad.

4 Tratamiento de la depresión postictus

En el momento actual hay tratamientos farmacológicos que han puesto de manifiesto su eficacia en el abordaje de la depresión postictus, alcanzando mejoras no sólo en la afectividad sino también en la recuperación funcional en sí misma. Por ello, es fundamental que el clínico observe detenidamente los cambios de humor del paciente para iniciar lo más precozmente posible el tratamiento antidepresivo. Dicha observación de la afectividad debe continuarse en las sucesivas vistas de control tras el alta hospitalaria. No obstante, todavía es habitual ver a personas con DPI que no reciben un tratamiento adecuado, sobre todo aquellas que sufren episodios depresivos de menor intensidad.

El tratamiento de la depresión postictus se basa en dos pilares fundamentales: el empleo de psicofármacos y la psicoterapia. Otro aspecto importante es la continuación del tratamiento rehabilitador.

4.1 *Tratamiento farmacológico de la depresión postictus*

4.1.1 *Fármacos antidepresivos*

Como suele ser habitual, las revisiones sistemáticas realizadas utilizando la metodología Cochrane muestran resultados poco concluyentes sobre la eficacia del tratamiento antidepresivo en la DPI y en su prevención tras el ictus. En un estudio publicado en 2005 siguiendo la metodología antes nombrada a los autores les fue imposible llegar a conclusiones válidas debido a la considerable variación de los diseños de los estudios, lo que impidió desarrollar un metaanálisis.

En la tabla 5 se recogen los ensayos clínicos que se incluyeron en la revisión.

El tratamiento farmacológico de la DPI se basa en el empleo de fármacos antidepresivos. En teoría, el fármaco antidepresivo ideal sería aquel que reuniera las siguientes características:

- Baja unión a proteínas plasmáticas.
- Baja interacción con isoenzimas del citocromo P 450.
- Farmacocinética lineal.

> Ensayos clínicos controlados con placebo
>
> – Nortriptilina (Lipsey, 1984)
> – Citalopram (Andersen, 1994)
> – Fluoxetina (Wiart, 2000; Robinson, 2000; Fruehwald, 2003)
> – Trazodona (Reding, 1986)
> – Metilfedinato (Grade, 1998)
>
> Ensayos clínicos abiertos
>
> – Metilfedinato
> – Maprotilina
> – Imipramina
> – Desimipramina
> – Mianserina

Tabla 5.

– Buena tolerabilidad.
– Interacciones mínimas.
– Seguridad en sobredosis.

Según este perfil, no hay un fármaco que las reúna todas, pero algunas moléculas se acercan más que otras a este ideal.

A continuación se revisan los fármacos de los que se dispone de datos en la literatura científica.

Antidepresivos tricíclicos

La nortriptilina es la molécula que, dentro del grupo de los tricíclicos, aporta mejores resultados. Existen dos estudios, doble ciego, controlados con placebo, en los que se describe una mejoría de los síntomas depresivos postictus, con una mejoría secundaria en las AVD. Cabe señalar el pequeño tamaño muestral de ambos estudios (n = 20).

ISRS

Fluoxetina. Es la molécula que acumula un mayor número de ensayos. Existen dos que evalúan su eficacia comparada con placebo y otro que compara fluoxetina, nortriptilina y placebo. Son estudios de 6-12 semanas de duración con dosis de 20-40 mg. Las escalas utilizadas fueron la escala de depresión de Hamilton y la de Beck. Los resultados fueron discordantes, y se encontró incluso una mayor eficacia con nortriptilina en el comparativo con fluoxetina y placebo. En los otros dos estudios, únicamente con fluoxetina, se encontraron mejorías en la sintomatología con placebo.

A pesar de ello, el perfil de interacciones farmacológicas de la fluoxetina, la vida media prolongada de su metabolito activo y su posible efecto sobre la coagulación hacen desaconsejar su uso como primera opción.

Paroxetina. Únicamente se dispone de un estudio abierto con tan sólo nueve pacientes, incluidos en la fase de rehabilitación, que demuestra una mejoría en los síntomas depresivos. Los autores especialmente señalaron la buena tolerancia de este fármaco.

Citalopram. Desde el punto de vista farmacológico, el citalopram presenta un perfil más adecuado que las moléculas hasta ahora señaladas. Andersen y colaboradores estudiaron en 1994 la eficacia de esta molécula en el tratamiento de la DPI, utilizada a dosis de 10-20 mg durante 6 semanas. Las puntuaciones de la escala de Hamilton-D fueron significativamente mejores en el grupo intervención, tanto a las 3 como a las 6 semanas, que en el grupo controlado con placebo.

Otros antidepresivos

Trazodona. Anecdóticamente citaremos el estudio de Reding y colaboradores (1986) en el que se evaluó a siete pacientes tratados con 200 mg de trazodona. Lo curioso del estudio es que se diagnosticó de DPI a los pacientes con una alteración en el test de supresión de la dexametasona. Se observó, como medida de eficacia, que los pacientes tratados con trazodona tenían una mayor mejoría en las puntuaciones del Barthel que el grupo placebo.

Reboxetina. Rampello y colaboradores publicaron un pequeño estudio con 16 pacientes diagnosticados de DPI con retardo psicomotor a los que se les administró una dosis de 4 mg/día durante 16 semanas. Se obtuvieron mejorías significativas de las puntuaciones del Hamilton-D y la escala de depresión de Beck comparadas con el grupo placebo.

4.1.2 Psicoestimulantes

Metilfedinato

Existe un estudio de muy corta duración (tres semanas de tratamiento) en el que se observó mejoría de las puntuaciones de la escala Hamilton-D en grupo de pacientes tratados con 5-30 mg de metilfedinato.

4.2   *Tratamiento no farmacológico de la depresión postictus*

4.2.1   *Terapias psicológicas*

No hay que olvidar la terapia cognitiva como parte del proceso de tratamiento de la DPI. Se ha pasado de responsabilizar únicamente a la falta de adaptación del paciente a su discapacidad postictus como causa principal de la sintomatología depresiva a centrarse exclusivamente en el tratamiento farmacológico de la DPI.

Es esencial que el paciente aprenda a afrontar su nueva situación, evitando la negación o la falta de actividad. Para ello se deberán poner en práctica estrategias que le ayuden a combatir los pensamientos distorsionados.

4.2.2   *Apoyo social y terapias rehabilitadoras*

Está demostrado que un buen apoyo social mejora el pronóstico de la DPI, ya que evita factores de riesgo como la soledad y el aislamiento social, y facilita la provisión de cuidados destinados a limitar la discapacidad y la pérdida de autonomía.

Por otro lado, la terapia rehabilitadora en sí misma se ha mostrado como un factor preventivo de la aparición de DPI, y se observa una menor prevalencia de ésta en la población que participa activamente en programas rehabilitadores.

5   Otros trastornos relacionados con la depresión postictus

Los trastornos que se describen a continuación se relacionan de diversas maneras con la DPI, principalmente en cuanto a la frecuente comorbilidad que asocian (por ejemplo, hasta un 85 % de los casos de trastorno de ansiedad generalizada tras ictus se podría dar comórbidamente con una DPI). Este apartado lo componen el *trastorno de ansiedad postictus* (TAPI), la *reacción catastrófica* (RC), el *afecto inapropiado* (AI) y la *apatía y síndromes relacionados.* No obstante, también existe un estrecho vínculo con la DPI, porque todos estos trastornos afectan, en mayor o menor medida, grupos sintomáticos propios de la depresión como el estado de ánimo, la capacidad de control de las emociones, la volición y motivación, las variables biológicas de la depresión (sueño, apetito, libido) y la motricidad. Algunos de estas alteraciones se dan fundamentalmente (y casi exclusivamente) en la fase aguda del ictus, mientras que otras pueden llegar a ser clínicamente relevantes en la fase crónica. Se pueden presentar aislados o con frecuencia asociados a la DPI.

5.1 Trastorno de ansiedad postictus

Según criterios DSM-IV, el trastorno de ansiedad generalizada (TAG) se define como ansiedad y preocupación excesivas sobre una amplia gama de acontecimientos o actividades, que se prolongan más de 6 meses; al individuo le resulta difícil controlar este estado de constante preocupación y se asocian a tres (o más) de los síntomas siguientes: inquietud o impaciencia, fatigabilidad fácil, dificultad para concentrarse o tener la mente en blanco, irritabilidad, tensión muscular y alteraciones del sueño (dificultad para conciliar o mantener el sueño, o sensación al despertarse de sueño no reparador). En los estudios sobre TAG postictus se suele obviar el criterio temporal de 6 meses. Muchos de los síntomas descritos también pueden darse en episodios depresivos, como el insomnio, la dificultad para concentrarse y la fatiga. La tasa de prevalencia media del TAG postictus en diversos estudios está en torno al 25 %; sin embargo, entre el 75 y el 85 % de estos casos asocian un episodio depresivo (mayor o menor). Diversos estudios han intentado dilucidar si es posible separar los grupos (DPI sola, DPI más TAG, TAG sola; control: no DPI ni TAG) según la topografía cerebral lesionada por el ictus. Chemerinsky y colaboradores estudiaron la correlación anatómica en 98 pacientes tras un ictus y las imágenes en TC craneal. El grupo DPI más TAG mostraba con mayor frecuencia lesiones corticales en comparación con grupo DPI sola y control. El grupo DPI sola mostraba mayor frecuencia de lesiones subcorticales que el grupo DPI más TAG; además el grupo TAG sola se asocia a lesiones en hemisferio derecho mientras que el grupo DPI más TAG, a lesiones en hemisferio izquierdo. Aström y colaboradores confirman estos hallazgos con resultados muy similares y además añaden que un posible factor mantenedor de los síntomas de TAG más allá de los tres años tenga que ver con la atrofia corticosubcortical hallada en estos pacientes. La presencia de este trastorno conlleva malestar clínico al paciente y preocupación al cuidador y su familia, pero añade dificultades en la recuperación funcional y como consecuencia un mayor grado de discapacidad. Estos sujetos tienen menor sociabilidad y mayor dependencia en las actividades de la vida diaria. En cuanto al tratamiento no hay estudios controlados en este tipo de pacientes. Debido a la edad avanzada de estos pacientes la duración del tratamiento con benzodiazepinas debe ser corto para evitar efectos secundarios (caídas, confusión, sedación, etc.). La buspirona es una alternativa a las benzodiazepinas por su mecanismo de acción atípico (agonista serotoninérgico) y su mejor tolerancia; no obstante, se ha retirado en España. Por último, otra buena alternativa a las benzodiazepinas son los inhibidores selectivos de la recaptación de serotonina (ISRS) por su buena tolerancia y eficacia, teniendo en cuenta que existe una latencia de inicio de acción de unas semanas (citalopram 20 mg/día, sertralina 100 mg/día, paroxetina 20 mg/día, etcétera).

5.2   Reacción catastrófica

En pacientes que han sufrido daño cerebral adquirido, como por ejemplo un ictus, se han descrito reacciones súbitas de accesos de frustración, depresión o enfado, sobre todo cuando al paciente se le invita a enfrentarse con tareas neuropsicológicas como por ejemplo escribir (confrontación con su déficit). Suelen presentar accesos de llanto, irritabilidad, «oposicionismo» e incluso hostilidad y agresividad hacia el examinador. Se trata de una conducta estereotipada que se puede repetir con características similares si se vuelve a presentar el estímulo precipitante (tarea concreta). Se trata de «crisis» que suelen ser de escasa duración y que generalmente no se prolongan (3-14 días). Según Carota y colaboradores se relaciona con la incapacidad que tienen estos pacientes de enfrentarse con los déficits físicos y cognitivos. La prevalencia gira en torno al 3,6 y el 19 %, según la metodología de detección utilizada. Se ha relacionado la RC, por un lado, con la presencia de lesión en ganglios basales y comorbilidad con DPI, y, por otro, con la presencia de afasia no fluente y lesiones en el hemisferio izquierdo en el territorio de la división superior de la arteria cerebral media. En los casos asociados a afasia, su resolución suele ir acompañada con la remisión de la RC. No parece asociarse a un mayor deterioro cognitivo. El tratamiento es profiláctico, es decir, debido a que esta entidad se suele dar en pacientes con afasia no fluente y/o deprimidos, durante las tareas de rehabilitación no se debe exponer a estos pacientes a continuas frustraciones.

5.3   Afecto inapropiado

Inicialmente se conocía como «afecto seudobulbar» a los accesos incontrolables de risa y llanto producidos por ictus bilaterales corticobulbares o corticopontinos. Posteriormente se han descrito lesiones en otras localizaciones y de otra índole (traumáticas, desmielinizantes, neurodegenerativas, etc.), que pueden dar lugar a lo que actualmente se llama afecto inapropiado (AI); otros sinónimos que pueden encontrarse en la literatura médica son *habilidad emocional* e *incontinencia afectiva*. Se describe el AI como aquel estado de ánimo patológico caracterizado por accesos de risa y llanto inmotivados o desproporcionados en relación con la situación en que se encuentra el paciente; además, en muchas ocasiones no están en consonancia con el estado de ánimo del individuo. House y colaboradores estudiaron el AI en una cohorte de 128 pacientes tras su primer ictus y definieron tres criterios necesarios: incremento del número de episodios de llanto, y con menos frecuencia de risa, tras el ictus; control escaso o ausente sobre los episodios de llanto y risa, y control tan escaso de estos episodios que ocurren delante de otras personas. Estas características hacen que para algunos autores se trate de un «síndrome de desinhibición afectiva». Según los estudios, su prevalencia oscila entre un 11 y un 52 % y existe una escala, *Pathological Crying and Laughing* (PLACS), para medirlo, si bien no está validada al español. Etiológicamente se han descrito lesiones bilaterales corticobulbares y corticopontinas, así como lesiones subcorticales unilaterales y en lóbulos frontales y temporales izquierdos. Es interesante el estudio reciente de Tang y colaboradores en los que se estudia el AI en pacientes con ictus agudo establecido, en relación con la presencia de microhemorragias que se suelen relacionar con enfermedad avanzada de pequeño vaso cerebral, leucoaraoisis y suelen ser sintomáticamente silentes. Los autores encuentran un aumento de microhemorragias talámicas en los pacientes que desarrollan AI y concluyen que la presencia de éstas previamente al ictus podría ser un factor de vulnerabilidad para AI u otros problemas psiquiátricos. Existen dos estudios controlados con placebo con resultados satisfactorios, aunque de muestra pequeña. Uno con antidepresivos tricíclicos (nortriptilina) y otro con ISRS (citalopram), debido a la mejor tolerancia de estos últimos serían el tratamiento de elección.

5.4 Apatía y síndromes relacionados

– *Apatía.* Síntoma de difícil definición y clasificación. No sólo puede estar presente tras un ictus sino en multitud de trastornos neurológicos que afecten fundamentalmente a los ganglios basales y lóbulos frontales (demencias, trastornos del movimiento, enfermedades desmielinizantes, traumatismos craneoencefálicos, etc.) y en varias enfermedades psiquiátricas (trastornos depresivos, síndrome negativo de la esquizofrenia, etc.). Vac Reekum define la apatía como la ausencia de sensibilidad a los estímulos, demostrada por la falta de acciones iniciadas por uno mismo. Marín la define como la disminución de las conductas con un objetivo concreto atribuibles a una falta de motivación. Los pacientes apáticos suelen ser descritos por sus cuidadores como carentes de intereses, inmotivados, sin iniciativa e incluso con escasas preocupaciones y emociones. La prevalencia de la apatía tras un ictus según los estudios realizados se encuentra entre el 19 y el 55 %. En algunos estudios se demuestra comorbilidad de hasta un 50 % con DPI. Estos pacientes asocian significativamente mayor edad, deterioro cognitivo y dificultades en las actividades de la vida diaria. Asimismo, suelen presentar mayor o menor grado de inhibición psicomotriz (hipo/bradicinesia, lenguaje espontáneo reducido y aprosódico, afectividad embotada y aumento de latencia de respuesta). Se han descrito múltiples localizaciones de ictus asociadas a apatía sin que se pueda asociar a una región cerebral concreta; no obstante, sí parece haber cierta relación con lesiones en ganglios basales y corteza frontal. La apatía es un factor clave en la calidad de vida después de un ictus, ya que puede incidir en el grado de colaboración en las terapias de rehabilitación hasta el punto de convertirse en una barrera en la recuperación funcional del paciente. En el tratamiento de la apatía tras un ictus puede ser desesperanzador. Se suelen ensayar las mismas estrategias que en la DPI, si bien existe alguna serie de casos con resultados positivos a potenciadores cognitivos como metilfenidato.

– *Atimormia.* Concepto similar al de la apatía pero, a diferencia de ésta, suele haber preservación de funciones superiores y puede ser, al menos parcialmente, sensible a la estimulación externa. Se ha asociado con lesiones subcorticales bilaterales.

– *Fatiga postictus.* Se describe como el rápido cansancio y rechazo al esfuerzo. Puede estar relacionada con la apatía, la DPI o aparecer aislada como consecuencia de un problema de atención ligado a una lesión en la formación reticular.

6   Manía y trastorno bipolar postictus

La complicación de un ictus con un episodio maniaco es poco frecuente, en torno a 1 %. La manía es un síndrome que consta principalmente de estado de ánimo eufórico (o irritable), disminución de la necesidad de dormir, verborrea, megalomanía, hiperactividad y taquipsiquia. En el DSM-IV TR, la manía postictus se recoge en el trastorno del estado de ánimo con síntomas maniacos debidos a una enfermedad médica general (en este caso, ictus). No obstante, la causa más frecuente de manía secundaria, es decir, no relacionada con el trastorno bipolar idiopático, es la enfermedad cerebrovascular. Algunos estudios señalan que aproximadamente en un 20 % de los episodios maniacos tardíos (> 60 años) se hallan infartos cerebrales silentes (6 % controles). Es más frecuente que la manía de causa vascular se presente como un episodio único que como múltiples episodios de manía o alternancia de manía y depresión. Varios autores han descrito correlación significativa entre manía y lesiones isquémicas del hemisferio derecho que conducen a una disfunción del circuito límbico y estructuras corticales orbitofrontales y basotemporales y ganglios basales (tálamo, caudado); todas estas áreas están irrigadas por la arteria cerebral media derecha. En el ámbito clínico los episodios maniacos secundarios suelen presentar con más frecuencia síntomas confusionales, irritabilidad y cierta amnesia del episodio. Debe tenerse en cuenta que la manía asociada a enfermedad neurológica tiene mal pronóstico, con una mortalidad del 50 % a los 62 años en ancianos (> 65 años). En el tratamiento de la manía vascular se usan los mismos agentes que en la manía idiopática (estabilizadores-carbonato de litio y ácido valproico y antipsicóticos). Debido a las características de los pacientes afectados de manía vascular (mayor edad, otros déficits neurológicos asociados) parece que el ácido valproico tiene un perfil de efectos secundarios más adecuado y, en caso de precisar antipsicóticos, son preferibles los atípicos; el tratamiento debe iniciarse con dosis más bajas que las usadas en la manía idiopática.

7 Psicosis postictus

La presencia de un síndrome psicótico (delirios, alucinaciones, desorganización del pensamiento y pérdida del juicio de la realidad) es una complicación poco frecuente del ictus. Los pocos estudios al respecto suelen ser series de casos. En un estudio prospectivo a nueve años en pacientes con ictus, únicamente 9 presentaron psicosis; todos ellos con lesiones frontoparietales derechas y atrofia subcortical, y 7 de ellos presentaban crisis comiciales. Se cree que infartos cerebrales en localizaciones estratégicas (caudado, putamen y tálamo) pueden ser causa excepcional de psicosis. El origen vascular de una psicosis se apoya en un inicio brusco, una recuperación completa, la demostración de una lesión isquémica aguda en un territorio estratégico y la ausencia de antecedentes previos de psicosis. El tratamiento con antipsicóticos a dosis bajas y durante un tiempo menor a 6 meses suele ser suficiente.

8 Cambio de personalidad postictus

Se podría definir personalidad como aquel patrón de pensamientos, sentimientos, actitudes, hábitos y conductas de cada individuo que persiste a lo largo del tiempo frente a distintas situaciones, que distingue a un individuo de cualquier otro y lo hace diferente de los demás. El posible cambio de personalidad tras un ictus ha sido virtualmente olvidado en la literatura médica. La imposibilidad de medir de manera objetiva la personalidad preictus de los pacientes que sufren un ictus y los sesgos que pueden mostrar los familiares cuidadores de los enfermos y los mismos enfermos hacen muy difícil esta tarea. Stone y colaboradores, en un estudio reciente, encuentran una correlación significativa con la percepción de cambio de personalidad por parte del cuidador y su estado anímico. En el DSM-IV TR se describen ocho tipos de cambio de personalidad debido a enfermedad médica (en este caso, ictus), según el síntoma predominante: tipo lábil, tipo desinhibido, tipo apático, tipo agresivo, tipo paranoide, otros tipos, tipo combinado y tipo no especificado. Con esta clasificación se solapan otros síndromes clínicos anteriormente citados (por ejemplo, el afecto inapropiado con el tipo lábil, la apatía con el tipo apático, etc.) con lo que esta nosología todavía se complica más.

Bibliografía

1. «What Is Neuropsychiatry?» Berrios G.E. www.scielo.org.co/scielo.php?script=sci_arttext&pid =S0034-74502007000500002&lng=en&nrm=iso.

2. «Prevalence of depression after stroke: the Perth Community Stroke Study». Burvill P.W., Johnson G.A., Jamrozik K.D., Anderson C.S., Stewart-

Wynne E.G., Chakera T.M. *Br J Psychiatry* 1995; 166: 320-7.

3. «Modelo de atención a las personas con Daño Cerebral». Bori, I., Gangoiti L., Marín J. Quemada J.I., Ruiz M. J. (2007). IMSERSO, Madrid.

4. «Ictus. Guía de Práctica Clínica». *Agencia de Evaluación de Tecnología e Investigación Médicas.* 2ª ed. Barcelona; 2007

5. «American Psychiatric Association. DSM-IV-TR. Diagnostic and Statistical manual of mental disorders». 4th ed. Text Revision. *American Psychiatric Association.* Washington, DC, 1994.

6. «Phenomenological characteristics of poststroke depression: early- versus late-onset». Tateno A., Kimura M., Robinson R.G. *Am J Geriatr Psychiatry* 2002; 10:575–582

7. «Symptom profile of DSM-IV major and minor depressive disorders in first-ever stroke patients». Tateno A., Kimura M., Robinson R.G. *Am J Geriatr Psychiatry* 2005;13:108–115.

8. «Depresión postictus (II). Diagnóstico diferencial, complicaciones y tratamiento». Carod-Artal F.J. *Rev Neurol* 2006; 42: 238-44.

9. «Quantification of the risk of post-stroke depression: the Italian multicenter study DESTRO». Paolucci S., Gandolfo C., Provinciali L., Torta R., Sommacal S., Toso V., DESTRO Study Group. *Acta Psychiatr Scand* 2005;112:272–8.

10. «Depresión post-ictus: factores predictivos al año de seguimiento». Carod-Artal F.J., González-Gutiérrez J.L., Egido-Herrero J.A., Varela-de Seijas E. *Rev Neurol* 2002; 35: 101-6.

11. «Post-stroke depression: epidemiology, pathophysiology, and biological treatment». Whyte E.M., Mulsant B.H. *Biol Psychiatry* 2002;52: 253–64.

12. «A two-year longitudinal study of post-stroke mood disorders: findings during the initial evaluation». Robinson R.G., Starr L.B., Kubos K.L., Price T.R. *Stroke* 1983; 14: 736-41

13. «Two-year longitudinal study of post-stroke mood disorders: dynamic changes in correlates of depression at one and two years». Parikh R.M., Lipsey J.R., Robinson R.G., Price T.R. *Stroke* 1987; 18: 579-84.

14. «Poststroke depression. Is there a pathoanatomic correlate for depression in the postacute stage of stroke?» Herrmann M., Bartels C., Schumacher M., Wallesch C.W. *Stroke* 1995; 26: 850-6.

15. «Poststroke depression and lesion location revisited». Vataja R., Leppavuori A., Pohjasvaara T., Nantyla R., Aronen H.J., Salonen O., et al. *J Neuropsychiatry Clin Neurosci* 2004; 16: 156-62.

16. «Lesion location and poststroke depression. Systematic review of the methodological limitations in the literature». Bhogal S.K., Teasell R., Foley N., Speechley M. *Stroke* 2004; 35: 794-802.

17. «Emotions, behaviors and mood changes in stroke». Carota A., Staub F., Bogousslavsky J. *Curr Opin Neurol* 2002; 15: 57-69.

18. «Prevalence of depression after stroke: the Perth Community Stroke Study». Burvill P.W., Johnson G.A., Jamrozik K.D., Anderson C.S., Stewart-Wynne E.G., Chakera T.M. *Br J Psychiatry* 1995; 166: 320-7.

19. «Intellec-tual decline alter stroke: the Framingham Study». Kase C.S., Wolf P.A., Nelly-Hayes M., Kannel W.B., Beiser A., D'Ágostino R.B. *Stroke* 1998; 25: 805–812.

20. «Management of depression after stroke: a systematic review of pharmacological therapies». Hackett M.L., Anderson C.S., House A.O. *Stroke.* 2005; 36:1092–1097.

21. «Nortriptyline versus fluoxetine in the treatment of depression and in short-term recovery after stroke: a placebo- controlled, double-blind study». Robinson R.G., Schultz S.K., Castillo C., Kopel T., Koiser J.T., Newman R.M., Cardue K., Petracca G., Starkstein S.E. *Am J Psychiatry* 2000; 157: 351–359.

22. «Nortriptyline treatment of post-stroke depression: a double-blind study». Lipsey J.R., Robinson R.G., Pearlson G.D., Rao K., Price T.R. *Lancet.* 1984 Feb 11;1(8372):297-300

23. «Fluoxetine in early poststroke depression. A double-blind placebo-controlled study». Wiart L., Petit H., Joseph P.A., Mazaux J.M., Barat M. *Stroke* 2000; 31: 1829–1832.

24. «The efficacy of paroxetine in some kinds of "critical" patients». Ponzio F., Marini G., Riva E. *Eur Neuropsychopharmacol.* 2001;34:111–115.

25. «Effective treatment of poststroke depression with the selective serotonin reuptake inhibitor citalopram». Andersen G., Vestergaard K., Lauritzen L. *Stroke* 1994; 25: 1099-104

26. «Antidepressant therapy after stroke: a double blind study». Reding M.J., Orto L.A., Winter S.W., Fortuna I.M., Diponte P., MacDowel F.N. *Arch Neurol* 1986; 43: 763-5.

27. «Methylphenidate in early poststroke recovery: a double-blind, placebo- controlled study». Grade C., Redford B., Chrostowski J., Toussaint L., Blackwell B. *Arch Phys Med Rehabil* 1998; 79: 1047–1050.

28. «Depresión postictus (II). Diagnóstico diferencial, complicaciones y tratamiento». Carod-Artal F.J. *Rev Neurol* 2006; 42: 238-44.

29. «Neuropsychiatric Disorders Following Vascular Brain Injury». Chemerinski E., Levine S.R. *The Mount Sinai Journal of Medicine* Vol. 73 No. 7 November 2006.

30. «Catastrophic reaction in acute stroke: A reflex behaviour in aphasic patients». Carota A., Rosseti A.O., Karapanayiotides T., Bogousslavsky J. *Neurology* 2001; 57: 1902-1905.

31. «Microbleeds and post-stroke emotional lability». Tang W.K., Chen Y.K., Lu J.Y., Mok V.C.T., Xiang Y.T., Ungvari G.S., Ahuja A.T., Wong K.S. *J Neurol Neurosurg Psychiatry* 2009 80: 1082-1086.

32. «Emotions, Mood and Behavior After Stroke». Bogousslavsky J. *Stroke* 2003; 34: 1046-1050.

33. «Emotional outcomes after stroke: factors associated with poor outcome». Dennis M., O'Rourke S., Lewis S., Sharpe M., Warlow C. *J Neurol Neurosurg Psychiatry* 2000; 68: 47-52.

34. «A Longitudinal View of Apathy and Its Impact After Stroke». Mayo N.E., Fellows L.K., Scott S.C., Cameron J., Wood-Dauphinee S. *Stroke* 2009; 40: 3299-3307.

35. «Secondary Mania: Diagnosis and Treatment». Evans D.L., Byerly M.J., Greer R.A. *J Clin Psychiatry* 1995; 56 (suppl 3):31-37.

36. «Desinhibition syndromes, secondary mania and bipolar disorder in old age». Shulman K.I. *J. of Affec Dis* 46 (1997) 175-182.

37. «Mania in Neurologic Disorders». Mendez M.F. *Current Psychiatry Reports* 2000, 2: 440-445.

38. «Risperidone and valproate for Mania Following Stroke». Dervaux A., Levasseur M. *J Neuropsychiatry Clin neurosci* 20:2, Spring 2008.

39. «Schizophrenia-Like Psychosis Folowing Right Putaminal Infarction». *J Neuropsychiatry Clin Neurosci* 18:4, Fall 2006.

40. «Secondary mania Whith Focal Cerebrovascular Lesions». Cummings J.L., Mendez M.F. *Am J Psychiatry* 141: 1084-1087, 1984.

41. «Stroke-psychosis. Description of two cases». Santos S., Alberti O., Crobalán T., Cortina M.T. *Actas Esp Psiquiatr* 2009; 37(4): 240-242.

42. «Personality change after stroke: some preliminary observations». Stone J., Townend E., Kwan J., Haga K., Dennis M.S., Sharpe M. *J Neurol Neurosurg Psychiatry* 2004 75: 1708-1713.

43. «Depression and Other Mental Health Diagnoses Increase Mortality Risk After Ischemic Stroke». Williams L.S., Ghose S.S., Swindle R.W. *Am J Psychiatry* 2004; 161: 1090-1095.

Capítulo 8

Estrategias farmacológicas para potenciar la rehabilitación

D. Fernández-López, I. Lizasoain, M. A. Moro

Introducción

La administración de fármacos que actúan sobre el sistema nervioso central y/o los elementos vasculares implicados en su irrigación supone una herramienta de extrema importancia para estimular la neurorreparación y la recuperación funcional de los pacientes tras un ictus. Las expectativas generadas en torno a este campo relativamente reciente de la farmacología se han visto incrementadas por el fracaso en la práctica clínica de numerosos compuestos, cuyo efecto neuroprotector había sido extensamente descrito en modelos animales de ictus isquémico y hemorrágico. La prevalente ausencia de fármacos neuroprotectores y la consiguiente imposibilidad de prevenir de forma aguda la progresión de la lesión cerebral tras un ictus han orientado la investigación básica y clínica hacia la búsqueda de fármacos con potencial neurorreparador que faciliten los procesos de plasticidad neural y recuperación funcional del tejido lesionado a más largo plazo. Durante los últimos años se ha llevado a cabo una intensa labor de investigación básica acerca de los mecanismos fisiológicos, celulares y moleculares que controlan la procesos de reparación, angiogénesis y neurogénesis tras un ictus. El mejor conocimiento de estos mecanismos endógenos de respuesta a una lesión isquémica cerebral ha facilitado en gran medida la identificación de los sistemas de neurotransmisión, neuromodulación y señalización intracelular implicados, cuya manipulación farmacológica puede resultar en una recuperación y una reparación del tejido cerebral lesionado mejores y más rápidas. En este sentido, el espectro de compuestos con potencial neurorreparador resulta ser muy amplio, y abarca tanto fármacos usados anteriormente en la clínica con otras indicaciones como compuestos de nueva síntesis, que muestran prometedores resultados en modelos animales de ictus. La eficacia de algunos de estos compuestos se ha evaluado en ensayos clínicos, en los que se han obtenido resultados muy diversos. En este capítulo se describirán las propiedades farmacológicas de estos compuestos, las razones que justifican el estudio de sus efectos en animales de experimentación y, en los casos pertinentes, su evaluación final en ensayos clínicos. Se hablará, además, de los compuestos que, aunque no actúan de forma directa en el proceso de neurorreparación del tejido cerebral lesionado, pueden emplearse para el tratamiento de secuelas permanentes secundarias a un ictus, como la depresión, la demencia vascular o la espasticidad. Por último, se hará referencia a algunos de los tratamientos farmacológicos generales que han mostrado estar claramente contraindicados en el proceso de recuperación a largo plazo en paciente de ictus.

1   Fármacos que actúan sobre los sistemas de neurotransmisión monoaminérgicos

Los sistemas de neurotransmisión monoaminérgicos son aquellos que emplean una monoamina como neurotransmisor principal. Estos sistemas son el noradrenérgico, el dopaminérgico y el serotoninérgico, cuyos neurotransmisores principales son, respectivamente, la noradrenalina, la dopamina y la serotonina (véase la figura 1A).

El *sistema noradrenérgico* controla un gran número de funciones neurales centrales incluyendo el mantenimiento del estado de vigilia, la captación e integración de información sensorial y la respuesta apropiada a estímulos externos. La disfuncionalidad de este sistema está directamente relacionada con trastornos psiquiátricos, como la hiperactividad asociada a déficit de atención, la alteración del ritmo de sueño-vigilia y el síndrome de estrés postraumático, entre otros. La localización neuroanatómica y la neuroquímica del sistema noradrenérgico son bien conocidas, y hay diversos fármacos capaces de actuar sobre los receptores y transportadores de noradrenalina. En cuanto a los receptores existen tanto *agonistas* (compuestos químicos capaces de unirse de forma más o menos selectiva a un receptor, provocando su activación), como *antagonistas* (compuestos que pueden competir con los agonistas endógenos como la noradrenalina por el sitio de unión al receptor, impidiendo su activación) e *inhibidores* de las enzimas encargadas de la síntesis o degradación de los agonistas endógenos, así como de las moléculas encargadas del transporte de éstos al interior de las células o de las vesículas de almacenamiento intracelulares.

De todos los compuestos que actúan sobre el sistema noradrenérgico, la *anfetamina* (véase la figura 1B) ha sido el más investigado en el contexto de la recuperación funcional tras un ictus. La anfetamina no sólo actúa sobre el sistema noradrenérgico, sino también sobre los sistemas dopaminérgico y serotoninérgico. Tras su administración periférica, este fármaco es capaz de atravesar la barrera hematoencefálica y distribuirse en el sistema nervioso central. Una vez en el parénquima cerebral, la anfetamina puede internalizarse en las células nerviosas bien por libre difusión a través de la membrana plasmática, bien por su paso a través del transportador de monoaminas, un complejo proteico encargado de la recaptación de serotonina, dopamina y noradrenalina desde el espacio

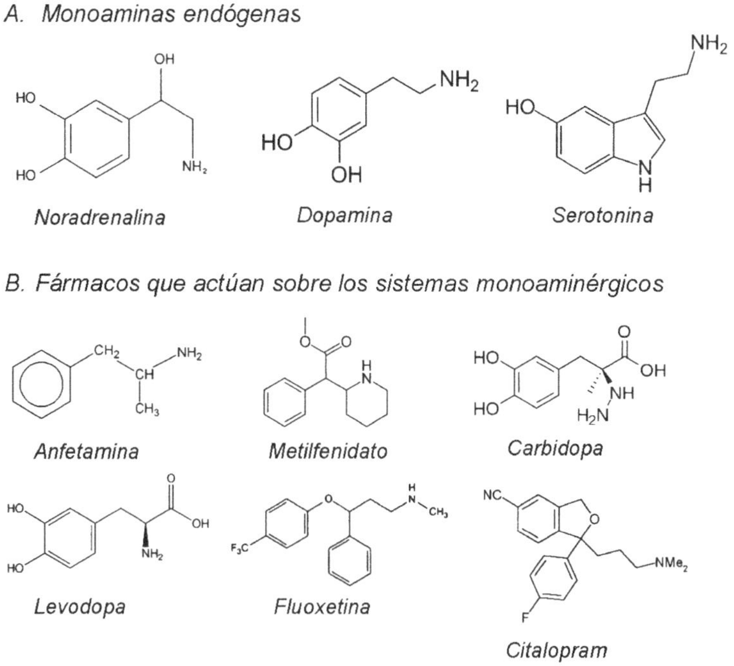

A. Monoaminas endógenas

B. Fármacos que actúan sobre los sistemas monoaminérgicos

Figura 1A. Estructura química de las principales monoaminas endógenas. B. Estructura química de algunos de los fármacos que actúan en los sistemas de neurotransmisión monoaminérgicos con potencial para el tratamiento de pacientes de ictus en periodo de recuperación.

sináptico extracelular hacia el interior de las células. Mediante su paso a través de este transportador, la anfetamina compite con las monoaminas endógenas, aumentando su tiempo de permanencia en la hendidura sináptica y favoreciendo la activación prolongada de sus receptores neuronales específicos. De esta forma, la anfetamina aumenta el tiempo y la intensidad de la transmisión de los sistemas monoaminérgicos cerebrales. La sobreactivación noradrenérgica implica un estado de especial interés desde el punto de vista de la recuperación funcional de los circuitos neuronales y gliales afectados tras un ictus. A escala experimental, la administración de anfetamina en distintos modelos de isquemia cerebral focal ha resultado en una mejora de la recuperación de la actividad motora, sensorial y visual. Estos efectos se han observado en diferentes especies animales[1] y aportan buenas expectativas para el uso de este fármaco junto con las terapias de rehabilitación física en pacientes de ictus. De hecho, se dispone de datos sobre la aplicación del tratamiento con anfetaminas junto con terapia física en cohortes reducidas de pacientes de ictus con hemiplejía o déficits motores estables, desde el año 1975 hasta el año 2007. Estos estudios difieren considerablemente en el tipo de anfetamina empleada (mezcla racémica *versus* dexanfetamina), el protocolo de administración tras el ictus, la dosis empleada y las conclusiones finales. Estos estudios se encuentran resumidos en la tabla 1.

En algunos de estos estudios se pudo observar una mejoría significativa de la recuperación motriz, mientras que en otros no se apreciaron efectos del tratamiento farmacológico sobre la rehabilitación física.[2] El ensayo clínico más reciente realizado ha sido el Amphetamine Enhanced Stroke Recovery Trial (AESR; www.strokecenter.org/trials/ TrialDetail.aspx?tid=427), cuyo objetivo fue evaluar la seguridad y eficacia del tratamiento con dexanfetamina en combinación con terapia física en la recuperación motora tras

Referencia	*n* (pacientes de ictus)	Intervalo entre el inicio del ictus y el tratamiento	Tratamiento y dosis	Resultado
Fugl-Meyer y cols., Scand J Rehabil Med 1975	8 pacientes de ictus con déficits motores estables	Más de 10 días	Fisioterapia + AMP (10 mg)	Mejoría significativa
Crisostomo y cols., Ann Neurol 1988	8 pacientes hemipléjicos	3-10 días	Fisioterapia + DEX (dosis única 10 mg)	Mejoría significativa
Walker-Batson y cols., Stroke 1995	10 pacientes hemipléjicos	15-30 días	Fisioterapia + DEX (10 mg cada 4 días en 10 sesiones)	Mejoría significativa
Martinsson y cols., Stroke 2003	45 pacientes hemipléjicos	Más de 3 días	DEX (2,5-10 mg, dos dosis en 5 días)	Mejoría significativa, no mantenida en adelante
Treig y cols., Clin Rehabil 2003	24 pacientes de ictus	Más de 6 semanas	Fisioterapia + DEX (10 mg/día durante 36 días)	Sin diferencias significativas
Gladstone y cols., Stroke 2006	71 pacientes hemipléjicos	5-10 días	Fisioterapia + AMP (10 mg dos veces por semana, en 10 sesiones)	Sin beneficio
Sonde y cols., Acta Neurol Scand 2007	25 pacientes de ictus	5-10 días	Fisioterapia + AMP (20 mg en 10 sesiones)	Sin diferencias significativas

Tabla 1. Resumen del protocolo y los resultados obtenidos en diferentes estudios tras la administración de anfetamina en pacientes de ictus.

ictus, en comparación con terapia física sin tratamiento farmacológico. En este ensayo se incluyó a 97 pacientes con ictus hemisférico. A pesar de que no se observaron complicaciones graves debidas al tratamiento con anfetamina, el ensayo fue detenido al observarse una tasa de mejoría inferior a la mitad de la esperada. En cualquier caso, existe la posibilidad de que la ausencia de resultados pueda deberse de forma indirecta al reducido número de pacientes incluidos en el estudio y al tratamiento inadecuado de las variables pronósticas,[3] lo que hace necesarios nuevos estudios realizados en condiciones más favorables. Una de las limitaciones clave en cuanto a la seguridad del tratamiento con anfetamina se refiere a sus efectos sobre la función cardíaca y la presión arterial, que hacen que su uso esté contraindicado en pacientes con trastornos cardíacos e hipertensión. El perfil temporal de uso de este fármaco también se encuentra limitado por sus efectos psicoactivos a largo plazo, como la irritabilidad, insomnio, agitación psicomotora y conducta paranoide. A parte de estas consideraciones, parece claro que el uso de anfetamina muestra un perfil de seguridad aceptable en pacientes con ictus.[4] En resumen, la efectividad de la anfetamina en la mejora de la recuperación motriz tras ictus no ha sido determinada de forma definitiva, si bien aún existen serias dudas acerca del diseño y la validez de los ensayos clínicos realizados al respecto que no descartan terminantemente un efecto positivo de este fármaco sobre la terapia física de recuperación tras ictus.

El *metilfenidato* (véase la figura 1B) es un fármaco con un perfil farmacodinámico similar al de la anfetamina, que ha mostrado efectos positivos en la recuperación tras ictus. Concretamente, en el ensayo clínico Methylphenidate in Early Poststroke Recovery, cuyos resultados fueron publicados en el año 1998, pudo observarse que los pacientes de ictus tratados con metilfenidato mostraron mejor recuperación motriz, mayor independencia funcional y menor depresión postictus en comparación con los pacientes del grupo placebo, y se concluyó que el metilfenidato es un tratamiento seguro y efectivo para la recuperación tras ictus.[5]

También en relación con el sistema noradrenérgico, la *atomoxetina* y la *reboxetina,* inhibidores selectivos de la recaptación de noradrenalina, pudieron aumentar la capacidad de memoria y la habilidad motriz inducida por entrenamiento en pacientes sanos.[6,7] Si bien la atomoxetina y la reboxetina se emplean en clínica para terapia del trastorno de hiperactividad con déficit de atención y depresión, respectivamente, no se han realizado ensayos clínicos en pacientes con ictus. Los resultados obtenidos con otros agentes noradrenégicos junto con los datos obtenidos tras el tratamiento con atomoxetina y reboxetina en población sana abren un nuevo campo de estudio para la aplicación de estos compuestos en el tratamiento de las secuelas del ictus a largo plazo.

Otros fármacos que han mostrado resultados positivos sobre la recuperación funcional tras un ictus son la *carbidopa* y la *levodopa,* ambos compuestos relacionados con la neuroquímica del sistema dopaminérgico (véase la figura 1B). La carbidopa y la levodopa se administran conjuntamente para la paliación de los síntomas derivados de la enfermedad de Parkinson. Esta enfermedad es consecuencia de la degeneración de la vía dopaminérgica nigroestriatal, implicada en gran medida en el control y la coordinación de los movimientos. Tras un ictus, los ganglios basales y las conexiones de éstos con la región subtalámica y la corteza motriz pueden verse gravemente afectados y provocar la degeneración tanto de las neuronas dopaminérgicas nigroestriatales como de otras poblaciones y núcleos neuronales de los circuitos motores subcorticales. En una situación tal, las terapias farmacológicas orientadas a aumentar la transmisión dopaminérgica nigroestriatal remanente pueden favorecer la recuperación de la coordinación motora en los pacientes afectados. La levodopa es un precursor de la dopamina que puede atravesar la barrera hematoencefálica y aumentar la biosíntesis y la disponibilidad de este neurotransmisor en la vía nigroestriatal lesionada. Por su parte la *carbidopa* actúa como un inhibidor de la enzima DOPA descarboxilasa, encargada de la transformación de levodopa en dopamina. La carbidopa no puede atravesar la barrera hematoencéfalica y, por tanto, actúa como inhibidor de la síntesis de dopamina a escala periférica, evitando así los efectos diurético, inotrópico y cronotrópico que provocaría la conversión de levodopa en dopamina en la periferia. En la actualidad, está en marcha un ensayo clínico (Influence of Theta Burst Stimulation and Carbidopa-Levodopa on Motor Performance in Stroke Patients; www.strokecenter.org/Trials/TrialDetail.aspx?tid=796), en que se emplea la combinación carbidopa-levodopa junto a estimulación magnética transcraneal para observar la posible mejora en la velocidad de movimiento de la mano en pacientes de ictus con paresia inicial grave. Las conclusiones extraídas de este ensayo contribuirán en gran medida a esclarecer la efectividad de esta terapia en la rehabilitación motora tras un ictus.

El *sistema serotoninérgico* y su neurotransmisor, *la serotonina*, han mostrado también un gran potencial para la recuperación funcional tras un ictus. Varios inhibidores clásicos de la recaptación de serotonina extracelular como la fluoxetina, la paroxetina, el citalopram y el escitalopram (véase la figura 1B) se han estudiado en modelos de isquemia cerebral focal en diferentes especies animales. En estos trabajos se ha observado que la administración de inhibidores de la recaptación de serotonina provoca un aumento del factor de crecimiento derivado de cerebro (BDNF) y una mayor respuesta neurogénica tras la lesión isquémica.[1] En clínica, estos fármacos se han usado ampliamente, y continúan utilizándose, para el tratamiento de la depresión nerviosa, una enfermedad directamente relacionada con las alteraciones en la neurotransmisión serotoninérgica. Este hecho resulta interesante, ya que la depresión aparece de forma frecuente como secuela en pacientes tras un ictus. Tanto es así que ya desde mediados de los años ochenta del siglo XX se han realizando ensayos clínicos en los que se ha demostrado de forma contundente la prevención de la depresión postictus empleando fármacos antidepresivos tricíclicos e inhibidores de la recaptación de serotonina (véase la tabla 2). Un estudio más reciente ha demostrado, además, que la depresión postictus no sólo reduce el estado de bienestar psicológico del paciente sino que también puede interferir gravemente con el proceso de rehabilitación general a largo plazo.[8] Sin embargo, aún continúa sin esclarecerse si la administración de fármacos antidepresivos favorece los procesos de neurogénesis endógena en respuesta a un ictus en el cerebro humano de igual forma a como se ha observado en animales de experimentación.

2 Fármacos que actúan sobre el sistema de neurotransmisión colinérgico

El *sistema de neurotransmisión colinérgico* y su neurotransmisor, *la acetilcolina*, controlan algunas funciones neuronales afectadas con frecuencia tras un ictus. En el sistema nervioso central, la acetilcolina modula los fenómenos de plasticidad neural necesarios para el aprendizaje y la memoria a corto y largo plazo en estructuras cerebrales como el hipocampo, el área de Broca (implicada en el control de la verbalización), la corteza somatosensorial y la corteza motora. En el sistema nervioso periférico, la acetilcolina controla la transmisión de la unión neuromuscular y, por tanto, la ejecución de los movimientos voluntarios en los músculos efectores. El potencial terapéutico de los fármacos que actúan sobre el sistema colinérgico en el campo de la isquemia cerebral reside tanto en sus funciones centrales como periféricas. A nivel central, el objetivo final del uso de estos fármacos es conseguir restaurar y/o potenciar la actividad colinérgica en las regiones cerebrales isquémicas, contribuyendo así a la recuperación de algunas de las funciones controladas por este sistema como el habla, el movimiento, la respuesta a estímulos externos y la memoria a corto plazo. A su vez, el papel de la acetilcolina como modulador de la plasticidad sináptica lo convierte en un neurotransmisor clave en el proceso de neurorreparación a largo plazo.

De forma clásica, se han empleado en terapéutica los compuestos *inhibidores de la acetilcolinesterasa* (la enzima encargada de la degradación de acetilcolina) como potenciadores de la transmisión colinérgica. En la actualidad, los inhibidores de la acetilcolinesterasa se emplean como terapia paliativa de distintos tipos de demencia, incluyendo la demencia de origen vascular. En el campo de la isquemia cerebral se han llevado a cabo ensayos clínicos con donepezilo, galantamina y rivastigmina en pacientes con demencias asociadas a daño cerebrovascular y enfermedad de Alzheimer con componente vascular, y se ha obtenido una mejora significativa de la función cognitiva y funcional.[9-11]

Otra posibilidad de aumentar la función colinérgica es la administración exógena de *compuestos precursores de acetilcolina*. Éste es el caso de *citicolina*, un compuesto precursor de la fosfatidilcolina que, además de ser un excelente estabilizador de la membrana plasmática, contribuye al aumento de los niveles celulares de colina para la posterior biosíntesis de acetilcolina. Las propiedades neuroprotectoras y neurorreparadoras de citicolina han sido descritas en modelos animales de isquemia cerebral focal. En modelos de isquemia focal en roedores, la administración de citicolina resultó en la mejora funcional evaluada mediante tests neurológicos de coordinación motora y aprendizaje. Estos datos fueron correlacionados con un aumento del número de espinas dendríticas y de la complejidad neuronal en las áreas corticales próximas al infarto, mostrándose así un efecto directo de citicolina sobre la plasticidad sináptica tras ictus (véase la figura 2).[12] Por otra parte, se ha observado que la administración de citicolina en pacientes de ictus mejora su evolución general, si bien no ha podido reproducirse esta observación en ensayos posteriores ni correlacionarse con una reducción del volumen del infarto.[13] En la actualidad hay varios ensayos en curso empleando citicolina, entre ellos el International Citicoline Trial on Acute Stroke (ICTUS; www.strokecenter.org/trials/TrialDetail.aspx?tid=679) y el Citicoline Brain Injury Treatment (COBRIT; http://clinicaltrials.gov/ct2/show/NCT00545662? term=citicoline &rank=2), ambos con más de mil pacientes reclutados hasta la fecha, orientados a confirmar la eficacia de este fármaco en la recuperación funcional a largo

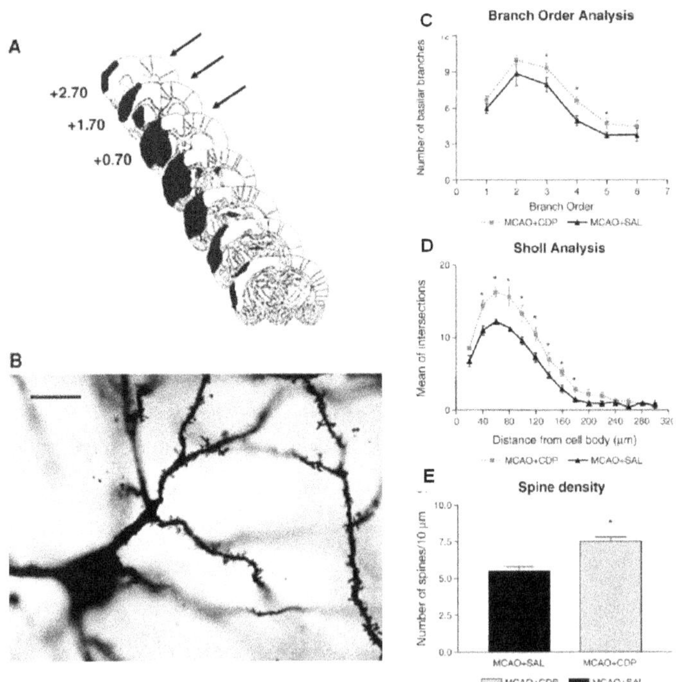

Figura 2. Efecto del tratamiento con citicolina sobre la plasticidad neural tras ictus experimental.
A. Localización topográfica del infarto producido por oclusión permanente de la arteria cerebral media en rata, incluyendo la corteza sensorimotora. Las flechas indican la corteza contralateral motora de los miembros anteriores, donde se llevó a cabo el estudio de plasticidad tras el tratamiento con citicolina; B. Muestra de corteza cerebral con tinción Golgi-Cox que muestra la impregnación de dendritas y espinas dendríticas en neuronas de la capa V; C y E. La administración de citicolina durante 28 días tras ictus provocó un aumento en el número de ramificaciones (C), intersecciones dendríticas (D) y espinas dendríticas (E) en la corteza cerebral.

plazo tras lesiones cerebrales adquiridas. En este sentido, cabe destacar que un estudio reciente ha mostrado que la administración de citicolina tras el ictus reduce la progresión del deterioro cognitivo, mejorando las funciones de memoria, percepción visual y espacial, orientación temporal y velocidad motora en un porcentaje significativo de pacientes.[14]

El sistema colinérgico, en su función mediadora de la unión neuromuscular, muestra además un gran interés para el tratamiento de la espasticidad de las extremidades superiores e inferiores tras un ictus. Concretamente la toxina botulínica tipo A, como agente bloqueante de la transmisión neuromuscular, ha mostrado buenos resultados en la mitigación de la espasticidad en pacientes. Esta toxina es internalizada en las terminales sinápticas de las motoneuronas mediante endocitosis, actuando como un inhibidor de la formación del complejo proteico necesario para la exocitosis de las vesículas de acetilcolina hacia la unión neuromuscular y la posterior unión de este neurotransmisor a los receptores nicotínicos de las células musculares. De esta forma se consigue evitar la sobreactivación muscular que conduce a las crisis espásticas en los pacientes, como se ha podido contrastar en diferentes ensayos clínicos finalizados o en curso, empleando toxina botulínica tipo A[15] o en combinación con terapia de estimulación eléctrica.[16]

3   Estatinas

Las estatinas son unos compuestos de origen natural o de síntesis química que inhiben la HMG-CoA reductasa, enzima limitante de la vía del mevalonato, para la síntesis de colesterol y otros isoprenoides. En la actualidad, las estatinas son los agentes reductores de los niveles de colesterol más efectivos, y su uso para el tratamiento de la hipercolesterolemia está muy extendido. Algunas indicaciones de las estatinas derivadas de su capacidad reguladora del colesterol unido a lipoproteínas de baja densidad en la sangre son la prevención o reducción del crecimiento de placas de ateroma y la consiguiente prevención de trastornos cardiovasculares (que incluyen el infarto de miocardio, las enfermedades coronarias y el ictus). Entre los mecanismos de acción generales de las estatinas se incluyen el aumento de la función endotelial, la reducción de radicales libres y de moléculas inflamatorias como la proteína C reactiva y el aumento de la expresión de colágeno, que en suma contribuyen a reducir la coagulación y la viscosidad en la circulación arterial y a impedir la formación de placas de ateroma. Más recientemente se han desarrollado varios estudios experimentales cuyos resultados han ampliado el potencial terapéutico de las estatinas más allá del sistema cardiovascular. En el cerebro, las estatinas han mostrado tener importantes efectos neuroprotectores frente a lesiones agudas en modelos animales, mediante mecanismos de prevención de excitotoxicidad y de aumento de la expresión de moléculas antiinflamatorias (15-epi-lipoxina A4) en detrimento de las proinflamatorias (NF κB, iNOS), entre otros.[17] Pero los efectos beneficiosos de las estatinas en modelos animales de ictus van más allá de la neuroprotección aguda frente a la lesión isquémica, ya que se ha demostrado que además estimulan los procesos de neurogénesis y sinaptogénesis, así como la proliferación, migración y supervivencia de las células progenitoras endoteliales necesarias para los procesos de angiogénesis en el cerebro isquémico.[18] En humanos se ha confirmado la seguridad y tolerabilidad de las estatinas en varios ensayos clínicos llevados a cabo en pacientes con hemorragia subaracnoidea,[19] si bien su efectividad en la terapia para la recuperación de los pacientes a largo plazo aún no ha sido estudiada de forma específica.

4   Factores de crecimiento hematopoyéticos

La eritropoyetina (EPO) es una glucoproteína estimuladora del proceso de eritropoyesis o generación de células rojas de la sangre en la médula ósea. Se emplea de forma común para el tratamiento de diferentes tipos de anemia, así como sustancia dopante de uso ilegal en los entrenamientos deportivos de alto rendimiento. El riesgo de aparición de complicaciones cardiovasculares derivadas del tratamiento con EPO ha llevado a considerar el uso de análogos no hematopoyéticos de EPO, que muestran un perfil de administración más seguro. Estudios en modelos animales de ictus han mostrado que la EPO actúa como un potente agente neuroprotector por la inducción de mecanismos antiapoptóticos, antioxidantes y antiinflamatorios en el tejido afectado por ictus de tipo tanto isquémico como hemorrágico, especialmente en el cerebro neonatal.[20] La EPO, además, actúa como un agente neurotrófico en el cerebro, promoviendo la supervivencia de las células progenitoras neurales y vasculares generadas en respuesta a la lesión cerebral isquémica e impidiendo su degeneración apoptótica. Un metaanálisis realizado recientemente sobre un total de 37 estudios (incluyendo modelos animales de ictus en el cerebro neonatal y adulto con diferentes protocolos de administración) ha concluido que la administración de EPO reduce el tamaño del infarto y mejora la recuperación funcional tras un ictus.[21] Cabe resaltar que los análogos no hematopoyéticos de la EPO han mostrado una eficacia similar a los análogos hematopoyéticos en estos modelos. Los resultados prometedores obtenidos en los estudios experimentales han llevado a la traslación del tratamiento con EPO en pacientes de ictus. Dos de estos ensayos se centraron en el potencial neuroprotector de la EPO tras ictus isquémico y hemorrágico, respectivamente, y han mostrado buenos resultados.[22] Un tercer ensayo clínico en curso está enfocado al tratamiento de recién nacidos prematuros con complicaciones del tipo de hemorragia intracraneal para el seguimiento de su recuperación hasta los 24 meses de vida (Does Erythropoietin

Improve Outcome in Very Preterm Infants?; www.strokecenter.org/trials/TrialDetail. aspx?tid=753).

Otro factor hematopoyético de interés en el tratamiento del ictus a corto y largo plazo es el factor estimulador de colonias de granulocitos (G-CSF). Esta glucoproteína es sintetizada en las células endoteliales y del sistema inmune, siendo su acción fisiológica principal la estimulación de la proliferación, supervivencia y diferenciación de las células precursoras de los neutrófilos. El G-CSF se emplea para el tratamiento de diferentes neutropenias en humanos, aunque recientemente se ha observado que también actúa como un potente factor trófico sobre las células neurales. De forma similar a la EPO, el G-CSF ha mostrado ejercer un efecto antiapoptótico sobre las células progenitoras neurales y dirige los procesos de neurogénesis.[23] A raíz de estos datos experimentales se realizó un ensayo clínico (AXIS: Ax200 [G-CSF] for the treatment of ischemic stroke; www.strokecenter.org/trials/TrialDetail.aspx?tid=601) para la evaluación de la seguridad y eficacia del tratamiento con G-CSF en pacientes de ictus. En este estudio se observó que el tratamiento con G-CSF muestra un perfil seguro, pero no se observó una mejoría significativa en la evolución de la lesión cerebral en los pacientes (estudio pendiente de publicación).

5　Factores de crecimiento neurotróficos

Los factores de crecimiento con acción específica sobre las células neurales han recibido un gran interés como posibles candidatos a fármacos neurorreparadores tras ictus. Concretamente, el factor de crecimiento del endotelio vascular (VEGF), el factor de crecimiento derivado de cerebro (BDNF) y el factor de crecimiento fibroblástico básico (bFGF) han sido objeto de extensa investigación a nivel preclínico en modelos animales de ictus isquémico. En algunos casos, estos factores han sido administrados de forma exógena, bien de forma independiente o en combinación con terapia celular. En otros casos, se ha estimulado su biosíntesis a partir de células madre modificadas genéticamente y trasplantadas en el cerebro isquémico. Los resultados generales han sido favorables a la recuperación del tejido lesionado mediante la generación de nuevos vasos sanguíneos y el reemplazamiento de las células neurales perdidas. Una característica de interés en estos estudios es que, en la mayoría de los casos, el inicio del tratamiento con factores de crecimiento se ha iniciado más de 24 horas tras la generación de infarto focal en los animales, y aun así se han obtenido efectos beneficiosos sobre la recuperación mantenidos a largo plazo. En contraste con los estudios en modelos animales de isquemia focal, el uso de factores de crecimiento en pacientes de ictus parece aún una alternativa poco factible. Al parecer, esto se debe al carácter pleiotrópico de estos factores, que determina un gran riesgo de aparición de efectos secundarios no deseados como generación de tumores, angiogénesis maladaptativa y trastornos de los ejes de regulación hormonal. La realidad sobre una posible futura administración de estos factores de crecimiento en pacientes de ictus pasa por un gran nivel de conocimiento sobre las dosis, duración y especificidad local de los tratamientos, así como por una cuidadosa evaluación de la relación riesgo-beneficio para los potenciales receptores.

6   Otros compuestos con potencial terapéutico en neurroreparación tras ictus

En este apartado se engloban aquellos compuestos que no se encuentran incluidos en ninguna de las categorías anteriores, aunque también pueden actuar como fármacos sobre sistemas de neurotransmisión, neuromodulación y señalización celular implicados en el proceso de recuperación y reparación neural tras isquemia cerebral. Algunos de ellos se encuentran aún en fase de investigación preclínica, mientras que otros ya se han evaluado en pacientes con ictus. Entre estos últimos se encuentran la *memantina*, un antagonista de baja afinidad del receptor ionotrópico de glutamato NMDA, y el *nimodipino*, un bloqueador de canales de calcio tipo L, que han mostrado, respectivamente, una reducción de la afasia y una mayor capacidad de memoria en pacientes de ictus.[24,25] El *piracetam*, un fármaco nootrópico estimulador del flujo sanguíneo y del metabolismo cerebral, también ha mostrado una mejora transitoria de la afasia en pacientes 12 semanas tras el inicio del tratamiento, que no se mantuvo a las 24 semanas.[26]

Entre los compuestos en fase experimental, se encuentran los anticuerpos *inhibidores de la proteína Nogo-A* (anti-Nogo-A). Nogo-A es un factor inhibidor del crecimiento de neuritas (tanto axones como dendritas), que es sintetizado por los propios oligodendrocitos para la regulación de la neuritogénesis y mielinización. En situaciones de lesión axonal grave o desmielinizante, como es el caso de la isquemia en la sustancia blanca cerebral (y muy especialmente de la hipoxia-isquemia cerebral neonatal), la proteína Nogo-A liberada por los oligodendrocitos afectados por la lesión actúa como un agente repulsor para los axones en crecimiento, contribuyendo así a la formación de una cicatriz glial permanente en torno a la región afectada. Este mecanismo de aislamiento de la lesión isquémica dificulta los procesos de reparación y plasticidad sináptica necesarios para la recuperación funcional a largo plazo. Se ha podido comprobar que la administración de anti-Nogo-A en animales sometidos a isquemia cerebral focal favorece la regeneración, plasticidad y recuperación funcional.[27,28] La aplicación de este tratamiento muestra perspectivas de interés en clínica no sólo en el área del ictus sino también en el contexto de las lesiones traumáticas cerebrales y medulares.

Los *cannabinoides* también han emergido en los últimos años como una aproximación interesante al tratamiento de ictus. Bajo el término cannabinoides se engloban compuestos de origen natural (principios activos de la planta *cannabis sativa*), sintético y endógeno (endocannabinoides). Todos ellos comparten la propiedad de actuar sobre el sistema cannabinoide endógeno, un sistema neuromodulador que controla múltiples funciones neurales y procesos de inmunidad en el sistema nervioso central. Desde hace años se conocen las propiedades neuroprotectoras de los cannabinoides frente a diversas enfermedades agudas o degenerativas del sistema nervioso incluyendo la isquemia cerebral en animales adultos y neonatos.[29-31] De forma más reciente se ha descrito que los cannabinoides pueden actuar como compuestos potenciadores de la proliferación, supervivencia y diferenciación de las células progenitoras neurales tanto en condiciones normales como en respuesta a lesiones cerebrales.[32,33] Datos experimentales obtenidos en nuestro equipo de investigación han revelado que el cannabinoide sintético WIN 55212-2 potencia la proliferación de células madre en la zona subventricular, la generación de neuroblastos y oligodendrocitos, y la remielinización de la sustancia blanca tras hipoxia-isquemia cerebral neonatal en la rata.[34] La suma de los efectos neuroprotector y neurorreparador provocados por la administración exógena de cannabinoides convierte al sistema cannabinoide endógeno en una diana farmacológica que hay que considerar en el tratamiento del ictus.

7 Fármacos que muestran un efecto negativo sobre la rehabilitación tras ictus

El estudio de la interacción entre fármacos en el tratamiento del ictus es un aspecto de vital importancia tanto en la preclínica como en la clínica, puesto que un gran porcentaje de pacientes de ictus muestran perfiles de edad avanzada, hipercolesterolemia, diabetes, hipertensión u otras condiciones que requieren la administración de fármacos de forma crónica. Éste es un aspecto fundamental a considerar en el tratamiento de los pacientes de ictus ya que algunos de estos fármacos pueden ejercer un efecto negativo sobre la recuperación motora, e interfiere con las terapias de rehabilitación. Entre los fármacos que han mostrado un efecto perjudicial sobre la recuperación tras ictus en modelos animales se incluyen antidepresivos tricíclicos, neurolépticos con acción antidopaminérgica (por ejemplo, haloperidol, clorpromazina), fármacos antihipertensivos que reducen el tono noradrenérgico (por ejemplo, clonidina, prazosin, fenoxibenzamida) o fármacos estimuladores de la transmisión gabaérgica como las benzodiazepinas o algunos antiepilépticos. En los pacientes en los que el tratamiento no pueda ser retirado, es altamente recomendable el uso de terapias equivalentes sustitutivas (antidepresivos inhibidores de la recaptación de serotonina, antagonistas beta-adrenérgicos para la hipertensión, neurolépticos atípicos, o carbamazepina y ácido valproico como agentes anticonvulsionantes).[35]

Bibliografía

1. «Repairing the human brain after stroke. II. Restorative therapies». S.C. Cramer. En *Ann Neurol*, 2008, vol. 63, n.º 5; 549-560.

2. «A double-blind placebo-controlled study of the effects of amphetamine and physiotherapy after stroke». L. Sonde, M. Nordstrom, C.G. Nilsson, J. Lokk, M. Viitanen. En *Cerebrovasc Dis*, 2001, vol. 12, n.º 3; 253-257.

3. «Amphetamines for improving recovery after stroke». L. Martinsson, H. Hardemark, S. Eksborg. En *Cochrane Database Syst Rev*, 2007, n.º 1; CD002090.

4. «Safety of dexamphetamine in acute ischemic stroke: a randomized, double-blind, controlled dose-escalation trial». L. Martinsson, N.G. Wahlgren. En *Stroke*, 2003, vol. 34, n.º 2; 475-481.

5. «Methylphenidate in early poststroke recovery: a double-blind, placebo-controlled study». C. Grade, B. Redford, J. Chrostowski, L. Toussaint, B. Blackwell. En *Arch Phys Med Rehabil*, 1998, vol. 79, n.º 9; 1047-1050.

6. «Atomoxetine enhances a short-term model of plasticity in humans». D.J. Foster, D.C. Good, A. Fowlkes, L. Sawaki. En *Arch Phys Med Rehabil*, 2006, vol. 87, n.º 2; 216-221.

7. «Improved motor skill acquisition after selective stimulation of central norepinephrine». C. Plewnia, J. Hoppe, L.G. Cohen, C. Gerloff. En *Neurology*, 2004, vol. 62, n.º 11; 2124-2126.

8. «Depression and functional outcome after stroke: the effect of antidepressant therapy on functional recovery». C. Plewnia, J. Hoppe, L.G. Cohen, C. Gerloff. En *Eur J Phys Rehabil Med*, 2008, vol. 44, n.º 1; 13-18.

9. «A randomized, placebo-controlled study of donepezil in poststroke aphasia». M.L. Berthier, C. Green, C. Higueras, I. Fernández, J. Hinojosa, M.C. Martin. En *Neurology*, 2006, vol. 67, n.º 9; 1687-1689.

10. «Management of patients with Alzheimer's disease plus cerebrovascular disease: 12-month treatment with galantamine». R. Bullock, T. Erkinjuntti, S. Lilienfeld. En *Dement Geriatr Cogn Disord*, 2004, vol. 17, n.º 1-2; 29-34.

11. «Rivastigmine in subcortical vascular dementia: an open 22-month study». R. Moretti, P. Torre, R.M. Antonello, G. Cazzato, A. Bava. En *J Neurol Sci*, 2002, vol. 203-204; 141-146.

12. «A chronic treatment with CDP-choline improves functional recovery and increases neuronal plasticity after experimental stroke». O. Hurtado, A. Cardenas, J.M. Pradillo, J.R. Morales, F. Ortego, T. Sobrino, y colaboradores. En *Neurobiol Dis*, 2007, vol. 26, n.º 1; 105-111.

13. «Effect of citicoline on ischemic lesions as measured by diffusion-weighted magnetic resonance imaging. Citicoline 010 Investigators». S. Warach, L.C. Pettigrew, J.F. Dashe, P. Pullicino, D.M. Lefkowitz, L. Sabounjian, y colaboradores. En *Ann Neurol*, 2000, vol. 48, n.º 5; 713-722.

14. «Citicoline treatment prevents neurocognitive decline after a first ischemic stroke». G. Ortega, C. Jacas, M. Quintana, M. Ribó, E. Santamarina, O. Maisterra, C. Molina, J. Montaner, G. Román, J. Álvarez-Sabín. *European Stroke Conference*, Barcelona, May 2010.

15. «Intramuscular injection of botulinum toxin for the treatment of wrist and finger spasticity after a stroke». A. Brashear, M.F. Gordon, E. Elovic, V.D. Kassicieh, C. Marciniak, M. Do, y colaboradores. En *N Engl J Med*, 2002, vol. 347, n.º 6; 395-400.

16. «The effect of combined use of botulinum toxin type A and functional electric stimulation in the treatment of spastic drop foot after stroke: a preliminary investigation». C.A. Johnson, J.H. Burridge, P.W. Strike, D.E. Wood, I.D. Swain. En *Arch Phys Med Rehabil*, 2004, vol. 85, n.º 6; 902-909.

17. «Statins: multiple mechanisms of action in the ischemic brain». M. Cimino, P. Gelosa, A. Gianella, E. Nobili, E. Tremoli, L. Sironi. En *Neuroscientist*, 2007, vol. 13, n.º 3; 208-213.

18. «Statins induce angiogenesis, neurogenesis, and synaptogenesis after stroke». J. Chen, Z.G. Zhang, Y. Li, Y. Wang, L. Wang, H. Jiang, y colaboradores. En *Ann Neurol*, 2003, vol. 53, n.º 6; 743-751.

19. «Simvastatin reduces vasospasm after aneurysmal subarachnoid hemorrhage: results of a pilot randomized clinical trial». J.R. Lynch, H. Wang, M.J. McGirt, J. Floyd, A.H. Friedman, A.L. Coon, y colaboradores. En *Stroke*, 2005, vol. 36, n.º 9; 2024-2026.

20. «Erythropoietin enhances long-term neuroprotection and neurogenesis in neonatal stroke». F.F. González, P. McQuillen, D. Mu, Y. Chang, M. Wendland, Z. Vexler, y colaboradores. En *Dev Neurosci*, 2007, vol. 29, n.º 4-5; 321-330.

21. «The efficacy of erythropoietin and its analogues in animal stroke models: a meta-analysis». J. Minnerup, J. Heidrich, A. Rogalewski, W.R. Schabitz, J. Wellmann. En *Stroke*, 2009, vol. 40, n.º 9; 3113-3120.

22. «Recombinant human erythropoietin in the treatment of acute ischemic stroke». H. Ehrenreich, K. Weissenborn, H. Prange, D. Schneider, C. Weimar, K. Wartenberg, y colaboradores. En *Stroke*, 2009, vol. 40, n.º 12; e647-e656.

23. «The hematopoietic factor G-CSF is a neuronal ligand that counteracts programmed cell death and drives neurogenesis». A. Schneider, C. Kruger, T. Steigleder, D. Weber, C. Pitzer, R. Laage, y colaboradores. En *J Clin Invest*, 2005, vol. 115, n.º 8; 2083-2098.

24. «Efficacy and safety of memantine in patients with mild to moderate vascular dementia: a randomized, placebo-controlled trial (MMM 300)». J.M. Orgogozo, A.S. Rigaud, A. Stoffler, H.J. Mobius, F. Forette. En *Stroke*, 2002, vol. 33, n.º 7; 1834-1839.

25. «Effect of nimodipine on memory after cerebral infarction». K.H. Sze, T.C. Sim, E. Wong, S. Cheng, J. Woo. En *Acta Neurol Scand*, 1998, vol. 97, n.º 6; 386-392.

26. «Effect of piracetam on recovery and rehabilitation after stroke: a double-blind, placebo-controlled study». P. Enderby, J. Broeckx, W. Hospers, F. Schildermans, W. Deberdt. En *Clin Neuropharmacol*, 1994, vol. 17, n.º 4; 320-331.

27. «Cognitive recovery in the aged rat after stroke and anti-Nogo-A immunotherapy». R.L. Gillani, S.Y. Tsai, D.G. Wallace, T.E. O'Brien, E. Arhebamen, M. Tole, y colaboradores. En *Behav Brain Res*, 2009.

28. «Role of Nogo-A in neuronal survival in the reperfused ischemic brain». E. Kilic, A. Elali, U. Kilic, Z. Guo, M. Ugur, U. Zulú, y colaboradores. En *J Cereb Blood Flow Metab*, 2010.

29. «Characterization of the neuroprotective effect of the cannabinoid agonist WIN-55212 in an in vitro model of hypoxic-ischemic brain damage in newborn rats». D. Fernández-López, Martínez-Org, E. Núnez E, J. Romero, P. Lorenzo, M.A. Moro, y colaboradores. En *Pediatr Res*, 2006, vol. 60, n.º 2; 169-173.

30. «The cannabinoid agonist WIN55212 reduces brain damage in an in vivo model of hypoxic-ischemic encephalopathy in newborn rats». D. Fernández-López, M.R. Pazos, R.M. Tolón, M.A. Moro, J. Romero, I. Lizasoain, y colaboradores. En *Pediatr Res*, 2007, vol. 62, n.º 3; 255-260.

31. «Cannabinoids and neuroprotection in global and focal cerebral ischemia and in neuronal cultures». T. Nagayama, A.D. Sinor, R.P. Simon, J. Chen, S.H. Graham, K. Jin, y colaboradores. En *J Neurosci*, 1999, vol. 19, n.º 8; 2987-2995.

32. «The endocannabinoid system drives neural progenitor proliferation». T. Aguado, K. Monory, J. Palazuelos, N. Stella, B. Cravatt, B. Lutz, y colaboradores. En *FASEB J*, 2005, vol. 19, n.º 12; 1704-1706.

33. «The CB1 cannabinoid receptor mediates excitotoxicity-induced neural progenitor proliferation and neurogenesis». T. Aguado, E. Romero, K. Monory, J. Palazuelos, M. Sendtner, G. Marsicano, y colaboradores. En *J Biol Chem*, 2007, vol. 282, n.º 33; 23892-23898.

34. «The cannabinoid WIN 55212-2 promotes neurorepair in neonatal hypoxia-ischemia». D. Fernández-López, J.M. Pradillo, I. García-Yébenes, J. Martínez-Orgado, M.A. Moro, I. Lizasoain. Enviado para publicación.

35. «Pharmacological enhancement of motor recovery in subacute and chronic stroke». N. Rosser, A. Floel. En *NeuroRehabilitation*, 2008, vol. 23, n.º 1; 95-103.

Capítulo 9

Terapia con células madre y plasticidad en la reparación cerebral tras el ictus isquémico

E. Díez-Tejedor, M. Gutierrez

Introducción

Gracias al desarrollo de las investigaciones en isquemia cerebral, se conocen más los mecanismos patogénicos que acontecen a escala celular y molecular durante la isquemia y reperfusión del tejido isquémico, lo que ha permitido estudiar diversos abordajes terapéuticos. Se sabe que cualquier tratamiento debe realizarse de manera precoz e incidir

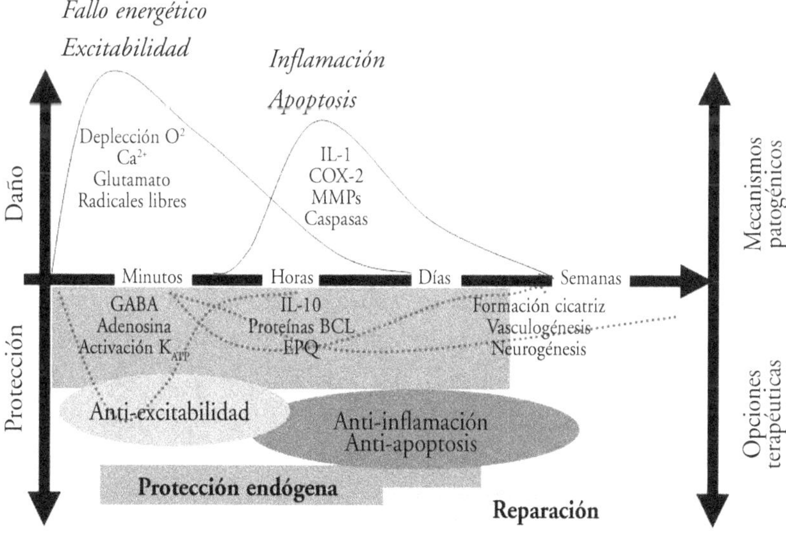

Figura 1. Patogenia y opciones terapéuticas en el infarto cerebral (tomada de referencia 46). Evolución temporal de mecanismos patogénicos, protección (de minutos a días después de la isquemia) y reparación (desde pocas horas después de la isquemia a varias semanas después del insulto).

sobre dos aspectos fundamentales: reperfusión del tejido isquémico y protección de éste mediante la inhibición de los mediadores del daño por isquemia-reperfusión. El estudio de nuevas ventanas terapéuticas más allá de dicha fase, desde los minutos iniciales de isquemia hasta días posteriores, y de la reparación aportaría nuevos enfoques terapéuticos en el tratamiento (véase la figura 1).

A continuación, según estas consideraciones se hará hincapié en las bases de reparación cerebral en el ictus isquémico.

1 Protección cerebral en ictus isquémico: de la neuroprotección a la cerebroprotección

Para una adecuada protección cerebral durante la isquemia es fundamental mantener un correcto control de los parámetros fisiológicos a través de una protección no farmacológica,[1,2] con especial atención a la temperatura, la glucemia, la presión arterial y el equilibrio hidroelectrolítico, esto permitirá proteger el tejido isquémico y favorecer la eficacia de los tratamientos aplicados.

La mayor parte de los protectores farmacológicos que habían demostrado eficacia en estudios experimentales han fracasado en ensayos clínicos. Distintas razones pueden explicar esta discrepancia, entre ellas las evidentes diferencias entre las condiciones experimentales controladas en el laboratorio y la variabilidad de la clínica, los parámetros de evaluación de eficacia, diferencias farmacocinéticas o de toxicidad entre los animales y los humanos.[3] Por el momento, sólo la citicolina parece que ha demostrado tener un beneficio en un metaanálisis y análisis de datos acumulados de ensayos en fase III,[4,5] con la ventaja añadida que no posee efectos indeseables lo que le confiere un perfil de seguridad y tolerancia excelente, probablemente debido a su mecanismo de acción como estabilizador y reparador de membrana.[6,7]

Por otra parte, la terapia combinada ha demostrado efectos beneficiosos en modelos experimentales,[8-11] pero no en ensayos clínicos. Algunas esperanzas se habían puesto en el secuestrador de radicales libres NXY-059 que podía mejorar el resultado en pacientes que presentaban un ictus de seis horas de evolución. Los resultados del SAINT-1 presentaban algún beneficio de la combinación de alteplasa y NXY-059 en cuanto a la reducción del riesgo de transformaciones hemorrágicas y hemorragias intracraneales sintomáticas;[12] sin embargo, un estudio posterior, el SAINT-2 ha obtenido resultados negativos.[13]

Conforme se ha ido avanzando en el conocimiento de los mecanismos patogénicos el concepto de protección cerebral ha ido evolucionando. Las terapias protectoras han fracasado, porque estaban básicamente orientadas a salvar las células neurales. Sin embargo, el daño se produce en un complejo sistema celular que incluye elementos sanguíneos circulantes, células endoteliales, pericitos, células presentadoras de antígenos perivasculares, astrocitos y neuronas,[14] que constituyen la unidad neurovascular; por tanto, es un daño del órgano y deberíamos hablar de cerebroprotección.

2 De la protección a la reparación cerebral. Papel de la plasticidad

Como consecuencia de la isquemia, la integridad de la unidad neurovascular queda comprometida por mecanismos que incluyen interacciones celulares con el endotelio, estrés oxidativo, sobrerregulación de proteasas así como de metaloproteasas y activadores del plasminógeno llevando a cabo la degeneración de la matriz y la rotura de la barrera sanguínea cerebral, todo ello convierte a la unidad neurovascular en una posible diana terapéutica para el tratamiento de la isquemia cerebral. Con el desarrollo de tratamientos efectivos en la fase aguda, la percepción tradicional de infarto cerebral como una enfermedad irreversible podría sufrir un cambio radical. En esta línea, terapias reparadoras que regulen los mecanismos asociados a angiogénesis, neurogénesis y sinaptogénesis podrían constituir nuevas herramientas terapéuticas destinadas a mejorar las posibilidades de recuperación potenciando la plasticidad cerebral.

Tras la isquemia cerebral, la angiogénesis en el borde isquémico crea un ambiente idóneo para la plasticidad y facilita la recuperación funcional. Los vasos neoformados expresan factores tróficos y otros factores solubles que estimulan el reclutamiento de nuevas neuronas y funciones sinápticas e influyen en la migración y la supervivencia de neuroblastos.[15] Muchos factores angiogénicos, como el factor endotelial vascular (VEGF), el factor de crecimiento de fibroblastos básico (bFGF), la angiopoyetina-1 y la angiopoyetina-2, han mostrado estar involucrados en la reparación y en el mantenimiento de la zona periinfarto. Entre todos ellos, VEGF es el factor mitótico más importante. Además, es protector[16] y estimula la neurogénesis en el cerebro.[17] Por otra parte, es un factor de permeabilidad vascular que desempeña un papel importante en la formación de edema tras el ictus.[18]

Por otro lado, se ha descrito que el nicho vascular tiene importantes implicaciones sobre la neurogénesis en isquemia.[19] Después del ictus en el cerebro adulto, la población de neuroblastos es ampliamente expandida en la zona subventricular, y esas células son reclutadas a las áreas que bordean el infarto; allí se diferencian a neuronas y se produce un reemplazamiento de la pérdida neuronal,[20] aunque dicho reemplazamiento no está demostrado, más bien migrarían al sitio de la lesión para reparar el tejido dañado. Además, los neuroblastos pueden actuar sinérgicamente con la microcirculación para estimular la angiogénesis y sinaptogénesis en el medio local, promoviendo en definitiva la recuperación neurológica. La inflamación postisquémica puede ser deletérea para la supervivencia de las nuevas neuronas, pero por el momento no está clara la relación que existe entre neurogénesis e inflamación en las patologías del sistema nervioso central (SNC).[21] Recientemente se ha descrito, que el receptor CXCR4 desempeña un papel relevante en neurogénesis en el hipocampo de rata. Por tanto, la presencia de receptores para CXCR4 en el endotelio vascular y la existencia de una isoforma endotelial de su ligando SDF1-b, asociada a la neurogénesis[19], y una neuronal SDF1-a, implicada en plasticidad,[22] sugieren un papel reparador cerebral asociado a la producción de determinados mediadores inflamatorios, como las quimioquinas, bajo daño isquémico en el hipocampo.

Hay que tener en cuenta que el proceso de reparación que se produce después de la isquemia cerebral es un proceso complejo y dinámico. La plasticidad sináptica está relacionada con cambios en el comportamiento y en la recuperación funcional después del daño cerebral. El incremento de arborizaciones dendríticas y densidad de espinas son estrategias morfológicas potenciales para permitir la organización de circuitos neuronales en el cerebro.[7] El desarrollo y la regulación de este proceso son aspectos desconocidos que abren caminos para el desarrollo de nuevas terapias farmacológicas. Después de un ictus, la actividad sináptica se incrementa en el borde la lesión isquémica, lo que se pone de manifiesto por un incremento de proteínas de expresión sinápticas como la sinaptofisina y proteínas de crecimiento asociadas.[23]

De nuevo vemos que el tratamiento de recuperación postictus se basaría en potenciar la reorganización estructural y funcional (es decir, la plasticidad) del cerebro dañado.

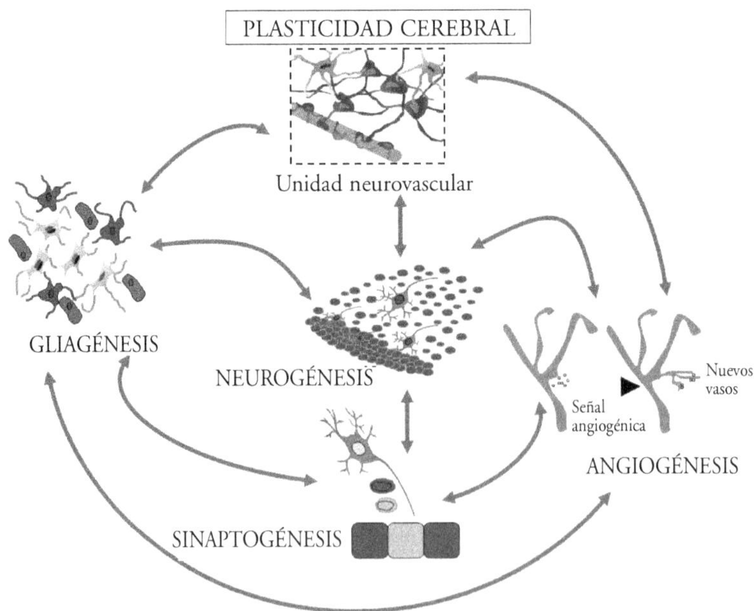

Figura 2. Reparación cerebral y plasticidad. Mecanismos interrelacionados en plasticidad cerebral asociados a procesos reparadores.

En resumen, angiogénesis, neurogénesis y sinaptogénesis son sucesos reparadores interrelacionados que contribuyen a la recuperación de las funciones neurológicas. Se sabe que el medio ambiente isquémico promueve la generación de nuevas neuronas en las regiones periventriculares y el córtex cerebral[24] (véase la figura 2).

3 Plasticidad cerebral, reparación y recuperación: ¿cómo podemos estimularla?

En la reparación es fundamental una activación de la plasticidad cerebral, que se conseguirá tanto estimulando la capacidad endógena mediante la rehabilitación o administración de factores tróficos, como por la aportación exógena de material celular que la favorezca (terapia celular).

3.1 *Factores tróficos: estimulación de la plasticidad endógena*

Las adaptaciones morfológicas en isquemia se relacionan con un incremento en la producción de factores tróficos endógenos que estimulan el crecimiento y arborización dendrítica y la sinaptogénesis en la región periinfarto y contralateral a la lesión. Por otro lado, sabemos que la administración intravenosa de *brain-derived neurotrophic factor* (BDNF) mejora los procesos de reorganización y las secuelas neurológicas en un modelo experimental en rata.[25] Además, el factor de crecimiento de fibroblastos (FGF) y el factor de crecimiento endotelial (EFG2) son potentes estimuladores de la proliferación celular en la zona subventricular. Se sabe que la administración de EFG2 incrementa el número de neuronas en el bulbo olfatorio, mientras que la infusión de FGF tiene el efecto contrario al inducir la diferenciación de células gliales y reducir la producción de neuronas en el bulbo olfatorio.[26] La administración de agentes farmacológicos, incluyendo los factores tróficos y de crecimiento, que promueven uno o más sucesos reparadores, pueden mejorar la situación funcional después de un ictus isquémico. Así, fosfolípidos de membrana como fosfatidilcolina son requeridos para el crecimiento celular y reparación. De ese modo, la administración exógena de citicolina a las 24 horas después de una oclusión permanente de la arteria cerebral media, incrementa el crecimiento de espinas dendríticas y la recuperación funcional en ratas.[7] También se ha descrito que la administración de péptido derivado de cerebro porcino es capaz de promover sinaptogénesis en cultivos de hipocampo así como neurogénesis *in vivo*.[27]

Esos tratamientos, actúan a través de vías de transducción de señales, induciendo cambios sustanciales a nivel de neurogénesis,[28] angiogénesis,[29] sinaptogénesis[30] y cambios estructurales[31] en el cerebro.

3.2 Terapia celular: aportación exógena de células madre

En la actualidad la terapia celular abre nuevas expectativas de reparar tejidos dañados, mediante el uso de mecanismos similares a los endógenos para el mantenimiento y renovación de las poblaciones celulares lesionadas.

Los primeros estudios de terapia celular se realizaron en modelos animales mediante trasplante intracerebral de tejido embrionario (córtex, estriado e hipocampo) y células neuroepiteliales inmortalizadas.[32] En estos modelos, los animales trasplantados mostraron cierta mejoría, pero el mecanismo subyacente se desconoce. A pesar de estas circunstancias se desarrollaron ensayos clínicos en humanos, sin demasiado éxito, mediante el trasplante de tejido embrionario de cerdo o células de teratocarcinoma.[32]

En la actualidad se están realizando varios ensayos clínicos a nivel mundial, pero hasta el momento los conocimientos básicos sobre la terapia con células madre están en un estado demasiado preliminar para proceder a la ejecución de ensayos clínicos satisfactorios en seres humanos.

Las células madre se clasifican en dos grupos principales: las embrionarias que derivan de la masa interna del blastocisto y las adultas o somáticas específicas de órgano, con capacidad de dar lugar *in vivo* e in vitro a distintas poblaciones celulares. Las más utilizadas con perspectivas terapéuticas son las embrionarias, neurales (embrionarias o adultas), de médula ósea, tejido adiposo y circulantes en sangre, de cordón umbilical y actualmente se está evaluando el potencial terapéutico de las células procedentes del líquido amniótico.

Las células madre embrionarias tienen capacidad para convertirse en cualquier tipo celular, pero presentan el inconveniente de no disponer en la actualidad de técnicas capaces de controlar y dirigir la diferenciación y la proliferación celular, lo que podría aumentar el riesgo de formación de tumores. En un modelo animal de infarto cerebral en rata, células madre neuronales embrionarias, trasplantadas en la zona del periinfarto, migran al sitio de la lesión, y se ha observado una mejoría en la funcionalidad de las extremidades.[33] Por otro lado, estudios electrofisiológicos han mostrado propiedades funcionales en las células anidadas en el sitio de la lesión y proyecciones sinápticas a partir de las neuronas huésped;[34] esto también se ha observado en precursores de células madre embrionarias de ratón implantadas en ratas con infarto cerebral.[35] Asimismo, el trasplante de células madre neuronales derivadas de fetos humanos se han diferenciado a neuronas que migran hacia el sitio de la lesión en roedores.[36]

Las células madre neuronales pueden generar tejido neuronal y tienen capacidad de autorrenovación en respuesta a la lesión cerebral, pero presentan una vida media corta cuando se diferencian. Así, se ha visto en ratas que aproximadamente el 80 % de los neuroblastos y neuronas mueren durante las primeras dos semanas posteriores a su formación[37] y sólo un pequeño porcentaje sobrevive después del infarto cerebral. Distintas estrategias podrían ser utilizadas para incrementar la supervivencia: aplicación de agentes moduladores de la inflamación, inhibidores de caspasas y factores neurotróficos. Otras serían estimular la migración de las nuevas neuronas hacia el tejido lesionado así como la neurogénesis.[38] En la traslación clínica, la seguridad y viabilidad del implante intracerebral de células neuronales fue establecido en dos ensayos de Layton BioScience ([LBS]-neuronas).[39,40]

La mayor parte de los estudios experimentales se han realizado con células madre mesenquimales derivadas de la médula ósea (véase la tabla 1). Éstas son células multipotentes de estirpe no hematopoyética, capaces de colaborar en la reparación de tejidos. Pueden generar hueso, cartílago, adipocitos y se han conseguido diferenciar también hacia miocitos, hepatocitos, células gliales y neuronas. En infarto cerebral experimental en rata, cuando las células madre mesenquimales son administradas a las 24 horas después del infarto, la recuperación funcional significativamente mejora a los 7 días después del tratamiento.[41] Esta recuperación probablemente se deba atribuir a que son capaces de secretar varios factores de crecimiento (VEGF, bFGF, BDNF) que promueven la reparación cerebral después del ictus al estimular sus niveles cerebrales endógenos. Estos factores de crecimiento amplificarían la angiogénesis, neurogénesis y la plasticidad sináptica.[42] Un ensayo en pacientes con infarto cerebral postagudo puso de manifiesto que la infu-

Referencias	Ruta de administración	Dosis	Tiempo de administración	Efectos del trasplante
Chen *et al.*, 2003	Intracerebral	$2 \cdot 10^6$	24 h	Recuperación neurológica
Chen *et al.*, 2003	Intravenosa	$3 \cdot 10^6$	24 h	Angiogénesis
Lioshi *et al.*, 2004	Intravenosa	$3 \cdot 10^6$	3 h - 72 h	Reducción de volumen Recuperación neurológica
Shen *et al.*, 2007	Intracarotídea	$2 \cdot 10^6$	24 h	Recuperación neurológica Sinaptogénesis
Shen *et al.*, 2007	Intravenosa	$3 \cdot 10^6$	4 semanas	Recuperación neurológica Aumento de proliferación celular
Yoo *et al.*, 2008	Intracerebral	$2 \cdot 10^6$	72 h	Recuperación neurológica Neurogénesis 10 % reducción de volumen Apoptosis
Walckaz *et al.*, 2008	Intracarotídea e intravenosa	$1 \cdot 10^6$	30 minutos	Anidamiento por vía intracarotídea

Tabla 1. Estudios experimentales con células madre mesenquimales en el infarto cerebral en rata.

sión intravenosa de células estromales mesenquimales fue segura y posiblemente efectiva al reducir la incapacidad en estos pacientes.[43]

Otro tipo de célula mesenquimal es la derivada de tejido adiposo. Estas células pueden aislarse en número significativo y exhiben un crecimiento y una dinámica de proliferación estable en cultivo. Igual que las mesenquimales de médula ósea, tienen una tendencia espontánea, cuando se exponen a factores de diferenciación específicos de linaje, a diferenciarse hacia tejido osteogénico, adipogénico, miogénico y condrogénico.

A escala experimental, se ha visto que el trasplante intracerebral de células madre derivadas de tejido adiposo humano producían una importante recuperación de los déficit funcionales en ratas.[44]

En cuanto a su origen, las células madre pueden proceder del mismo organismo (autólogo), de donantes de la misma especie (alogénico) o de otra especie (xenogénico). Las terapias más efectivas utilizarían células autólogas, eliminando así la necesidad de inmunosupresión; sin embargo, un gran inconveniente es el procesamiento prolongado que se requiere para su posterior inoculación. Hay que tener en cuenta que el infarto cerebral es un proceso dinámico que requiere de una actuación precoz, por lo que es conveniente la disposición de células de manera inmediata; por tanto, el almacenamiento de las células alogénicas en biobancos es una buena alternativa para el tratamiento de la enfermedad.

Como se ha comentado anteriormente, es importante en el tratamiento del infarto cerebral una actuación terapéutica precoz para rescatar la mayor cantidad de tejido viable y así evitar la extensión del infarto. En la actualidad, la mayor parte de los estudios experimentales se han realizado con administración de células madre en fases tardías actuando a nivel de reparación con resultados discretamente positivos.[45] Pero es importante tener en cuenta que con una administración precoz, además de actuar sobre la reparación, se podría actuar modulando la respuesta inflamatoria y limitando la extensión del daño, protegiendo la unidad neurovascular, en definitiva contribuir a una buena recuperación funcional.

Otra de las cuestiones que se plantean es la elección de la adecuada ruta de administración. Hay evidencias en modelos experimentales de que células madre administradas localmente por inoculación intraventricular o intraparenquimatosa, así como por vía sanguínea, intracarotídea e incluso intravenosa pueden alcanzar el área de la lesión y comenzar mecanismos de reparación, mejorando la recuperación funcional en animales sometidos a isquemia cerebral.[46] Nuestra experiencia en el laboratorio con administración de células madre mesenquimales alogénicas por vía hemática, intravenosa e intracarotídea, demostró que ambas rutas fueron igualmente efectivas en la recuperación neurológica y reducción del daño cerebral en un modelo experimental de isquemia cerebral en rata, a pesar de que por vía intravenosa no se observó migración ni anidamiento de las células en el área de lesión. Esto indicaría que no es necesaria la formación de nichos celulares para la buena recuperación funcional.[47,48] En vista de estos resultados, es evidente elegir la vía menos azarosa para su traslación a la clínica humana.

Además, sería necesario ampliar el estudio de los mecanismos de acción de las células madre, ya que hasta el momento es desconocido. Probablemente, actúen modulando la respuesta inflamatoria y participando en los procesos de protección y reparación que son un continuo y que estarían unidos a través de la plasticidad cerebral, que actúa en la unidad neurovascular.

Nuevas dianas en el tratamiento de la enfermedad cerebrovascular van dirigidas a la utilización de células troncales pluripotentes inducidas (iPS) como a la utilización de retrovirus y lentivirus para la vectorización de las células madre. El conocimiento de la existencia de las células iPS tuvo lugar a finales del 2007, cuando se consiguieron obtener a partir de fibroblastos humanos. Así, es posible desdiferenciar células adultas hasta células madre mediante el tratamiento con factores de transcripción insertados en las células mediante retrovirus. Este procedimiento facilitaría obtener células madre de cualquier individuo en cualquier momento, aunque se han detectado posibles efectos colaterales, como el carácter canceroso de las células resultantes.[49]

Por otro lado, la vectorización de las células madre está siendo utilizada para el tratamiento dirigido de esta patología, actuando a través de la modulación de la respuesta inflamatoria como en la limitación del daño de la unidad neurovascular.[50]

Antes de la traslación a la clínica, es necesario determinar la línea celular más eficaz; aprender la metodología para el control de la proliferación celular, supervivencia, migración, diferenciación y la integración funcional de las células endógenas y trasplantadas, su progenie en el cerebro lesionado y establecer la vía de administración más optima para la liberación celular que produzca una recuperación funcional y la adecuada selección del paciente candidato a recibir este tipo de terapia.[51]

Conclusión

La plasticidad cerebral tiene mecanismos de estimulación espontáneos, que pueden favorecerse con rehabilitación o factores tróficos. Además, se dispone de la posibilidad de aportar material exógeno celular mediante la terapia con células madre de diferentes estirpes, las cuales favorecen la recuperación de forma mucho más rápida que la debida a implantación y regeneración del tejido, lo que hace factible la hipótesis de que éstas liberan o estimulan factores tróficos que aceleran la reparación del tejido dañado.

Bibliografía

1. «Acute care in stroke: do stroke units make the difference?». E. Díez-Tejedor, B. Fuentes. En *Cerebrovasc Dis*, 2001, vol. 11 (Supl 1); 31-39.

2. «Acute care in stroke: the importante of early intervention to achivie better brain protection». E. Díez-Tejedor, B. Fuentes. En *Cerebrovasc Dis*, 2004, vol. 17 (Supl 1); 130-137.

3. «Cerebral ischemia: from animal studies to clinical practice. Should the methods be reviewed?». M. Alonso de Leciñana, E. Díez-Tejedor, F. Carceller. En *Cerebrovasc Dis*, 2001, vol. 11 (Supl 1); 20-30.

4. ICTUS Study: International Citicoline Trial on acUte Stroke (NCT00331890). www.thelancet.com/journals/lancet/misc/protocol/06PRT-3005.

5. «Oral citicoline in acute ischemic stroke: an individual patient data pooling analysis of clinical trials». A. Dávalos, J. Castillo, J. Álvarez-Sabin, J. Secades, J. Mercadal, S. López, E. Cobo, S. Warach, D. Sherman, W. Clark, R. Lozano. En *Stroke*, 2002, vol. 33; 2850-2857.

6. «Effects of cytidine diphosphate choline (CDP-choline) on ischemia-induced alteration of brain lipid in the gerbil». G. Tovarelli, G. DeMedio, R. Dorman, G. Piccinin, L. Horrocks, G. Porcellati. En *Neurochemical Research*, 1981, vol. 6; 821-833.

7. «A chronic treatment with CDP-choline improves functional recovery and increases neuronal plasticity after experimental stroke». O. Hurtado, A. Cárdenas, J.M. Pradillo, J.R. Morales, F. Ortego, T. Sobrino, J. Castillo, M.A. Moro, I. Lizasoain. En *Neurobiol Dis*, 2007, vol. 26; 105-111.

8. «Effects of citicoline combined with thrombolytic therapy in a rat embolic stroke model». M. Andersen, K. Overgaard, P. Meden, G. Boysen, S. Choi. En *Stroke*, 1999, vol. 30; 1464-1471.

9. «Effect of combined therapy with thrombolysis and citicoline in a rat model of embolic stroke». M. Alonso de Leciñana, M. Gutiérrez, J.M. Roda, F. Carceller, E. Díez-Tejedor. En *J Neurol Sci*, 2006, vol. 247; 121-129.

10. «Reduction of infarct volume and mortality by thrombolysis in a rat embolic stroke model». K. Overgaard, T. Sereghy, G. Boysen, H. Pedersen, N. Diemer. En *Stroke*, 1992, vol. 23; 1167-1173.

11. «Thrombolysis and neuroprotection in cerebral ischemia». M. Gutiérrez, E. Díez-Tejedor, M. Alonso de Leciñana, B. Fuentes, F. Carceller, J.M. Roda, En *Cerebrovasc Dis*, 2006, vol. 21 (Supl 2); 118-126.

12. «NXY-059 for acute ischemic stroke». K.R. Lees, J.A. Zivin, T. Ashwood, A. Davalos, S.M. Davis, H.C. Diener, J. Grotta, P. Lyden, A. Shuaib, H.G. Hårdemark, W.W. Wasiewski; Stroke-Acute Ischemic NXY Treatment (SAINT I) Trial Investigators. En *N Engl J Med*, 2006, vol. 354; 588-600.

13. «Future of neuroprotection for acute stroke: in the aftermath of the SAINT trials». S.I. Savitz, M. Fisher. En *Ann Neurol*, 2007, vol. 61; 396-402.

14. «Mechanisms, challenges and opportunities in stroke». E.H. Lo, T. Dalkara, M.A. Moskowitz. En *Nat Rev Neurosci*, 2003, vol. 4; 399-415.

15. «Coordinated interaction of neurogenesis and angiogenesis in the adult songbird brain». A. Louissaint Jr, S. Rao, C. Leventhal, S.A. Goldman. En *Neuron*, 2002, vol. 34; 945-960.

16. «Vascular endothelial growth factor: direct neuroprotective effect in in vitro ischemia». K.L. Jin, X.O. Mao, D.A. Greenberg. En *Proc Natl Acad Sci U S A*, 2000, vol. 97; 10242-10247

17. «Vascular endothelial growth factor (VEGF) stimulates neurogenesis in vitro and in vivo». K. Jin, Y. Zhu, Y. Sun, X.O. Mao, L. Xie, D.A. Greenberg. En *Proc Natl Acad Sci USA*, 2002, vol. 99; 11946-11950.

18. «VEGF antagonism reduces edema formation and tissue damage after ischemia/reperfusion in-

jury in the mouse brain». N. van Bruggen, H. Thibodeaux, J.T. Palmer, W.P. Lee, L. Fu, B. Cairns, D. Tumas, R. Gerlai, S.P. Williams, M. van Lookeren Campagne, N. Ferrara. En *J Clin Invest,* 1999, vol. 104; 1613-1620.

19. «A neurovascular niche for neurogenesis after stroke». J.J. Ohab, S. Fleming, A. Blesch, S.T. Carmichael. En *J Neurosci,* 2006, vol. 26; 13007-13016.

20. «Rat forebrain neurogenesis and striatal neuron replacement after focal stroke». J.M. Parent, Z.S. Vexler, C. Gong, N. Derugin, D.M. Ferriero. En *Ann Neurol,* 2002, vol. 52; 802-813.

21. «Tumor necrosis factor receptor 1 is a negative regulator of progenitor proliferation in adult hippocampal neurogenesis». R.E. Losif, C.T. Ekdahl, H. Ahlenius, C.J. Pronk, S. Bonde, Z. Kokaia, S.E. Jacobsen, O. Lindvall. En *J Neurosci,* 2006, vol. 26; 9703-9712.

22. «Enhanced expression of the CXCl12/SDF-1 chemokine receptor CXCR7 after cerebral ischemia in the rat brain». B. Schönemeier, S. Schulz, V. Hoellt, R. Stumm. En *J Neuroimmunol,* 2008, vol. 198; 39-45.

23. «Clinical implications for statin pleiotropy». J.K. Liao. *Curr Opin Lipidol,* 2005, vol. 16; 624-629.

24. «Regeneration of hippocampal pyramidal neurons after ischemic brain injury by recruitment of endogenous neural progenitors». H. Nakatomi, T. Kuriu, S. Okabe, S. Yamamoto, O. Hatano, N. Kawahara, A. Tamura, T. Kirino, M. Nakafuku. En *Cell,* 2002, vol. 110; 429-441.

25. «Effect of BDNF treatment and forced arm use on functional motor recovery after small cortical ischemia». W.R. Schabitz, C. Berger, R. Kollmar, M. Seitz, E. Tanay, M. Kiessling, S. Schwab, C. Sommer. En *Stroke,* 2004, vol. 35; 992-997.

26. «Epidermal growth factor and fibroblast growth factor-2 have different effects on neural progenitors in the adult rat brain». H.G. Kuhn, J. Winkler, G. Kempermann, L.J. Thal, F.H. Gage. En *J Neurosci,* 1997, vol. 17; 5820-5829.

27. «Morphological observation of effect of cerebrolysin on culture neural cells». T. Satou, y colaboradores. En *Advances in Biosciences,* 1993, vol. 87; 195-196.

28. «N-cadherin mediates nitric oxide-induced neurogenesis in young and retired breeder neurospheres». J. Chen, A. Zacharek, Y. Li, A. Li, L. Wang, M. Katakowski, C. Roberts, M. Lu, M. Chopp. En *Neuroscience,* 2006, vol. 140; 377-388.

29. «Treatment of stroke with erythropoietin enhances neurogenesis and angiogenesis and improves neurological function in rats». L. Wang, Z. Zhang, Y. Wang, R. Zhang, M. Chopp. En *Stroke,* 2004, vol. 35; 1732-1737.

30. «Bone marrow stromal cells upregulate expression of bone morphogenetic proteins 2 and 4, gap junction protein connexin-43 and synaptophysin after stroke in rats». C. Zhang, Y. Li, J. Chen, Q Gao, A. Zacharek, A. Kapke, M. Chopp. En *Neuroscience,* 2006, vol. 141; 687-695.

31. «Allogeneic bone marrow stromal cells promote glial-axonal remodeling without immunologic sensitization after stroke in rats». Y. Li, K. McIntosh, J. Chen, C. Zhang, Q. Gao, J. Borneman, K. Raginski, J. Mitchell, L. Shen, J. Zhang, D. Lu, M. Chopp. En *Exp Neurol,* 2006, vol. 198; 313-325.

32. «Cell replacement therapies for central nervous system disorders». A. Bjorklund, O. Lindvall. En *Nat Neurosci,* 2000, vol. 3; 537-544.

33. «Adherent selfrenewable human embryonic stem cell-derived neural stem cell line: functional engraftment in experimental stroke model». M.M. Daadi, A.L. Maag, G.K. Steinberg. En *PLoS One,* 2008, vol. 3; e1644.

34. «Molecular and magnetic resonance imaging of human embryonic stem cellderived neural stem cell grafts in ischemi rat brain». M.M. Daadi, Z. Li, A. Arac, B.A. Grueter, M. Sofilos, R.C. Malenka, J.C. Wu, G.K. Steinberg. En *Mol Ther,* 2009, vol. 17; 1282–1291.

35. «Neuronal differentiation of transplanted embryonic stem cell-derived precursors in stroke

lesions of adult rats». C. Bühnemann, A. Scholz, C. Bernreuther, C.Y. Malik, H. Braun, M. Schachner, K.G. Reymann, M. Dihné. En *Brain*, 2006, vol. 129; 3238-3248.

36. «Transplanted human fetal neural stem cells survive, migrate, and differentiate in ischemic rat cerebral cortex». S. Kelly, T.M. Bliss, A.K. Shah, G.H. Sun, M. Ma, W.C. Foo, J. Masel, M.A. Yenari, I.L. Weissman, N. Uchida, T. Palmer, G.K. Steinberg. En *Proc Natl Acad Sci USA*, 2004, vol. 101; 11839-11844.

37. «Neuronal replacement from endogenous precursors in the adult brain after stroke». A. Arvidsson, T. Collin, D. Kirik, Z. Kokaia, O. Lindvall. En *Nat Med*, 2002, vol. 8; 963-970.

38. «Stem cells in human neurodegenerative disorders — time for clinical translation?». O. Lindvall, Z.J. Kokaia. En *Clin Invest*, 2010, vol. 120; 29-40.

39. «Neurotransplantation for patients with subcortical motor stroke: a phase 2 randomized trial». D. Kondziolka, G.K. Steinberg, L. Wechsler, C.C. Meltzer, E. Elder, J. Gebel, S. Decesare, T. Jovin, R. Zafonte, J. Lebowitz, J.C. Flickinger, D. Tong, M.P. Marks, C. Jamieson, D. Luu, T. Bell-Stephens, J. Teraoka. En *J Neurosurg*, 2005, vol. 103; 38-45.

40. «Transplantation of cultured human neuronal cells for patients with stroke». D. Kondziolka, L. Wechsler, S. Goldstein, C. Meltzer, K.R. Thulborn, J. Gebel, P. Jannetta, S. DeCesare, E.M. Elder, M. McGrogan, M.A. Reitman, L. Bynum. En *Neurology*, 2000, vol. 55; 565-569.

41. «Transplantation of a new composite of fetal neural tissue and adult bone marrow stromal cells into the rat brain after stroke». Y. Li, X. Yang, J. Chen, L. Wang, Y. Wang, C. Zhang, y colaboradores. En *Neurosci Res Commun*, 2002, vol. 30; 155-163.

42. «Vascular and neuronal effects of VEGF in the nervous system: implications for neurological disorders». Carmeliet, E. Storkebaum. En *Semin Cell Dev Biol*, 2002, vol. 13; 39-53.

43. «Autologous mesenchymal stem cell transplantation in stroke patients». O.Y. Bang, J.S. Lee, P.H. Lee, G. Lee. En *Ann Neurol*, 2005, vol. 57; 874-882.

44. «Improvement of neurological deficits by intracerebral transplantation of human adipose tissue-derived stromal cells after cerebral ischemia in rats». S.K. Kang, D.H. Lee, Y.C. Bae, H.K. Kim, S.Y. Baik, J.S. Jung. En *Exp Neurol*, 2003, vol. 183; 355-366.

45. «One-year followup after bone marrow stromal cell treatment in middleaged female rats with stroke». L.H. Shen, Y. Li, J. Chen, Y. Cui, C. Zhang, A. Kapke, M. Lu, S. Savant-Bhonsale, M. Chopp. En *Stroke*, 2007, vol. 38; 2150-2156.

46. «Cerebral protection, brain repair, plasticity and cell therapy in ischemic stroke». M. Gutiérrez, J.J. Merino, M. Alonso de Leciñana, E. Díez-Tejedor. En *Cerebrovasc Dis*, 2009, vol. 27 (Supl 1); 177-186.

47. «M.T. Vallejo Cremades, E. Díez-Tejedor. «Early mesenchymal stem cells therapy intravenous or intracarotidea administration in acute cerebral infarct: experimental study in rats». M. Gutiérrez, J. Álvarez Grech, B. Rodríguez Frutos, J.J. Merino, M.T. Vallejo Cremades, E. Díez-Tejedor. En *Cerebrovasc Dis*, 2009, vol. 27 (Supl 6); 21-21.

48. «Vallejo Cremades MT, Díez-Tejedor E. Early mesenchymal stem cells therapy intravenous or intracarotidea administration in acute cerebral infarct: experimental study in rats». M. Gutiérrez, J. Álvarez Grech, B. Rodríguez Frutos, J.J. Merino, M.T. Vallejo Cremades, E. Díez-Tejedor. En *Stroke*, 2009, vol. 40, n.º 4; e169-e170.

49. «Induction of pluripotent stem cells from mouse embryonic and adult fibroblast cultures by defined factors». K. Takahashi, S. Yamanaka. *Cell*, 2006, vol. 126; 663-676.

50. «Regeneration of the ischemic brain by engineered stem cells: Fuelling endogenous repair processes». C.V. van Velthoven, A. Kavelaars, F. van Bel, C.J. Heijnen. En *Brain Res Rev*, 2009, vol. 61; 1-13.

51. «Stem Cell Therapies as an Emerging Paradigm in Stroke (STEPS): bridging basic and clinical science for cellular and neurogenic factor therapy in treating stroke». The STEPS Participants. En *Stroke*, 2009, vol. 40; 510-515.

Capítulo 10

Estimulación magnética transcraneal

N. RAGUER

Introducción

Descrita en 1985 por Barker y colaboradores[1] la estimulación magnética transcraneal (EMT) permite la activación del tejido cerebral de una forma indolora y no invasiva, tras la aplicación de un campo magnético breve y de alta intensidad sobre la cabeza de un sujeto. Debido a la facilidad en el registro de respuestas motoras evocadas, el gran volumen de conocimiento de la EMT se centra en el estudio de las áreas corticales motoras y vías corticoespinales, y su principal indicación es el estudio diagnóstico y pronóstico en enfermedades que afecten las vías motoras del sistema nervioso central. No obstante, desde su descripción la EMT se ha convertido en un instrumento fundamental en el conocimiento de las neurociencias, siendo su interés creciente en el conocimiento fisiopatológico de múltiples enfermedades del sistema nervioso central, trastornos de movimiento y funciones cognitivas, así como su potencial uso terapéutico.

La aplicación de estímulos magnéticos repetidos a distintas frecuencias ha demostrado modificar la excitabilidad de las áreas corticales motoras en el ser humano, ya sea aumentándola (frecuencias > 5 Hz) o disminuyéndola (frecuencias < 5 Hz); una característica importante es la prolongación de este efecto más allá de la propia estimulación. Estos cambios en la plasticidad cortical provocados por la EMT repetitiva (EMTr) y la persistencia de sus efectos son la base de su aplicación terapéutica en patología neurológica o psiquiátrica. En el ictus se han descrito alteraciones en la plasticidad cortical relacionadas con su pronóstico, y se ha desarrollado el concepto de «competición interhemisférica». Las estrategias terapéuticas propuestas mediante EMTr en pacientes con ictus van dirigidas a normalizar estos cambios plásticos maladaptativos y mejorar el pronóstico motor en estos pacientes.

1   Estimulación magnética transcraneal

1.1 *Bases técnicas*

La EMT[2] consiste en la aplicación de un campo magnético breve y de alta intensidad sobre el cuero cabelludo de un sujeto, que es capaz de producir la activación de la corteza cerebral de forma indolora y que permite valorar la integridad de las vías motoras centrales. Está basada en el principio de inducción electromagnética de Faraday, por el cual el flujo de una corriente eléctrica en un primer circuito inducirá un campo magnético variable en el tiempo, que a su vez provocará una corriente eléctrica en un segundo circuito cercano. En la estimulación magnética transcraneal, la descarga brusca de condensadores de alto voltaje a través de una bobina de cable de cobre genera un campo magnético transitorio en torno a la bobina de 1-2 teslas en unos 50 µs. Debido a la baja impedancia que presentan el cuero cabelludo y el cráneo al paso de un campo magnético, éste penetra fácilmente hasta el tejido cerebral sin apenas atenuación. La rápida variación temporal del campo magnético es capaz de inducir una despolarización de las células neuronales del tejido cerebral, que se comporta como un tejido conductor.

Según el tipo de bobina utilizada (circular o focal en «8») y la forma del pulso magnético (monofásico o bifásico) o la dirección y colocación de la bobina, los efectos de la EMT serán distintos (véase la figura 1).

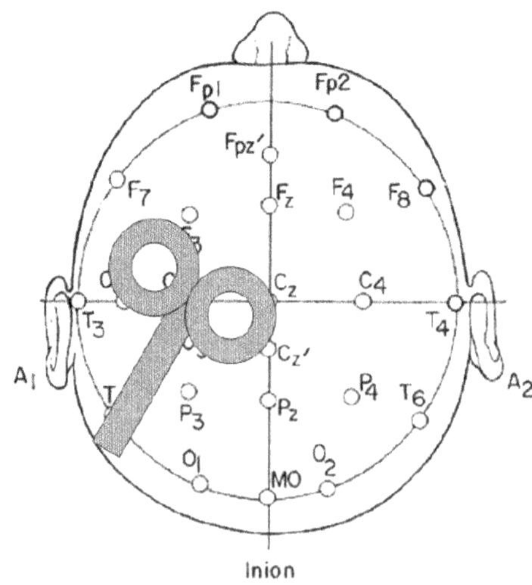

Figura 1. Localización del área motora cortical representativa de la mano. Con una bobina focal en «8» se consigue la máxima estimulación cuando la corriente fluye en dirección posteroanterior, perpendicularmente a la cisura central.

1.2 Fisiología de la activación

Aunque se puede producir activación de cualquier área cortical del cerebro, la facilidad y la objetividad en el registro de la respuesta motora implica que la mayoría de los conocimientos se centren en el estudio del área motora cortical y sus proyecciones corticoespinales. Realizando registros espinales epidurales[2] se ha visto que a bajas intensidades la EMT provoca una activación preferentemente transináptica de las motoneuronas corticales, evocando ondas I o indirectas en la vía corticoespinal, mientras que a altas intensidades se producen múltiples descargas descendentes, la onda D o directa, de latencia más corta provocada por la despolarización directa del axón de la motoneurona cortical, seguida de múltiples ondas I o indirectas. La activación final de la motoneurona espinal dependerá de la sumación temporoespacial de estas ondas descendentes.

En el adulto la EMT evoca fundamentalmente respuestas motoras en la musculatura contralateral al córtex motor estimulado, a excepción de musculatura facial y axial, que recibe proyecciones corticoespinales de ambos hemisferios.

En la práctica clínica se utiliza la EMT para evaluar la integridad del sistema motor desde córtex y a través de las fibras rápidas del tracto corticoespinal cruzado.

Los principales parámetros valorables en la EMT son el umbral motor cortical en reposo y activo, la curva de reclutamiento del potencial evocado motor, el tiempo de conducción motora central, el periodo de silencio cortical, y fenómenos de inhibición y facilitación intracortical mediante la estimulación pareada.

2 Estimulación magnética transcraneal repetitiva

2.1 Bases técnicas

La aplicación de un tren de estímulos de la misma intensidad sobre una zona cerebral a una frecuencia que puede variar entre un estímulo por segundo (1 Hz) hasta veinte o más, se conoce como EMTr. Para su aplicación se requieren estimuladores magnéticos especiales, que permitan dar altas frecuencias de estimulación, así como sistemas de refrigeración que impidan el calentamiento excesivo de las bobinas magnéticas. Las bobinas usadas con más frecuencia son las focales o en «8», que permiten estimular un pequeña zona cortical (véase la figura 2).

Los parámetros variables de la EMTr son: *a)* la intensidad de los estímulos; *b)* la frecuencia de estimulación (o el intérvalo entre estímulos); *c)* la longitud o el número de estímulos del tren, y *d)* el intérvalo entre trenes sucesivos. Otras características que definen la sesión de estimulación son el número total de trenes, el periodo total de estimulación y el número total de estímulos aplicados. Se han descrito también patrones de

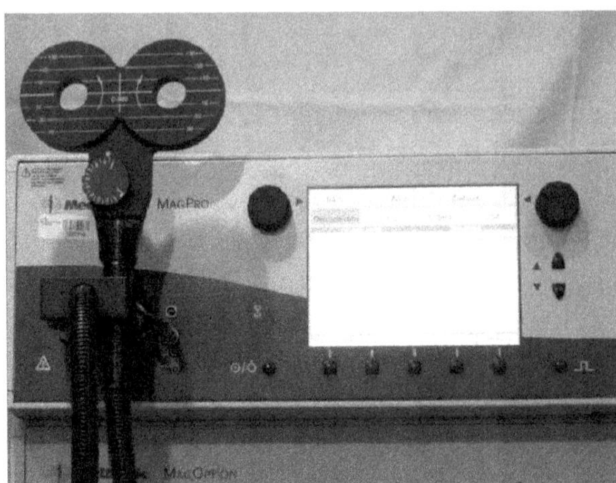

Figura 2. Estimulador magnético de altas frecuencias y bobina focal en «8».

EMTr no regulares, consistentes en trenes de alta frecuencia (tres estímulos a 50 Hz), repetidos a una frecuencia de 5 Hz, que probablemente tendrían un efecto más duradero con menor número de estímulos *(theta-burst).*

2.2 Bases fisiológicas

La principal característica de la EMTr es su capacidad de inducir cambios en la excitabilidad cortical, ya sea aumentándola o inhibiéndola, dependiendo fundamentalmente de la frecuencia de estimulación. Así bajas frecuencias de estimulación (< 5 Hz), pueden disminuir la excitabilidad del córtex motor,[3] mientras que trenes de estimulación de altas frecuencias (> 5 Hz) conllevan un aumento temporal de la excitabilidad cortical.[4] Por otra parte, esta modulación de la excitabilidad persiste un periodo más allá del tren de estimulación, y en ello se basa su aplicación terapéutica.

Diversos estudios que combinan la EMTr con técnicas de neuroimagen funcional en humanos, describen supresión o aumento del flujo cerebral y metabolismo del área cortical motora tras la aplicación de EMTr a bajas (1 Hz) o altas (10-20 Hz) frecuencias, respectivamente.[5] También se han descrito fenómenos similares en otras áreas corticales como las frontales y prefrontales.

El mecanismo exacto de la modulación de la excitabilidad cortical por la EMTr no está todavía claro. La potenciación a largo plazo[6] *(long-term potentiation* [LTP]) y la depresión a largo plazo[7] *(long-term depression* o LTD) de las sinapsis corticales se han sugerido como posibles mecanismos para explicar el efecto de la EMTr a altas y bajas frecuencias, respectivamente.

2.3   Seguridad

2.3.1   Crisis epilépticas

Inicialmente se describieron crisis epilépticas en sujetos sanos y en pacientes con epilepsia tras la aplicación de EMTr.[8] El riesgo es mayor en la estimulación del córtex motor, ya que ésta es una de las regiones más epileptogénicas del cerebro. El mecanismo propuesto sería la activación excesiva de las neuronas piramidales corticales que provocaría una propagación de la excitación a neuronas piramidales próximas a través de axones colaterales excitatorios e interneuronas inhibitorias. Se ha visto que las crisis inducidas por EMTr se propagan con un patrón somatotópico similar a la representación del cuerpo en el córtex sensitivomotor.

Se han publicado varias guías de seguridad para disminuir el riesgo de crisis en los tratamientos con EMTr.[9] En éstas se establecen los parámetros de EMTr (intensidad, frecuencia, número de estímulos e intérvalos entre trenes de estímulos) que minimizan el riesgo. Desde su descripción no se han descrito nuevas crisis en aquellos protocolos de EMTr que aplican estas guías de seguridad.[10]

De todas formas, es recomendable monitorizar la actividad EMG de forma continua, ya que la aparición de actividad en musculatura contralateral cuando se estimula córtex no motor, o bien en musculatura vecina cuando se estimula córtex motor, se correlaciona con la aparición de actividad crítica, y es un método añadido de seguridad.

2.3.2   Otras

No se han demostrado efectos cognitivos nocivos en pacientes con depresión ni en sujetos sanos tras la aplicación de sesiones repetidas de EMTr en el córtex prefrontal.[11]

Estudios neuroanatómicos en animales de experimentación no han demostrado daño neuronal tras la aplicación de EMTr. Tampoco estudios con resonancia magnética nuclear han mostrado alteraciones en pacientes con depresión o epilepsia tras la aplicación de EMTr.[12]

Inicialmente se sugirieron efectos de la EMTr sobre el eje neuroendocrino, aunque estudios más recientes no han demostrado alteraciones en el nivel plasmático de cortisol, prolactina, hormona foliculoestimulante (FSH) ni testosterona (TST).

El efecto secundario más descrito tras la EMT es la cefalea de características tensionales (5 %), que responde bien al tratamiento analgésico.

La descarga de la bobina magnética produce un «clic» audible, que cuando se utilizan estímulos a alta frecuencia y de alta intensidad puede llegar a ser desagradable para algunos pacientes, aunque estudios auditivos no han mostrado alteraciones tras la EMTr. Se aconseja el uso de tapones en los oídos cuando el ruido pueda ser incómodo para el individuo.

2.3.3 Contraindicaciones

Aunque la EMTr es una técnica considerada segura, existen circunstancias en que está contraindicada. Las contraindicaciones se deben al efecto que los estímulos magnéticos tienen sobre objetos metálicos (desplazamiento o calentamiento) y al riesgo de inducir crisis epilépticas. Así, la mayoría de autores consideran las siguientes situaciones como contraindicaciones para la aplicación de la EMTr:[13]

- Presencia de algún implante metálico en la cabeza (placas, tornillos, clips para aneurismas), excluyendo los dentarios. Se pueden realizar excepciones si se conocen las propiedades físicas del metal y existe necesidad de aplicar la EMTr. Así, en pacientes con estimuladores cerebrales profundos para el tratamiento de la enfermedad de Parkinson se ha demostrado la seguridad de la aplicación de pulsos simples y pareados de EMT, pero no se ha establecido la seguridad de la EMTr.
- Portadores de marcapasos cardíacos o bombas de medicación no deberían participar en estudios de EMTr sin un claro beneficio potencial. En este caso, debería consultarse al fabricante del dispositivo para conocer los efectos de la estimulación magnética en su funcionamiento.
- Pacientes con patología médica grave que les haga más susceptibles a sufrir una crisis, o en los que las consecuencias de sufrir una crisis sean graves, deberían también ser excluidos de estudios con EMTr.
- Niños o mujeres durante el embarazo, debido al potencial riesgo de sufrir una crisis. Además, se desconocen los efectos que campos magnéticos intensos puedan tener sobre el feto.

La toma de antidepresivos tricíclicos, neurolépticos y otros fármacos que disminuyan el umbral de presentar crisis epilépticas es también una contraindicación relativa a la aplicación de EMTr.

Todos los laboratorios deberían utilizar un cuestionario especialmente dirigido a detectar las contraindicaciones de la EMTr para incluir a un paciente en un estudio.

3   Estimulación magnética transcraneal repetitiva en el ictus

La base de la recuperación funcional motora tras un ictus no está totalmente dilucidada, aunque se atribuye a cambios plásticos del cerebro, ya sea por medio de la regeneración o reorganización cortical. Estudios de neuroinmagen muestran que la extensión y el patrón de la reorganización neuronal dependen tanto del sitio como de la extensión de la lesión.[14] La reactivación de la actividad neuronal de las áreas motoras del hemisferio lesionado se correlaciona con una buena recuperación de la función de la mano afectada, mientras que la activación neuronal del hemisferio sano (contralesional), durante la función de la mano o brazo afectos tras un ictus, se interpreta como un fenómeno de plasticidad maladaptativa que puede limitar el proceso de recuperación. La inhibición interhemisférica anormal es el modelo hipotético subyacente a las terapias con EMTr.

La idea de la modulación de la excitabilidad cortical mediante la EMTr es inducir plasticidad sináptica y/o interferir con los procesos maladaptativos desarrollados después del ictus, con lo que se consigue mejorar la eficacia de las estrategias rehabilitadoras.

Existen estudios experimentales que muestran el efecto neuroprotector de la EMTr a altas frecuencias en un modelo de rata con isquemia cerebral transitoria de la arteria cerebral media.[15] La aplicación de EMTr a altas frecuencias durante siete días mostró una mejoría de las escalas neurológicas, así como una disminución en el volumen del infarto, probablemente bloqueando la apoptosis y aumentando el consumo de glucosa en el hemisferio isquémico.

3.1 *El concepto de competición interhemisférica*

En el cerebro normal la actividad neuronal de las áreas motoras primarias (M1) de ambos hemisferios está funcionalmente acoplada y equilibrada en términos de control inhibitorio mutuo. Los movimientos en una mano están asociados a la facilitación de la actividad neuronal en el M1 del hemisferio contralateral y el aumento de la inhibición que ésta ejerce sobre el área homóloga del hemisferio ipsilateral. La lateralización de la actividad neuronal durante el movimiento unimanual está relacionada en parte con la inhibición interhemisférica entre áreas motoras a través de conexiones transcallosas. El resultado es una inhibición de las áreas motoras ipsilaterales al movimiento de la mano, que en último lugar provocaría una disminución de la actividad muscular en la mano no activa.

El ictus puede afectar el balance de los circuitos inhibitorios transcallosos entre las áreas motoras de ambos hemisferios (véase la figura 3). Tras la isquemia se ha descrito un aumento de la actividad neuronal en las áreas motoras del hemisferio no afecto, así como una inhibición del área motora del hemisferio afecto en relación al movimiento de la mano parética.[16,17] Este aumento de la inhibición ejercida desde el hemisferio sano sobre el hemisferio lesionado, vía transcallosa, se correlaciona directamente con la gravedad del déficit motor. El concepto de competición interhemisférica sostiene que el desequilibrio entre interacciones inhibitorias entre áreas motoras puede obstaculizar la recuperación motora, deteriorando la función motora de la mano afecta tras el ictus, más allá de la lesión de las fibras corticoespinales. Siguiendo esta teoría, la inhibición inducida externamente sobre el área motora cortical del hemisferio sano (contralesional) debe normalizar el balance de inhibición transcallosa entre ambos hemisferios resultando de una mejoría en la función motora de la mano afectada (véase la figura 4A).

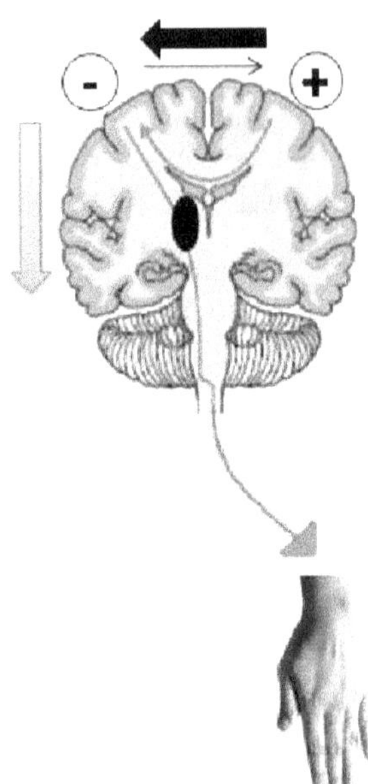

Figura 3. Teoría de la Competición Interhemisférica tras un ictus. El aumento de actividad neuronal del área motora primaria del hemisferio sano tras un ictus provoca un aumento de la inhibición que ejerce sobre el hemisferio contralateral (lesionado) vía inhibición transcallosa, provocando una peor recuperación de la mano afectada.

En individuos sanos se ha demostrado que la inhibición ejercida sobre el M1 acelera el movimiento de la mano ipsilateral, y se ha observado un aumento de la excitabilidad cortical y del flujo cerebral en el hemisferio contralateral; además, se correlaciona con una disminución de la inhibición transcallosa. En cambio la facilitación de la excitabilidad cortical en el M1 ha demostrado mejorar el aprendizaje de una tarea secuencial de movimiento en la mano contralateral. Estos datos obtenidos en sujetos normales prestan un fuerte apoyo al modelo de competición interhemisférica y proveen un marco neurobiológico para la aplicación de técnicas de estimulación cortical no invasivas como la EMTr en la rehabilitación de la función de la mano parética después de un ictus.

3.2 Estimulación magnética transcraneal repetitiva en la recuperación motora

Basadas en la teoría de la competición interhemisférica, se plantean dos estrategias en la aplicación de la EMTr como tratamiento de la función motora tras el ictus:

– Inhibición del área motora del hemisferio sano.
– Facilitación del área motora del hemisferio afectado.

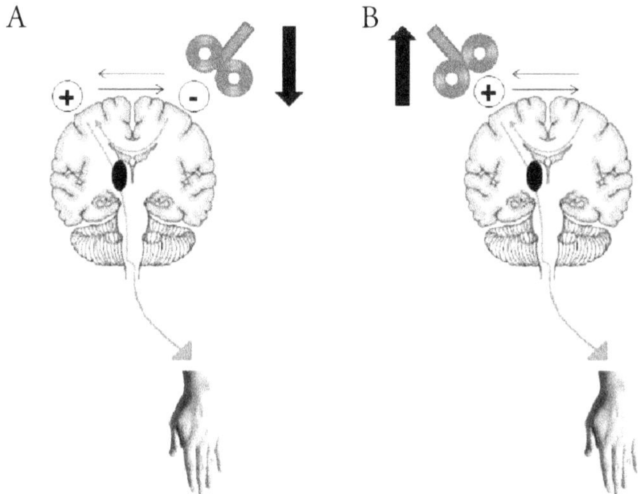

Figura 4. Estrategias de EMTr en el ictus según la teoría de la competencia interhemisférica.
A. La aplicación de protocolos inhibitorios de EMTr sobre el hemisferio sano (bajas frecuencias)
disminuye la inhibición que éste ejerce sobre el hemisferio lesionado, y provoca un aumento
de excitabilidad del mismo y una recuperación de la mano parética mejor.
B. La aplicación de protocolos facilitatorios de EMTr sobre el hemisferio lesionado
(altas frecuencias) mejora la recuperación de la mano parética.

3.2.1 *Inhibición del área motora del hemisferio sano*

La aplicación de protocolos inhibitorios en el M1 del hemisferio sano es una estrategia en el tratamiento del ictus que ha demostrado ser segura, no habiéndose referido efectados adversos graves (véase la figura 4A). Revisando los estudios controlados con placebo, su efecto se ha aplicado en unos 155 pacientes, incluyendo aquellos que sólo han recibido tratamiento placebo (véase la tabla 1).[18-28] Los hallazgos de los distintos estudios sugieren que la inhibición de la excitabilidad cortical del M1 del hemisferio sano (contralesional) puede mejorar la recuperación funcional de la mano tras un ictus, oscilando el tamaño del efecto entre un 10 y un 60 % de mejoría según la variable estudiada. La mayoría de los estudios han aplicado frecuencias de estimulación de 1 Hz sobre el M1 de representación de la mano del hemisferio sano, con protocolos de una sola sesión, y se han valorado los efectos de forma inmediata. La aplicación de sesiones diarias durante 5-8 días consecutivos no ha demostrado un efecto sumatorio, pero sí la persistencia durante un mayor periodo de tiempo de los efectos, y se ha descrito hasta 3 meses después de la estimulación.[21,27,28] La mayoría de los estudios se ha realizado en pacientes en estadios crónicos tras un ictus, aunque también se ha demostrado su eficacia al aplicarla en pacientes en la fase aguda[23,28] y lesio-

Autores	N (pacientes)	Tiempo evolución	Localización lesión	Área estimulación	Parámetros estimulación	Núm. de sesiones	Valoración resultados
Takeuchi, 2005[19]	20	Crónicos	Subcortical	M1 mano hemisferio sano	1 Hz, 90 % UMR, 25 min.	1	Inmediato
Mansur, 2005[20]	10	Crónicos	Subcortical	M1 mano y córtex premotor hemisferio sano	1 Hz, 100 % UMR, 10 min.	1	Inmediato
Fregni, 2006[21]	15	Crónicos	Cortical + subcortical	M1 mano hemisferio sano	1 Hz, 100 % UMR, 20 min.	5 días	14 días
Talelli, 2007[22]	6	Crónicos	Cortical + subcortical	M1 mano hemisferio sano	cTBS, 80 % UMA	1	Inmediato
Liepert, 2007[23]	12	Agudos	Subcortical	M1 mano hemisferio sano	1 Hz, 100% UMR, 20 min.	1	Inmediato
Nowak, 2008[24]	15	Subagudos	Subcortical	M1 mano hemisferio sano	1 Hz, 100 % UMR, 10 min.	1	Inmediato
Takeuchi, 2008[25]	20	Crónicos	Subcortical	M1 mano hemisferio sano	1 Hz, 90 % UMR, 25 min.	1	1 semana
Dafotakis, 2008[26]	12	Agudos + Crónicos	Subcortical	M1 mano hemisferio sano	1 Hz, 100 % UMR, 10 min.	1	Inmediato
Kirton, 2008[27]	10, niños	Crónicos	Subcortical	M1 mano hemisferio sano	1 Hz, 100 % UMR, 20 min.	8 días	1 semana
Khedr, 2009[28]	24	Agudos	Cortical + subcortical	M1 mano hemisferio sano	1 Hz, 100 % UMR, 15 min.	5 días	3 meses
Grefkes, 2010[29]	11	Subagudos		M1 mano hemisferio sano	1 Hz	1	Inmediato

Tabla 1. Protocolos inhibitorios de EMTr sobre el córtex primario motor del hemisferio sano en pacientes con ictus. Revisión de estudios con control placebo sobre los efectos motores.

nes predominantemente subcorticales, aunque son necesarios más estudios para valorar si el tratamiento es igualmente efectivo en ictus corticales. La mejoría en el rendimiento de la mano parética tras la EMTr sobre el M1 del hemisferio sano se asocia a una disminución de la inhibición transcallosa que ejerce sobre el M1 del hemisferio lesionado.[19] El tratamiento ha demostrado ser efectivo en aquellos pacientes con una hiperactividad en el hemisferio sano demostrada por resonancia magnética nuclear funcional (RMNf), hallazgo que es un buen marcador de la eficacia del tratamiento con EMTr.[24]

En resumen, la EMTr inhibitoria (frecuencias de 1 Hz y protocolo cTBS) en el área motora del hemisferio sano ha demostrado ser una técnica segura y eficaz en la recuperación funcional de la mano parética tras un ictus subcortical agudo o crónico, y la mejoría puede persistir tres meses después de la aplicación de cinco sesiones de EMTr en días consecutivos.

3.2.2 *Facilitación del área motora del hemisferio lesionado*

La aplicación de EMTr a altas frecuencias en el M1 del hemisferio lesionado ha demostrado ser una técnica segura, y no se han descrito efectos adversos graves (véase la figura 4B). Revisando los estudios con control placebo se han estudiado unos 193 pacientes con ictus, incluyendo aquellos que sólo han recibido tratamiento placebo (véase la tabla 2).[22,28,29-33] En los estudios publicados la facilitación sobre el M1 del hemisferio lesionado ha demostrado ser eficaz para mejorar la función motora de la mano afecta tras un ictus, variando el efecto entre un 20 y un 125 % de mejoría dependiendo de los parámetros evaluados. Los protocolos facilitatorios de estimulación aplicados han sido múltiples (3 Hz, 10 Hz, 20 Hz y estimulación con *theta burst* intermitente), no pareciendo diferir en el efecto, aunque no se han estudiado las mismas variables en todos los estudios. La EMTr se ha aplicado en sesiones únicas, valorando sus efectos inmediatos, o bien en sesiones diarias durante 5-10 días, sin mostrar un efecto sumatorio, aunque sí la persistencia de los efectos durante más tiempo. Khedr y colaboradores[34] demuestran la persistencia de la mejoría en la recuperación motora del hemicuerpo parético y en las escalas clínicas de valoración del ictus un año más tarde de la aplicación de la EMTr. Los estudios incluyen a pacientes con ictus en fase aguda y crónica. Parece existir una distinta respuesta terapéutica a la EMTr según la localización de la lesión. Así, la EMTr a altas frecuencias (10 Hz) sobre el M1 lesionado ha demostrado mejor respuesta en pacientes con lesiones subcorticales de la ACM que en aquellos con lesiones corticales añadidas.[33]

En resumen, la EMTr facilitadora (frecuencias de 3, 10 y 20 Hz y protocolo iTBS) sobre el área motora del hemisferio lesionado ha demostrado ser una técnica segura y eficaz en la recuperación funcional de la mano parética tras un ictus agudo o crónico. La mejoría puede persistir doce meses después de la aplicación de cinco sesiones de EMTr

Autores	N (pacientes)	Tiempo evolución	Localización lesión	Área estimulación	Parámetros estimulación	Número sesiones	Valoración resultados
Khedr, 2005[30]	52	Agudos	Cortical + subcortical	M1 mano hemisferio lesionado	3 Hz, 120 % UMR, 10 trenes – 10 seg.	10 días	10 días
Kim, 2006[31]	15	Crónicos	Cortical + subcortical	M1 mano hemisferio lesionado	10 Hz, 80 % UMR, 8 trenes – 2 seg.	1	Inmediato
Talelli, 2007[22]	6	Crónicos	Cortical + subcortical	M1 mano hemisferio lesionado	iTBS, 80 % UMA	1	Inmediato
Malcolm, 2007[32]	19	Crónicos	Cortical + subcortical	M1 mano hemisferio lesionado	20 Hz, 90 % UMR, 50 trenes – 2 seg.	10 días	10 días
Ameli, 2009[33]	29	-	Cortical + subcortical	M1 mano hemisferio lesionado	10 Hz, 80 % UMR, 20 trenes – 5 seg.	1	Inmediato
Khedr, 2009[28]	24	Agudos	Cortical + subcortical	M1 mano hemisferio lesionado	3 Hz, 130 % UMR, 30 trenes – 10 seg.	5 días	3 meses
Khedr, 2010[34]	48	Agudos	Cortical + subcortical	M1 mano hemisferio lesionado	3 Hz, 130 % UMR, 50 trenes – 5 seg. 10 Hz, 100 % UMR, 37 trenes – 2 seg.	5 días	12 meses

Tabla 2. Protocolos facilitatorios de EMTr sobre el córtex primario motor del hemisferio lesionado en pacientes con ictus. Revisión de estudios con control placebo sobre los efectos motores.

en días consecutivos, y es más eficaz en lesiones subcorticales que en corticales. El tipo de protocolo que se debe aplicar, así como la aplicación conjunta a otros medios de rehabilitación, requiere un mayor número de estudios.

3.3 Estimulación magnética transcraneal repetitiva en la disfagia postictus

Recientes estudios sugieren la eficacia de la EMTr en pacientes con infartos agudos isquémicos de la ACM[34] o del territorio vertebrobasilar[35] que cursan con disfagia. La aplicación de EMTr a 3 Hz en 10 trenes de 10 segundos sobre el área motora cortical esofágica del hemisferio ipsilesional o de ambos hemisferios respectivamente durante 5 días ha demostrado una mejoría significativa en el grado de disfagia al finalizar el tratamiento respecto al grupo placebo, que persiste a los 2 meses. Esta recuperación se correlaciona con un aumento de la excitabilidad de las proyecciones corticobulbares hacia los núcleos de la deglución del tronco cerebral. Aunque los resultados son esperanzadores sugiriendo la utilidad de la EMTr como tratamiento adicional a los convenciones en la disfagia, el número de pacientes estudiado es todavía insuficiente, y son necesarios más estudios para verificar los hallazgos antes de la aplicación generalizada de esta técnica.

3.4 Limitaciones y futuro de la estimulación magnética transcraneal repetitiva en el tratamiento del ictus

A pesar de las evidencias crecientes sobre la eficacia de la EMTr en la rehabilitación de la función motora de la mano lesionada tras sufrir un infarto cerebral, quedan todavía muchas dudas y problemas por dilucidar. Los futuros estudios deben utilizar una metodología exigente, con valoración a doble ciego e incluir un mayor número de pacientes, para poder dar respuesta a las siguientes cuestiones:

- ¿En qué momento es más eficaz la estimulación, en la fase aguda o en la crónica del ictus?
- ¿Qué área motora cortical y qué hemisferio (ipsi o contralateral) debemos estimular?
- ¿Qué parámetros de estimulación debemos utilizar: frecuencia, número de estímulos o intensidad?
- ¿Durante cuánto tiempo debemos aplicar la EMTr? ¿Qué duración tienen sus efectos?
- ¿Qué tipo de pacientes se beneficiarán más de la EMTr?

En este momento desconocemos qué cambios en la activación neuronal y en la conectividad de la red cortical motora se inducen con la EMTr. Estudios de neuroimagen demuestran que la EMTr focal produce cambios extensos en la activación neuronal motora de ambos hemisferios. De esta forma los efectos positivos de la facilitación o inhibición producidos sobre el córtex primario motor del hemisferio lesionado o sano, respectivamente, tras EMTr ipsi o contralesional, probablemente se deban no sólo a los cambios en la excitabilidad cortical producidos localmente sino también en las áreas interconectadas con el área estimulada. En este caso, el concepto en uso de la competición interhemisférica resulta un tanto simplificado, aunque sirve como hipótesis en el momento actual.

Otro aspecto importante es el desconocimiento que tenemos del efecto que una lesión isquémica ejerce sobre la integridad de la red motora cortical, y las bases anatomofisiológicas implicadas en el desequilibrio del balance interhemisférico. Se necesita un mayor conocimiento del comportamiento funcional, electrofisiológico y de imagen en un gran número de pacientes con localizaciones homogéneas de las lesiones. Asimismo, es necesaria la implementación de modelos eficaces de interconectividad entre áreas que nos permitan indentificar cambios en la arquitectura neuronal inducidos por lesiones isquémicas, y monitorizar la recuperación basada en la reorganización cortical y modulación usando los nuevos métodos de EMTr.

Conclusión

En los últimos años se han introducido nuevas técnicas de estimulación cerebral no invasivas como la EMTr en el tratamiento de los déficits sensitivomotores de la mano tras un ictus. La utilidad terapéutica de estas técnicas se basa en los cambios que inducen en la excitabilidad cortical, de una forma paralela a los cambios de eficacia sináptica descritos experimentalmente en neuronas del hipocampo (potenciación a largo plazo y depresión a largo plazo). Basándose en la teoría de la competición interhemisférica y del efecto maladaptativo de algunos de los cambios neuroplásticos producidos tras un ictus, se han planteado dos estrategias de EMTr, la inhibición del M1 del hemisferio sano (contralesional) y la facilitación del M1 del hemisferio lesionado.

Hasta el momento la EMTr ha demostrado ser una técnica segura en el tratamiento del ictus, sin haberse descrito efectos adversos relevantes usando las guías de seguridad actuales. A pesar del limitado número de estudios publicados todavía, y de la heterogeneidad de pacientes y protocolos usados, existe una evidencia convergente que la EMTr es efectiva en la recuperación funcional de la mano afecta tras sufrir un ictus, con mejorías entre un 10 y un 125 %, dependiendo de las variables estudiadas. No obstante, son necesarios mayor número de estudios para determinar los protocolos de estimulación más eficaces y el tipo de pacientes y/o tipo de lesiones tributarios a beneficiarse de este tratamiento. Se plantea su futura utilidad como método terapéutico añadido a otros tratamientos convencionales de neurorrehabilitación.

Bibliografía

1. «Non-invasive magnetic stimulation of human motor cortex». Lancet, 1985; 1: 1106-7.

2. «Comparison for descending volleys evoked by transcranial magnetic and electric stimulation in conscious humans». V. Di Lazzaro, A. Oliviero, P. Profice, E. Saturno, F. Pilato, A. Insola, P. Mazzone, P. Tonali, J.C. Rothwell. En *Electroencephalogr Clin Neurophysiol*, 1998, vol. 109; 397-401.

3. «Depression of motor cortex excitabiity by low-frequency transcranial magnetic stimulation». R. Chen, J. Classen, C. Gerloff, P. Celnik, E.M. Wassermann, M. Hallett, L.G. Cohen. En *Neurology*, 1997, vol. 48; 1398-1403.

4. «Responses to rapid-rate transcranial magnetic stimulation of the human motor cortex». A. Pascual-Leone, J. Valls-Solé, E.M. Wassermann, M. Hallet. En *Brain*, 1994, vol. 117; 847-858.

5. «Imaging brain activation induced by long trains of repetitive transcranial magnetic stimulation». H.R. Siebner, F. Willoch, M. Peller, y colaboradores. En *Neuroreport*, 1998, vol. 9; 943-948.

6. «Physiological mechanisms underlying long-term potentiation». B. Gustafsson, H. Wigstrom. En *Trends Neurosci*, 1988, vol. 11; 156-162.

7. «Flip side of synaptic plasticity: long-term depression mechanisms in the hippocampus». B.R. Christie, D.S. Kerr, W.C. Abraham. En *Hippocampus*, 1994, vol. 4; 127-135.

8. «Risk and safety of repetitive transcranial magnetic stimulation: report and suggested guidelines from the International Workshop on the Safety of Repetitive Trasncranial Magnetic Stimulation, June 5-7, 1996». En *Electroencephalogr Clin Neurophysiol*, 1998, vol. 108; 1-16.

9. «Safety of different inter-train intervals for repetitive transcranial magnetic stimulation and recommendations for safe ranges of stimulation parameters». R. Chen, C. Gerloff, J. Classen, E.M. Wassermann, M. Hallett, L.G. Cohen. En *Electroencephalogr Clin Neurophysiol*, 1997, vol. 105; 415-421.

10. «Safety study of high-frequency transcranial magnetic stimulation in patients with chronic stroke». M.P. Lomarev, D.Y. Kim, S.P. Richardson, B. Voller, M. Hallett. En *Clin Neurophysiol*, 2007, vol. 118; 2072-2075.

11. «Neuropsychological effects of prefrontal slow rTMS in normal volunteers: a double-blind sham-controlled study». D. Koren, O. Shefer, A. Chistyakov, B. Kaplan, M. Feinsod, E. Klein. En *J Clin Exp Neuropsychol*, 2001, vol. 23; 424-430.

12. «Lack of significant changes on magnetic resonance scans before and after 2 weeks of daily left prefrontal repetitive transcranial magnetic stimulation for depression». Z. Nahas, C. DeBrux, V. Chandler, J.P. Lorberbaum, A.M. Speer, M.A. Molloy, C. Liberatos, S.C. Risch, M.S. George. En *J ECT*, 2000, vol. 16; 380-390.

13. «Repetitive transcranial magnetic stimulation». M. Hallet, E.M. Wassermann, A. Pascual-Leone, J. Valls-Solé. En G. Deuschl, A. Eisen, editores: *Recommendations for the practice of clinical neurophysiology: guidelines of the International Federation of Clinical Physiology*, 2.ª ed. Elsevier, *Electroenceph Clin Neurophysiol*, 1999 (Supl. 52); 105-113.

14. «Imaging correlates of motor recovery from cerebral infarction and their physiological significance in well-recovered patients». D.G. Nair, S. Hutchinson, F. Fregni, M. Alexander, A. Pascual-Leone, G. Schlaug. En *Neuroimage*, 2007, vol. 34; 253-263.

15. «Protective effects of repetitive transcranial magnetic stimulation in a rat model of transient cerebral ischaemia: a microPET study». F. Gao, S. Wang, Y. Guo, J. Wang, M. Lou, J. Wu, M. Ding, M. Tian, H. Zhang. En *Eur J Nucl Med Mol Imaging*, 2010, vol. 37; 954-961.

16. «Non-invasive brain stimulation: a new strategy to improve neurorehabilitation after stroke?». F.C. Hummel, L.G. Cohen. En *Lancet Neurol*, 2006, vol. 5; 708-712.

17. «Influence of Interhemispheric Interactions on Motor Function in Chronic Stroke». N. Murase, J. Duque, R. Mazzocchio, L.G. Cohen. En *Ann Neurol*, 2004, vol. 55; 400-409.

18. «Repetitive transcranial magnetic stimulation of contralesional primary motor cortex improves

hand function after stroke». N. Takeuchi, T. Chuma, Y. Matsuo, I. Watanabe, K. Ikoma. En *Stroke,* 2005, vol. 36; 2681-2686.

19. «A sham stimulation-controlled trial of rTMS of the unaffected hemisphere in stroke patients». C.G. Mansur, F. Fregni, P.S. Boggio, y colaboradores. En *Neurology,* 2005, vol. 64; 1802-1804.

20. «A sham-controlled trial of a 5-day course of repetitive transcranial magnetic stimulation of the unaffected hemisphere in stroke patients». F. Fregni, P.S. Boggio, A.C. Valle, y colaboradores. En *Stroke,* 2006, vol. 37; 2115-2122.

21. «Exploring theta burst stimulation as an intervention to improve motor recovery in chronic stroke». P. Talelli, R.J. Greenwood, J.C. Rothwell. En *Clin Neurophysiol,* 2007, vol. 118; 333-342.

22. «Improvement of dexterity by single session low-frequency repetitive transcranial magnetic stimulation over contralesional motor cortex in acute stroke: a double-blind placebo-controlled crossover trial». J. Liepert, S. Zittel, C. Weiller. En *Restor Neurol Neurosci,* 2007, vol. 25; 461-465.

23. «Effects of low frequency rTMS over contralesional motor cortex on movement kinematics and movement-related neural activation in subcortical stroke». D.A. Nowak, C. Grefkes, M. Dafotakis, J. Küst, H. Karbe, G.R. Fink. En *Arch Neurol,* 2008, vol. 65; 741-747.

24. «Inhibition of the unaffected motor cortex by 1 Hz repetitive transcranial magnetic stimulation enhances motor performance and training effect of the paretic hand in patients with chronic stroke». N. Takeuchi, T. Tada, M. Toshima, C. Takayo, Y. Matsuo, K. Ikoma. En *J Rehabil Med,* 2008, vol. 40; 298-303.

25. «Effects of rTMS on grip force control after subcortical stroke». M. Dafotakis, C. Grefkes, H. Karbe, G.R. Fink, D.A. Nowak. En *Exp Neurol,* 2008, vol. 211; 407-412.

26. «Contralesional repetitive transcranial magnetic stimulation for chronic hemiparesis in subcortical paediatric stroke: a randomised trial». A. Kirton, R. Chen, S. Friefeld, C. Gunraj, A.M. Pontigon, G. Deveber. En *Lancet Neurol,* 2008, vol. 7; 507-513.

27. «Role of 1 and 3 Hz repetitive transcranial magnetic stimulation on motor function recovery after acute ischaemic stroke». E.M. Khedr, M.R. Abdel-Fadeil, A. Farghali, M. Qaid. En *Eur J Neurol,* 2009, vol. 16; 1323-1330.

28. «Modulating cortical connectivity in stroke patients by rTMS assessed with fMRI and dynamic causal modeling». C. Grefkes, D.A. Nowak, L.E. Wang, M. Dafotakis, S.B. Eickhoff, G.R. Fink. En *Neuroimage,* 2010, vol. 50; 233-242.

29. «Therapeutic trial of repetitive transcranial magnetic stimulation after acute ischemic stroke». E.M. Khedr, M.A. Ahmed, N. Fathy, J.C. Rothwell. En *Neurology,* 2005, vol. 65; 466-468.

30. «Repetitive transcranial magnetic stimulation-induced corticomotor excitability and associated motor skill acquisition in chronic stroke». Y.H. Kim, S.H. You, M.H. Ko, y colaboradores. En *Stroke,* 2006, vol. 37; 1471-1476.

31. «Repetitive transcranial magnetic stimulation as an adjunct to constraint-induced therapy: an exploratory randomized controlled trial». M.P. Malcolm, W.J. Triggs, K.E. Light, y colaboradores. En *Am J Phys Med Rehabil,* 2007, vol. 86; 707-715.

32. «Differential effects of high-frequency repetitive transcranial magnetic stimulation over ipsilesional primary motor cortex in cortical and subcortical middle cerebral artery stroke». M. Ameli, C. Grefkes, F. Kemper, F.P. Riegg, A.K. Rehme, H. Karbe, G.R. Fink, D.A. Nowak. En *Ann Neurol,* 2099, vol. 66; 298-309.

33. «Long-term effect of repetitive transcranial magnetic stimulation on motor function recovery after acute ischemic stroke». E.M. Khedr, A.E. Etraby, M. Hermeda, A.M. Nasef, A.A.E. Razek. En *Acta Neurol Scand,* 2010, vol. 121, n.º 1; 30-37.

34. «Treatment of post-stroke dysphagia with repetitive transcranial magnetic stimulation». E.M. Khedr, N. Abo-Elfetoh, J.C. Rothwell. En *Acta Neurol Scand,* 2009, vol. 119; 155-161.

35. «Therapeutic role of rTMS on recovery of dysphagia in patients with lateral medullary syndrome and brain stem infarction». E. Khedr, N. Abo-Elfetoh. En *J Neurol Neurosurg Psychiatry,* 2010, vol. 81, n.º 5; 495-499.

Capítulo 11

Nuevas tecnologías para la evaluación y tratamiento del ictus: análisis del movimiento en 3D, robótica y realidad virtual

R. Garreta, J. Chaler, A. Torrequebrada

1 El papel del análisis del movimiento en 3D en el manejo del ictus

Los sistemas de análisis del movimiento en 3D han adquirido un protagonismo extraordinario en la investigación básica de patología osteoarticular y neurológica, así como en la medicina deportiva o rendimiento deportivo. Estos sistemas permiten obtener de una manera efectiva datos sobre cinemática (movimiento) y cinética (fuerzas y potencias) que se generan durante la deambulación. La fiabilidad del análisis del movimiento en 3D de la marcha ha sido plenamente establecida.[1] En la práctica clínica, no obstante, sólo tienen un papel preponderante aunque debatido en la evaluación y planificación terapéutica de pacientes con parálisis cerebral infantil. Para diseñar un plan quirúrgico multinivel en pacientes afectos de parálisis cerebral, en estos momentos, la realización de una prueba de análisis de movimiento en 3D es determinante en la toma de decisiones.[2-4] La aplicación de esta técnica en pacientes con parálisis cerebral infantil se dirige a identificar fundamentalmente las alteraciones de los brazos de palanca para decidir intervenciones ortopédicas. No obstante, y en la actualidad, aún no hay evidencia de que mejoren los resultados.[3] Su aplicación en pacientes adultos afectos de secuelas de ictus es menos generalizada. No obstante, su capacidad de medir y, por tanto, objetivar fenómenos dinámicos derivados del síndrome de la motoneurona superior (hipertonía, hiperactivaciones musculares, cocontracciones o paresias) le confiere un interés particular.

El análisis del movimiento es el proceso de medir objetivamente los patrones de movimiento de los pacientes, identificar alteraciones, postular causas y recomendar tratamientos.[5] Para ello se requiere disponer de un laboratorio de análisis del movimiento. Éste consiste habitualmente en un sistema de captura de movimiento en tres dimensiones, unas plataformas de fuerza para medir la fuerza de reacción del suelo y electromiografía de superficie como sistemas fundamentales. Estos sistemas deben integrarse para obtener la información necesaria para su aplicación clínica.

El procedimiento para capturar el movimiento de un sujeto requiere, según el tipo de sistema, colocar unos marcadores pasivos (reflectantes) o activos (emisores) en puntos anatómicos preestablecidos (véase la figura 1) relacionados con un modelo biomecánico. Cuando un sujeto instrumentado deambula a través del pasillo de marcha, las localizaciones de los marcadores son detectadas por un número variable de cámaras instaladas alrededor del pasillo. Los datos de las cámaras se procesan mediante un programa para determinar la localización de los diferentes marcadores en el espacio. Los datos del posicionamiento en el espacio de los diferentes marcadores permiten calcular matemáticamente la orientación de los diferentes segmentos en el espacio, así como los ángulos entre los segmentos, es decir, los ángulos articulares. Generalmente los programas de los sistemas generan unos gráficos de posición tiempo de los marcadores y al mismo tiempo una figura humanoide que reproduce los movimientos registrados. Estos datos constituyen los valores cinemáticos (referentes al movimiento) y nos permiten, asimismo, calcular los parámetros temporales básicos (velocidad de la marcha, longitud del paso y zancada y cadencia). No obstante, quizás los datos más interesantes desde el punto de vista clínico son los referentes a los recorridos de las diferentes articulaciones a lo largo de la marcha. Normalmente se representan en una gráfica normalizada a un ciclo de la marcha. Habitualmente se superponen diferentes ciclos capturados y, en diferente color, el lado derecho y el izquierdo (véase la figura 2).

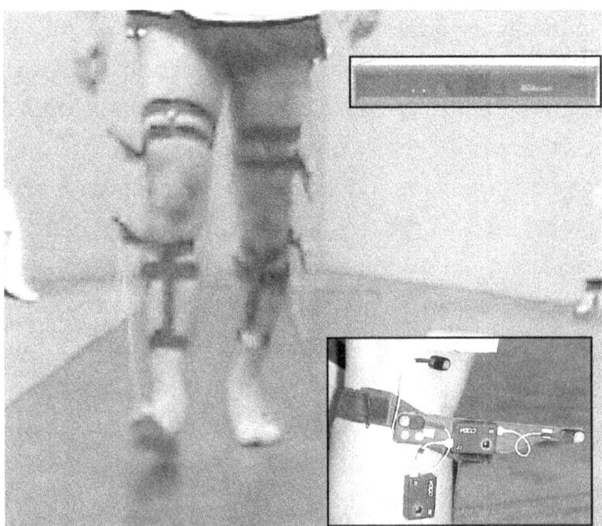

Figura 1. Paciente instrumentado con marcadores activos y electrodos de EMG dinámica caminando por el pasillo de marcha. El paciente pisa una plataforma de fuerza camuflada en el piso del pasillo. Las emisiones de los marcadores son recogidas por unas cámaras (esquina superior derecha de la figura) para ser procesadas.

Ankle Dorsi-Plantarflexion

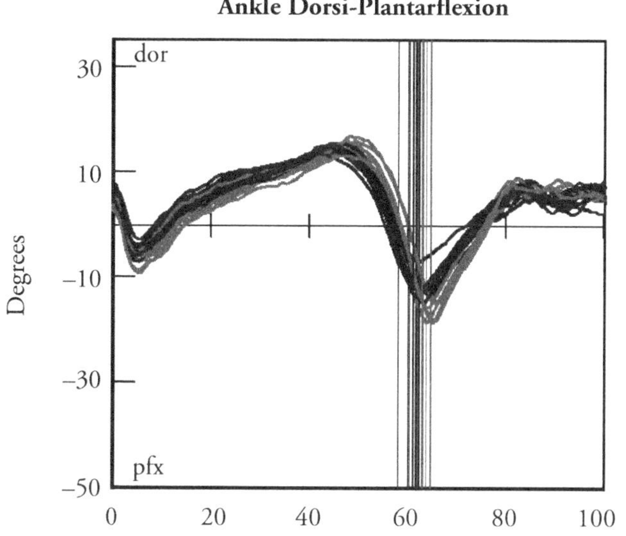

*Figura 2. Gráfica de la cinemática del tobillo normal. Se aprecia el ciclo con la fase de apoyo
y la fase de oscilación diferenciadas y las líneas que representan el recorrido articular en grados
del tobillo a lo largo de las dos fases.*

Las plataformas de fuerza insertadas en el pasillo de marcha obtienen las fuerzas de reacción del suelo entre éste y el sujeto. Estas fuerzas reactivas tienen 3 componentes: vertical, cizallamiento anteroposterior y mediolateral. El punto de aplicación de la fuerza de reacción bajo el pie del sujeto se denomina comúnmente centro de presión. Los datos de la plataforma de fuerza se pueden analizar directamente, aunque lo más interesante es usarlas, conjuntamente con los datos cinemáticos, para calcular las fuerzas y las potencias que se generan en las diferentes articulaciones. El procedimiento analítico que se utiliza para calcular los momentos de las articulaciones se denomina *dinámica inversa*. A partir de las fuerzas de reacción del suelo, combinados con varias medidas antropométricas que se realizan en el paciente dirigidas a calcular los centros de las articulaciones y los datos cinemáticos obtenidos mediante el sistema de análisis del movimiento en 3D se calculan los momentos de fuerza que se generan en las articulaciones y las potencias, que se pueden entender como la velocidad a que se producen estos momentos de fuerza.[6,7] La potencia puede ser positiva o negativa. Los registros positivos reflejan contracciones musculares concéntricas. Los registros negativos reflejan contracciones musculares excéntricas o absorción de energía por componentes elásticos (véase la figura 3).

La electromiografía dinámica consiste en aplicar electrodos sobre la piel o insertados en los músculos con técnicas de cable fino y da información sobre la activación muscular.

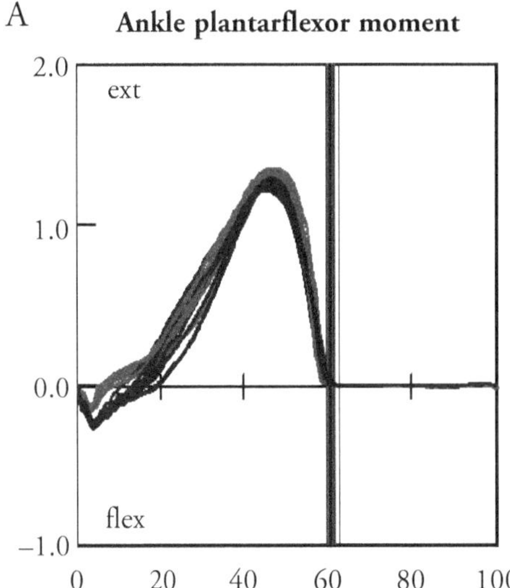

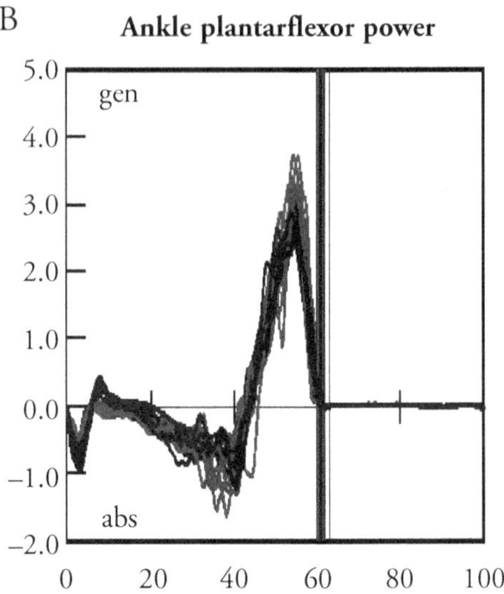

Figura 3. Datos cinéticos del tobillo en el plano sagital. A. Momento de fuerza. En situación normal, a lo largo de la fase de apoyo, hay un aumento paulatino de la fuerza de flexión al plantar en el tobillo, que disminuye abruptamente en el periodo de apoyo terminal. B. Potencias: después de una pequeña generación de potencia en el contacto inicial, hay una absorción de energía (grafica negativa) durante el periodo de apoyo medio. En el periodo de apoyo terminal hay una generación de potencia positiva para hacer la propulsión.

Los sistemas de análisis del movimiento normalmente emiten un informe con las graficas y registros electromiográficos ordenados.

Esquenazi y colaboradores[8] ya establecieron las pautas para aplicar estas técnicas a la evaluación y toma de decisión. En concreto, los sistemas instrumentados permiten obtener información precisa de la hiperactividad muscular que interfiere con la función en pacientes afectos de síndrome de la motoneurona superior. Igualmente, son muy útiles para diferenciar la hiperactividad de los signos negativos, como la paresia o falta de destreza, del síndrome de la motoneurona superior.

En lo que respecta a los signos del síndrome de la motoneurona superior, en las extremidades inferiores se han descrito aplicaciones en el pie equinovaro. En este caso la aplicación de sistemas de polielectromiografía dinámica permite obtener datos muy útiles para describir la naturaleza de este fenómeno, probablemente el más frecuente en pacientes con ictus. La generación de un equinovaro puede ser secundaria a la expresión de un síndrome de la motoneurona superior en numerosos músculos: a saber, tibial anterior, tibial posterior, gemelos, sóleo, flexor largo de los dedos y extensor largo del dedo gordo.[9] Habitualmente, la exploración física estática nos da pocas pistas, pues los fenómenos positivos o negativos que constituyen el síndrome se manifiestan en situaciones dinámicas. Así, por ejemplo, un sistema de poli-EMG nos puede identificar la partici-

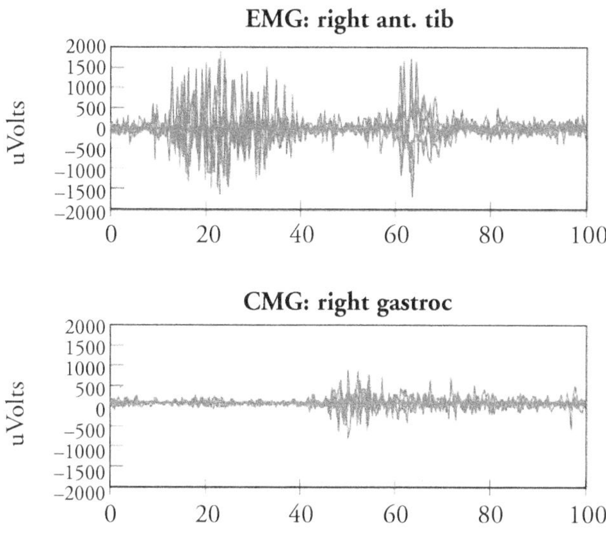

Figura 4. Paciente afectado de pie equino varo dinámico. En la EMG dinámica se identifica la hiperactivación del tibial anterior durante la fase de apoyo. El tratamiento con infiltración de toxina botulínica corrigió parcialmente el fenómeno.

pación del tibial anterior en la génesis de un varo identificando una hiperactivación durante la fase de apoyo (véase la figura 4). Igualmente, en casos de coexistencia de espasticidad y debilidades musculares débiles nos ayuda a discernir el fenómeno preponderante. En este sentido, se ha definido en el tobillo el patrón cinemático y cinético en doble pico (véase la figura 5) que indica espasticidad dinámica de flexores plantares de tobillo[10] y que puede ayudar en gran medida a planificar tratamientos. Otro hallazgo y problema asociado al síndrome de la motoneurona superior es la rodilla rígida o el *recurvatum*. La aplicación de la evaluación mediante sistemas de análisis del movimiento en 3D ofrece una información crucial en este caso. Kerrigan y col.[11] describieron diferentes patrones cinéticos en pacientes afectos de *recurvatum,* de manera que hay pacientes en que esta situación genera un momento de extensión muy aumentado, que a su vez genera sobrecarga en las estructuras posteriores de la articulación de la rodilla y en otros no. Este hecho, en pacientes afectados de síndrome de la motoneurona superior, puede aportar información muy importante cara a planificar el tratamiento (véase la figura 6).

Finalmente, también puede ayudar a planificar y monitorizar los resultados de tratamiento de un signo de Babinski espontáneo, hiperaducciones, flexos de cadera en incluso la extremidad superior.[8] En caso de disponer de un sistema de análisis del movimiento en 3D puede mejorar mucho la evaluación del tratamiento de los pacientes afectos de accidentes cerebrovasculares. No obstante, en este momento, se requiere una mayor implicación de clínicos e interacción con otras disciplinas como la bioingeniería para enriquecer la validez de estos sistemas.[3,12]

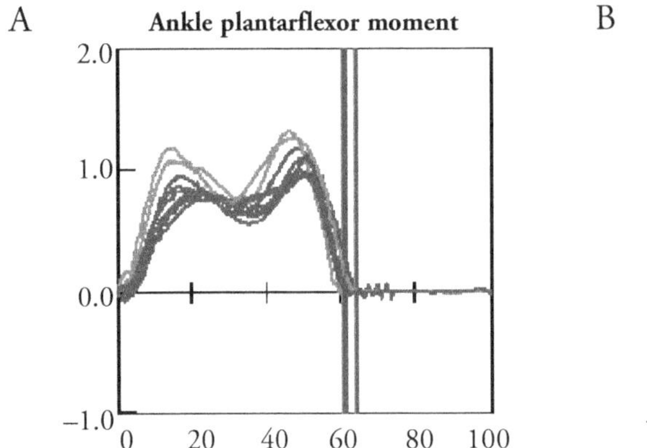

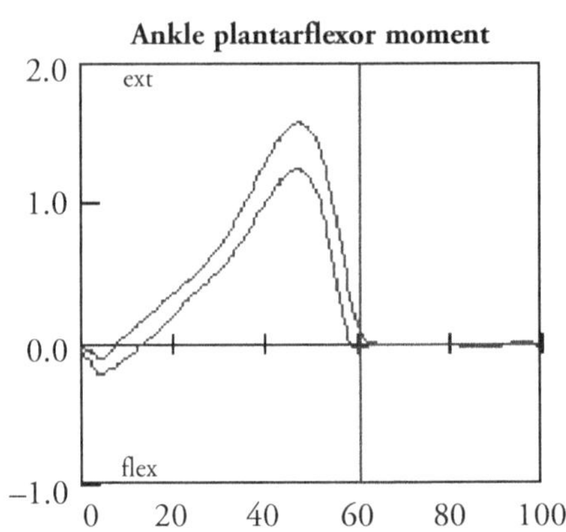

Figura 5. Patrón cinético de «doble pico» en el registro de momentos de flexión plantar de tobillo. La gráfica (A) muestra una generación precoz de momento de flexor plantar en la fase de apoyo que indica una hiperactivación-espasticidad de flexores plantares de tobillo. Por el contrario en situaciones normales la generación de momento de flexión plantar es suavemente progresiva (B).

2   Terapia robótica para las secuelas motoras del ictus

El ictus cerebral es la primera causa de discapacidad física en el adulto en los países occidentales. Aproximadamente la cuarta parte de los pacientes son incapaces de caminar sin asistencia a los 6 meses, y más de un 60 % no puede incorporar la mano afecta a las actividades de la vida diaria (AVD). La prevalencia creciente de ictus esperada para los próximos años determina, junto a estos datos, que exista un gran interés en incorporar nuevas terapias para el déficit motor, una de éstas es el entrenamiento con ayuda de robots.

En los últimos años, el enfoque rehabilitador se ha centrado en las teorías de la plasticidad cerebral y el entrenamiento orientado a tareas.[13] La neuroplasticidad es la habilidad del sistema nervioso central para cambiar y adaptase a los cambios en respuesta a múltiples señales, y se cree la base del aprendizaje, tanto del cerebro sano como del lesionado. El entrenamiento basado en estas teorías hace hincapié en el inicio precoz, el entrenamiento específico de tareas, la combinación de terapias restauradoras y compensadoras, y la aportación de la suficiente intensidad de tratamiento. Las terapias basadas en estos conceptos han demostrado su eficacia aunque presentan el inconveniente de ser en general poco motivadoras y aburridas.[14,15]

La terapia robótica desarrollada en los últimos quince años permite un entrenamiento adaptado las premisas de la neuroplasticidad. Además, facilita un entrenamiento altamente repetitivo, controlado, reproducible, con menor esfuerzo por parte del terapeuta. También permite programar múltiples modalidades de ejercicio (pasivos, activos, resistidos, etc.) y adaptarse a diferentes grados de control motor en la extremidad. Simultáneamente, permite evaluar y monitorizar la evolución mediante la aportación de

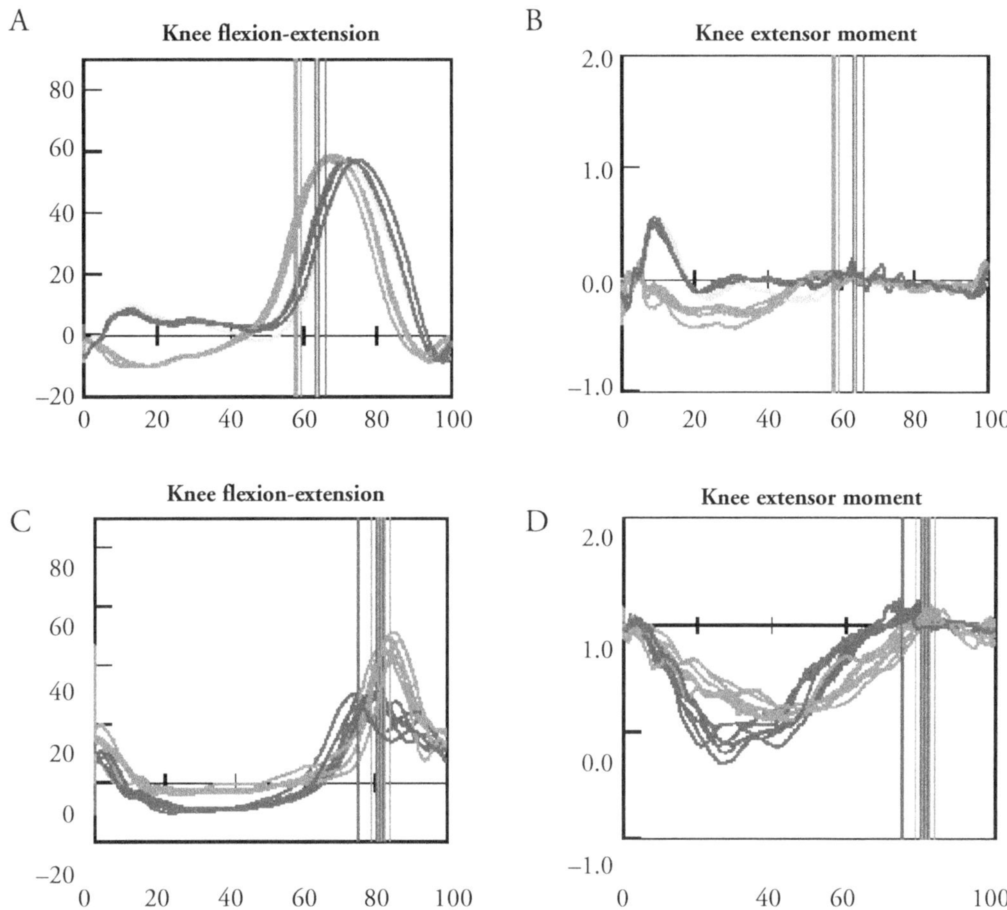

Figura 6. Gráficas de dos pacientes afectos de recurvatum *de rodilla secundarios a pie equino. El primer paciente (A y B) genera un momento de extensión de rodilla moderado (B). Por el contrario, el segundo paciente genera un momento de extensión alto (D).*

datos cinemáticos y dinámicos, y cuantificar el grado de espasticidad de la extremidad.[16,17] Además, en general, aumenta el interés y la motivación por el tratamiento por parte del paciente, un aspecto muy importante para conseguir la máxima participación en el tratamiento rehabilitador.

Hasta la actualidad se han estudiado robots para la extremidad superior y para la reeducación de la marcha. La mayoría de robots para la extremidad superior entrenan el segmento proximal, salvo excepciones de algunos estudios con robots de mano,[18] y actúan facilitando un trabajo analítico en un segmento localizado de la extremidad, es decir, a nivel de función u organismo (nivel ICF); por este motivo, para valorar resultados del entrenamiento son preferibles medidas de destreza motora o, mejor aún, el análisis cinemático del movimiento, que probablemente se incluirá en la mayoría de los estudios con robots en el futuro.[19] En la práctica clínica habitual, es frecuente la tendencia a insistir de manera precoz en estrategias compensadoras con el objetivo de obtener resultados funcionales visibles en el menor plazo. Es importante distinguir entre restitución y compensación; en la recuperación espontánea mejora la práctica de tareas de modo generalizado, mientras que la recuperación por entrenamiento es más específica de tareas. Esto implica que en la restitución los músculos participan en la acción de modo similar a la situación prelesional, mientras que en la compensación se activan otros músculos para realizar la misma acción. El tratamiento con robots permite practicar componentes esenciales del movimiento como la fuerza muscular y el rango articular; por este motivo, puede tener un lugar tanto en fase inicial como crónica para entrenar estos aspectos básicos del movimiento de manera óptima, con el objetivo de iniciar el entrenamiento de tareas con la extremidad en las mejores condiciones posibles.

En cuanto a la reeducación de la marcha con ayuda de sistemas robóticos, se han estudiado dos sistemas. Uno exoesquelético, sobre una cinta rodante en que se flexiona de manera activa la cadera y la rodilla durante el balanceo y los pies se mueven de modo pasivo, el sistema Lokomat y el sistema Gait Trainer, basado en el principio *end-effector,* es decir, que se mueven los pies pero las articulaciones proximales permanecen libres. Actualmente, aunque la cantidad de información es limitada, una revisión Cochrane pone de manifiesto una tendencia, sobre todo con el sistema Gait Trainer, a una mayor probabilidad de recuperar la marcha independiente con ayuda de robots, en relación con la fisioterapia convencional.[20,21]

En resumen, a pesar de que la utilización de sistemas robóticos está aún bastante limitada a centros de investigación y al campo de la ingeniería, es previsible un crecimiento rápido de su utilización y disponibilidad en los centros de rehabilitación. En la extremidad superior, otra revisión Cochrane concluye que el tratamiento con robots mejora la fuerza y la capacidad motora de la extremidad.[22] Queda por demostrar que esta mejoría en combinación con el entrenamiento orientado a tareas se traduzca en una mejoría en las actividades de la vida diaria medible con las escalas funcionales de uso habitual. El entrenamiento de la marcha con robots, además de aumentar la probabilidad de recuperación de marcha independiente, permite un entrenamiento precoz de pacientes con mayor grado de afectación del control motor y del equilibrio, y de mayor envergadura física minimizando la necesidad de terapeutas y el esfuerzo físico de éstos. Se ha de recordar que el entrenamiento eficaz de la marcha en pacientes con gran discapacidad motora puede requerir el trabajo de dos o tres terapeutas simultáneamente, a menudo en posturas poco ergonómicas que ocasionan fatiga precoz del terapeuta y riesgo de lesiones, por lo que acaba siendo un factor limitante para la obtención de buenos resultados. De todos modos, se ha de reseñar que en ningún caso sustituye la tarea del terapeuta, sino que es una herramienta de la que dispone éste para intensificar el tratamiento.

3 Realidad virtual

Paralelamente al uso de robots en rehabilitación, el desarrollo tecnológico ha aportado otras opciones potenciales para tratar las secuelas motoras.[23,24] Mediante la realidad virtual (véase la figura 7) se recrean ambientes que permiten al paciente interaccionar con imágenes y objetos virtuales en tiempo real a través de múltiples modalidades sensoriales. Se ha aplicado en el área de la neurorrehabilitación para la reeducación motora de las extremidades, el equilibrio y la marcha. Y también en el campo de la psicología para el tratamiento de fobias o del trastorno de estrés postraumático entre otros ejemplos, permitiendo la exposición segura a ambientes de riesgo para el paciente de manera controlada y ecológicamente válidas. Un aspecto limitante ha sido el coste relativamente alto de esta tecnología, aunque se están desarrollando sistemas de bajo coste que probablemente la harán más atractiva para la práctica habitual. Incluso está empezándose a disponer de evidencia de la utilizada del uso de *hardware* y juegos comerciales en la reeducación tras lesión neurológica.[25] En EEUU se está dando un uso creciente de la Wii en centros rehabilitadores, hay trabajos publicados en reeducación del ictus con ayuda del sistema PlayStation II y el dispositivo EyeToy[26] o reeducación motora utilizando la Wii en niños con parálisis cerebral.[27] Los sistemas comerciales tienen la ventaja del bajo coste, la asequibilidad, la adaptación a preferencias individuales; requieren menor supervisión y pueden llegar a utilizarse en el domicilio del paciente, permitiendo tratamientos más prolongados fuera de los centros rehabilitadores. Probablemente el escenario de un futuro próximo, gracias a la simplificación de la tecnología, sea el inicio del tratamiento en un centro de neurorrehabilitación con ayuda de robots y la continuación del tratamiento una vez finalizado el ingreso hospitalario, en centros ambulatorios e incluso en el propio domicilio, vía internet, con la supervisión de un terapeuta en línea mediante siste-

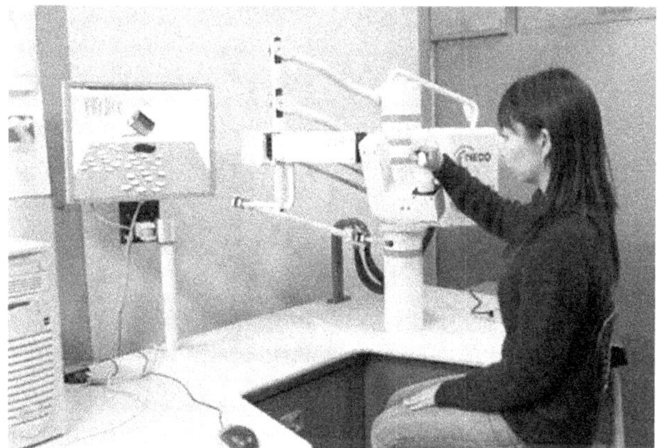

Figura 7.

mas de telerrehabilitación.[28] Todo esto con el objetivo de facilitar el acceso y la continuidad del tratamiento, y disminuir los costes de una terapia de previsible demanda creciente.

Por último, la implementación de la tecnología mencionada a gran escala, junto a los avances en otras áreas de investigación como el tratamiento farmacológico, los avances en materiales y ortesis, la neuroestimulación, la neuroimagen funcional y las terapias genéticas pueden, en los próximos años, cambiar la fisonomía de la rehabilitación del ictus de manera muy notable; se pasará de hacer «alguna cosa» con un paciente con secuelas motoras de un ictus, de hace pocos años, a plantear unas expectativas mucho más ambiciosas de mejoría funcional.

Bibliografía

1. «The reliability of three-dimensional kinematic gait measurements: a systematic review». J.L. McGinley, R. Baker, R. Wolfe, M.E. Morris. En *Gait Posture*, 2009, vol. 29, n.º 3; 360-369. Epub 2008 Nov 13.
2. «Orthopedic management of spasticity in cerebral palsy». T.F. Novacheck, J.R. Gage. En *Childs Nerv Syst*, 2007, vol. 23, n.º 9; 1015-1031. Epub 2007 Jul 12.
3. «The role of gait analysis in the orthopaedic management of ambulatory cerebral palsy». U.G. Narayanan. En *Curr Opin Pediatr*, 2007, vol. 19, n.º 1; 38-43.
4. «Quantitativyye gait analysis in the treatment of children with cerebral palsy». J.R. Davids. En *J Pediatr Orthop*, 2006, vol. 26, n.º 4; 557-559.
5. «Técnicas instrumentales de diagnóstico y evaluación en rehabilitación: estudio de la marcha». J. Chaler, R. Garreta. En *Rehabilitación* (Madr), 2005, vol. 39, n.º 6; 305-314.
6. *Biomechanics and motor control of human movement*. D.A. Winter. John Wiley and Sons, Nueva York, 1990.
7. «Joint kinetics: methods, interpretation and treatment decisión-making in children with cerebral palsy and myelomeningocele». S. Ōunpuu, R.B. Davis, P.A. Peluca. En *Gait Posture*, 1996, vol. 4; 62-68.
8. «Instrumented assessment of muscle overactivity and spasticity with dynamic polyelectromio-graphic and motion análisis for treatment planning». En A. Esquenazi, N.H. Mayer. En *Am J Phys Med Rehabil*, 2004, vol. 83, n.º 10 Supl; S19-29.
9. «Patterns of upper motoneuron dysfunction in the lower limb: Gait disorders». N.H. Mayer, A. Esquenazi, M.A.E. Keenan. En Ruzicka, Hallet, Jankovic, editores: *Advnces in neurology*. Lippincott Williams and Wilkins, Filadelfia, 2001, vol. 87; 311-319.
10. «Kinematic and kinetic evaluation of the ankle alter lengthening of the gastrocnemius fascia in children with cerebral palsy». S.A. Rose, P.A. Peluca, R.B. Davis 3rd, S. Ounpuu, J.R. Gage. En *J Pediatr Orthop*, 1993, vol. 13; 727-732.
11. «Knee recurvatum in gait: a study of associated knee biomechanics». D.C. Kerrigan, L.C. Deming, M.K. Holden. En *Arch Phys Med Rehabil*, 1996, vol. 77, n.º 7; 645-650.
12. «Quantification of human motion: gait analysis-benefits and limitations to its application to clinical problems». S.R. Simon. En *J Biomech*, 2004, vol. 37, n.º 12; 1869-1880.
13. *Neurological rehabilitation. Optimizing motor performance*. J. Carr, R. Shepherd. Butterworth Hienemann, Oxford, 1998.
14. «Effect of constrain-induced movement therapy on upper extremity function 3 to 9 month after stroke: the EXCITE randomized clinical trial». S.L. Wolf, C.L. Winstein, J.P. Miller,

E. Taub, G. Uswatte, D. Morris, y colaboradores. En *JAMA,* 2006, vol. 296; 2095-2104.

15. «Robotic neurorehabilitation: a computacional motor learning perspective». En *Journal of Neuro-Engineering and Rehablitation,* 2009, vol. 6; 5.

16. «Aplication of robotics to assessment and physical therapy of upper limbs of stroke patients». M.S. Ju, C.C.K. Lin, S.M. Chen, I.S. Hwang, P.C. Kung, Z.W. Wu. En *Rehabilitation Robotics.* Sashi S. Kommu, editor. Itech Education and Publishing, Viena, 2007.

17. «Robot-based hand motor therapy after stroke». C.D. Takahashi, L. Der-Yeghiaian, V. Le, R.R. Motiwala, S.C. Cramer. En *Brain,* 2007.

18. «Effects of robot assisted therapy on upper limb recovery after stroke: a systematic review». G. Kwakkel, B.J. Kollen, H.I. Krebs. En *Neurorehabil Neural Repair,* 2008, vol. 22; 111-121.

19. «Motor learning its relevance to stroke recovery and neurorehabilitation». J.W. Krakauer. En *Curr Opin Neurol,* 2006, vol. 19; 84-90.

20. «Electromechanical-assisted training for walking after stroke». J. Mehrholz, C. Werner, J. Kugler, H. Pohl. En Cochrane Databade Syst Rev, 2007, vol. 17, n.º 4; CD006185. Review.

21. «Robot-assisted upper and lower limb rehabilitation after stroke». S. Hesse, J. Mehrholz, C. Werner. En *Dtsch Arztebl Int,* 2008, vol. 105, n.º 18; 330-336.

22. «Electromechanical and robot-assisted arm training for improving arm function and activities of daily living after stroke». J. Mehrholz, T. Platz, J. Kugler, M. Pohl. En *Cochrane Database Syst Rev,* 2008, vol. 8, n.º 4; CD006876.

23. «Motor rehabilitation using virtual reality». H. Sveistrup. En *Journal of NeuroEngineering and Rehabilitation,* 2004, vol. 1; 10.

24. «Innovative approaches to the rehabilitation of upper extremity hemiparesis using virtual environments». A.S. Merians, E. Tunik, G.G. Fluet, Q. Qiu, S.V. Adamovich. En *Eur J Phys Rehabil Med,* 2009, vol. 45; 123-133.

25. «Task-specific rehabilitation of finger-hand function using interactive computer gaming». T. Szturm, J.F. Peters, C. Otto, N. Kapadia, A. Desai. En *Arch Phys Med Rehabil,* 2008, vol. 89; 2213-2217.

26. «Feasibility of using PlayStation 2 gaming platform for an individual poststroke: a case report». S. Flynn, P. Palma, A. Bender. En *JNPT,* 2007, vol. 31; 180-189.

27. «Use of a low-cost, commercially available gaming console (Wii) for rehabilitation of an adolescent with cerebral palsy». J.E. Deutsch, M. Borbely, J. Filler, K. Huhn, P. Guarrera-Bowlby. En *Phys Ther,* 2008, vol. 88; 1196-1207.

28 «Telerehabilitation robotics: bright lights, big future?». C.R. Carignan, H.I. Krebs. En *J Rehabil Res Dev,* 2006, vol. 3; 695-710.

Capítulo 12

El futuro de las unidades de neurorrehabilitación del daño cerebral adquirido

C. Villarino, R. Martín-Mourelle

Introducción

El daño cerebral adquirido (DCA), también llamado *sobrevenido*, está producido por una lesión en el cerebro, de naturaleza no congénita ni degenerativa, causada por distintas patologías de diverso origen y suele ser de instauración repentina.

El DCA, tanto si es producido por accidentes cerebrovasculares (ACV) o traumatismos craneoencefálicos (TCE), y menos frecuentemente por tumores cerebrales primarios u otras etiologías (anoxia cerebral, patología cerebral infecciosa, etc.), provocará, dependiendo de su gravedad, una alteración del funcionamiento físico y/o cognitivo-emocional que puede llevar a una discapacidad y, en muchas ocasiones, a una inadaptación psicosocial del paciente que lo padece. Estos problemas van a incidir en el entorno familiar y socio-profesional del afectado.

El daño cerebral adquirido es un problema de salud de primer orden ya que además de ser causa de mortalidad constituye, en los países industrializados, la principal causa de discapacidad del adulto precisamente por los déficits neuromotrices, cognitivos, neuropsicológicos y sensoriales que puede producir. Así el TCE es la primera causa de mortalidad y de discapacidad en adultos jóvenes (16 a 24 años) y el ACV la tercera causa de mortalidad (después de la cardiopatía isquémica y el cáncer) y la principal causa de discapacidad grave en adultos mayores.

Hay estudios, algunos muy dispares, sobre incidencia y prevalencia del DCA, sobre todo centrados en traumatismos cráneoencefálicos y ACV en poblaciones anglosajonas. En España no existen datos epidemiológicos fiables sobre el número de afectados del daño cerebral, aunque se ha realizado la primera fase de un estudio multicéntrico a escala nacional para detectar la población asistida, recursos humanos y materiales dedicados a su tratamiento en el sistema público de salud. El Defensor del Pueblo en España presentó en 2005 un informe donde hacía un acercamiento epidemiológico y sociosanitario al DCA en nuestro país.[1]

La incidencia anual y prevalencia de daño cerebral adquirido ha experimentado un aumento importantísimo en los últimos años y sigue en continuo crecimiento. Múltiples factores han contribuido a este aumento: los avances tecnológicos de la medicina y la mayor eficacia en la atención a los pacientes con DCA, sobre todo en la fase crítica-aguda, ha determinado una mayor supervivencia de afectados con lesiones graves, más accidentes de trafico y laborales, envejecimiento poblacional, etc. Este gran aumento de la incidencia-prevalencia hace que el DCA y sus consecuencias suponga, asimismo, un impacto económico de alcance insospechado, y que desde luego aumentaría si tratásemos de alcanzar unos niveles óptimos en la atención a los afectados de DCA.

Precisamente, este elevado coste sanitario y social es lo que hace que sea necesario optimizar los recursos utilizados en el DCA e instaurar tratamientos tempranos, en las fases iniciales (aguda y subaguda), dentro de modelos asistenciales adecuados, que sean lo más eficientes y eficaces posibles siguiendo unas guías de práctica clínica específicas, siempre con el objetivo final de minimizar, dentro de lo posible, las secuelas producidas por el DCA. Asimismo, una vez concluidas las dos fases anteriores, tendrá que haber en la comunidad diferentes tipos de recursos sociales que den respuesta a los distintos problemas planteados por los afectados de DCA de acuerdo con las secuelas que estos presenten.

1   Justificación del tratamiento-intervención de rehabilitación en el daño cerebral adquirido

1.1   *Bases neurobiológicas. Neurología restauradora. Neuroplasticidad*

Con la rehabilitación neurológica se busca ayudar al paciente con lesión neurológica, en este caso producido por DCA, a recuperar el mejor nivel funcional e independencia encaminada a mejorar su calidad de vida. La rehabilitación neurológica es, en este sentido, un proceso educativo y dinámico basado en la adaptación del paciente y su entorno al deterioro neurológico, aunque el objetivo final será conseguir cambios duraderos y flexibles en el paciente y su entorno para minimizar en lo posible el impacto de la enfermedad en todos los aspectos de la vida.[2] Se trata de disminuir las limitaciones en la actividad y las restricciones en la participación social de los afectados con DCA.

La rehabilitación del daño cerebral es un campo relativamente novedoso y que ha tenido que luchar contra actitudes negativistas de muchos profesionales sanitarios. Hasta la década de 1960, cuando un individuo presentaba una lesión neurológica, el proceso de rehabilitación perseguía como objetivo final adaptarlo a la secuela física y/o social potenciando, en todo caso, las capacidades residuales; tras la lesión cerebral sólo quedaba esperar una inexplicable restitución espontánea.[3] No había evidencia de la posible reparación de las lesiones del sistema nervioso, sobre todo, las generadas por lesiones focales cerebrales (teoría del localizacionismo).

Se ha discutido en medios científicos si los programas de rehabilitación del daño cerebral eran o no eficaces. Gran parte de las críticas provenían de diferencias metodológicas a la hora de comparar la efectividad en los resultados de diferentes centros de tratamiento o atribuir el buen resultado únicamente a las antes mencionadas recuperaciones parciales neurológicas espontáneas. Sin embargo, y en particular en la última década, diversos estudios van confirmando la eficacia de este tipo de programas, al ser aplicados sobre pacientes crónicos en los que no es previsible una mejoría espontánea, aunque queda por resolver de modo definitivo que un programa específico sea mejor que cualquier otro.[4,5]

Las bases neurobiológicas de la rehabilitación están cambiando en los últimos años con los nuevos avances hechos en la investigación y tratamiento de las enfermedades neurológicas. Situaciones tan habituales como el aprendizaje motor nos demuestran cómo el sistema nervioso central puede alterarse como respuesta al medio indicando su plasticidad.[6] Se van a producir cambios funcionales quizás con la potenciación o creación de nuevas vías de comunicación entre neuronas[7] *versus* cambios estructurales como puede ser la aparición de nuevas neuronas.

En este sentido la neuroplasticidad es la propiedad que tienen las células de reorganizar las conexiones sinápticas y modificar su metabolismo para realizar la comunicación micro y macroscópicamente con otras células corporales adecuadamente. Esto conlleva cambios en la reorganización tanto anatómica como funcional del cerebro resultado de la experiencia.[8,9]

También en las ultimas décadas del pasado siglo estudios científicos en animales demuestran que la sinapsis cortical era remodelada por la experiencia.[10,11] Otros trabajos mas recientes han demostrado la neurogénesis/plasticidad duradera de transmisión sináptica en el hipocampo de humanos y han constatado que el aprendizaje es un factor potenciador de la neurogénesis.[12-14]

Una de las aportaciones más importantes que refuerzan las teorías de la neuroplasticidad han sido los trabajos experimentales realizados por Nudo y su equipo. A dos grupos de monos se le indujo una lesión en el área cortical motora de la mano, uno realizó entrenamiento frente al otro grupo que no lo hizo; posteriormente en un mapeo de las áreas corticales motoras se comprobó que en el grupo de monos que habían tenido terapia de reentrenamiento el área que representaba a la mano no se había reducido, cosa que sí ocurrió en los monos no tratados y además el área de la mano se había extendido, en algunos monos tratados, a regiones que anteriormente estaban ocupadas por representaciones de musculatura del brazo.[15,16]

Recientes estudios han reproducido en humanos, con TCE y otra patologías neurológicas, los resultados encontrados en experimentación animal; se ha constatado que determinados fármacos modulan de forma directa el proceso de neuroplasticidad[17] produciendo una mejoría funcional bien por sí solos o al combinarlos con diferentes técnicas de rehabilitación neurológica, como se ha expuesto en capítulos anteriores de este libro. Esta modulación la harían al activar receptores del tipo GABA, dopamina (principalmente los del tipo D2 y D3, y muscarínicos tipo M1). También hay fármacos que actúan en el sentido contrario, esto es, disminuyendo la respuesta en el proceso de plasticidad neural con efecto negativo en las intervenciones de rehabilitación neurológica. Entre los fármacos que aumentan la neuroplasticidad humana se encuentran la L-DOPA, norepinefrina, anfetaminas, apomorfina, fenilpropanolamina, fluoxetina, gangliosidos, toxina botulínica, cafeína, etc. Entre los medicamentos que disminuyen la neuropoasticidad, entre otros, se encuentran los agonistas del GABA, fenitoína, fenobarbital, haloperidol, lorazepam, benzodiazepinas, escopolamina, memantine, prazocin, etcétera.

Estos y otros estudios, la mayoría realizados en animales, presentan cada vez más evidencia, al menos teórica, que justifica el tratamiento rehabilitador en enfermedades neurológicas (DCA) en humanos. La resonancia magnética funcional, al permitir el estudio no invasivo de la actividad cerebral,[11,18] servirá para valorar la respuesta al tratamiento de rehabilitación al tratar de reproducir en humanos las experiencias en animales y permitirá avanzar, de hecho ya lo esta haciendo, en el conocimiento de la rehabilitación clínica neurológica humana.

En los últimos años nos encontramos con estrategias emergentes de neurorrehabilitación (robótica, realidad virtual, *biofeedback,* injertos celulares, estimulación magnética, etc.) que están permitiendo progresar en diferentes campos de investigación y demostrar que la estimulación/entrenamiento sensorial pueden ser métodos mas efectivos que el entrenamiento motor para conseguir en el paciente afectado por una lesión neurológica una mayor recuperación.[11,19,20]

1.2   Epidemiología

Como hemos dicho anteriormente existen estudios, algunos muy dispares, sobre incidencia y prevalencia del DAC, sobre todo centrados en traumatismos craneoencefálicos y ACV en poblaciones anglosajonas. En España no disponemos de datos epidemiológicos fiables sobre el número de afectados del daño cerebral.

1.2.1   Traumatismo craneoencefálico

La incidencia de TCE en diversos estudios realizados en EEUU es muy variable: 92-200-281 caso nuevos/100.000 habitantes; evidentemente aquí están incluidos tanto los casos graves y moderados (que son los que interesa a la hora de dimensionar la unidades hospitalarias de rehabilitación de DCA (véase más adelante) como los casos leves que no van a ser objeto de tratamiento intensivo de rehabilitación. Las cifras de incidencia en Francia se tasan en 280 casos nuevos/100.000 habitantes.[1]

Casuísticas en EEUU:

- Incidencia TCE = 100 casos nuevos/100.000 habitantes (Declaración de Consenso de Expertos EE).[21]
- Incidencia TCE = con discapacidad severa 2 casos/100.000 habitantes (Lyle y colaboradores).[1]
- Incidencia TCE = con discapacidad moderada 4 casos/100.000 habitantes (Lyle y colaboradores).[1]

Casuísticas en España:[2]

- Incidencia TCE = 100 casos nuevos/100.000 habitantes (incluidos casos leves).
- Incidencia TCE con discapacidad moderada y grave = 15 casos/100.000 habitantes.

España (45.116.894 habitantes en 2007):

- 902 casos nuevos/año/de TCE graves.
- 1.804 casos nuevos/año de TCE moderados.

1.2.2　Accidente cerebrovascular

La incidencia de ACV es muy variable en diferentes estudios y países: 131-300-500 casos nuevos/100.000 habitantes; concretamente hay estudios en Finlandia que arrojan una tasa de 270 casos/100.000 habitantes frente a otros realizados en Italia, que hablan de 100 casos/100.000 habitantes.[1]

- Incidencia ACV = 200 casos nuevos/100.000 habitantes (OMS).[1]
- Mortalidad en Europa = 90 personas/100.000 habitantes.[1]

Casuística en España:

- Incidencia ACV = 266 casos/100.000 habitantes (incluidos casos leves).[1]
- Incidencia ACV con discapacidad moderada/grave = 43 casos/100.000 habitantes.[1]
- Prevalencia en Cataluña = 577 casos /100.000 habitantes.[22]
- Mortalidad en Cataluña = 58,6 individuos /100.000 habitantes.[22]

España (45.116.894 habitantes en 2007):

- 90.200 casos nuevos/año/de ACV (extrapolación tasa OMS).
- 119.966 casos nuevos/año/de ACV.[1]
- 64.493 casos nuevos/año/de ACV con discapacidad moderada/grave.[1]
- Mortalidad/año = 40.590 individuos (extrapolación tasa OMS).
- Mortalidad/año = 26.879 individuos (extrapolación tasa Cataluña).[22]

1.3 *Modelos de atención-rehabilitación del daño cerebral adquirido*

La rehabilitación de los pacientes con DCA es un proceso limitado en el tiempo y orientado por objetivos que tiene como finalidad prevenir las complicaciones secundarias a la lesión cerebral, preservar las estructuras y las funciones, y conseguir alcanzar la máxima capacidad física y funcional posible en cada caso; facilita la independencia y la reintegración al entorno familiar, social y escolar/laboral e incluso a las actividades de ocio y a las deportivas.

El tratamiento de rehabilitación del DCA es complejo ya que requiere un abordaje de deficiencias motoras, sensoriales, de la comunicación y/o neuropsicológicas.

1.3.1 *Bases generales*

El modelo asistencial en el que se va a desarrollar el proceso de «rehabilitación integral del paciente» con DCA tiene que disponer de unidades de alta especialización con:

- Equipos multidisciplinares compuestos por un grupo de profesionales expertos, coordinado por un médico especialista en medicina física y rehabilitación (MFR). Estará compuesto por profesionales de terapia ocupacional, fisioterapia, logopedia, enfermería de rehabilitación, neuropsicología, trabajo social y ortoprótesis, que trabajan conjuntamente con un programa que ha priorizado intervenciones, establecido objetivos a corto y medio plazo y planificado estrategias de intervención que es implementado, en lo posible, por todos los componentes del grupo. Además, contará con la colaboración de cuidadores, familiares y paciente. Se ha demostrado que con el equipo multidisciplinario de expertos se consigue mayor eficiencia en la rehabilitación de DCA.[23-26]
- Equipo interdisciplinario de otras especialidades (neurología, neurocirugía, traumatología-ortopedia, psiquiatría, cirugía plástica, radiodiagnóstico, medicina interna e intensiva, etc.) que pueden actuar como responsables clínicos del paciente

en la fase crítica-aguda y como consultores en la fase subaguda (véase más adelante) para abordar eventuales complicaciones médico-ortopédicas o intervenciones diagnósticas.

- Programas de atención individualizados ajustados a la variabilidad de perfil de cada afectado en función de las discapacidad, severidad, edad y soporte familiar, para conseguir una respuesta óptima.
- Revisiones periódicas de los programas de atención que podrán cambiarse en función de la fase en que se encuentre el paciente afectado de DCA. Se debe evitar fragmentar los programas de rehabilitación y tratar al paciente en ámbitos no adecuados.[23]
- Inicio temprano del programa de rehabilitación, ya en la fase aguda (incluso en los primeros 3 días), que permitirá explotar al máximo el potencial de recuperación del paciente y limitar los daños secundarios y terciarios, muchos relacionados con la inmovilización.[27] El tratamiento debe ser intensivo, adaptando los tiempos progresivamente a la tolerancia y evolución del paciente. La intensidad del programa de rehabilitación es determinante en el resultado funcional (disminuye la discapacidad al alta) y reduce la estancia hospitalaria.[28] En la fase subaguda debería ser de una duración mínima de 3 horas e incrementarse progresivamente, según tolerancia, hasta 5 horas diarias (3 horas de tratamiento individual en fisioterapia/terapia ocupacional/logoterapia, 1 hora en laboratorio de marcha y 1 hora de tratamiento grupal), divididos en varias sesiones (mañana/tarde) para evitar la fatiga del paciente.
- La duración del tratamiento debe prolongarse hasta la fase de estabilización y/o secuelas definitiva. La duración media en el ACV suele ser de 6 meses (que se puede prolongar en algunos casos hasta doce meses), y en el TCE grave puede alcanzar en algunos casos de 12 a 18 meses. En todos los casos finalizan cuando no hay cambios funcionales comprobados en las evaluaciones periódicas realizadas con escalas válidas.

1.3.2   *Estadios y niveles de atención al daño cerebral adquirido*

Los niveles de atención dependen de la gravedad del paciente con DCA y de sus secuelas. El periodo de rehabilitación comprende desde el momento de la instauración del daño cerebral hasta el momento en el que las secuelas quedan estabilizadas y no se produce mejoría funcional. A partir de ese momento se inicia la fase de estabilización o de secuelas definitivas.

En las primeras fases de intervención (fase aguda y subaguda) los pacientes con DCA requerirán un recurso asistencial complejo en hospital/servicio de alta especialización que tiene que ser facilitado por los servicios sanitarios. En la última fase de secuela (paciente crónico con necesidades de mantenimiento) precisarán, fundamentalmente, una respuesta con recursos sociales o sociosanitarios.

Hay que distinguir, a lo largo del periodo de rehabilitación (véase capítulos anteriores), varios estadios o fases sucesivas por las que no van a tener que pasar necesariamente todos los pacientes, y van a requerir planteamientos terapéuticos distintos y como consecuencia estructuras asistenciales diferentes, aunque complementarias, y con un alto nivel de coordinación entre ellas[29,30] (véase la figura 1):

- *Fase aguda inicial* (paciente critico). El paciente esta ingresado, dependiendo de la severidad, en unidades de vigilancia intensiva o unidades de ictus (si es un ACV) y/o servicios de neurocirugía, neurología o medicina interna. El objetivo fundamental en esta fase es la estabilización clínica del paciente y el tratamiento y/o prevención de complicaciones. El servicio de medicina física y rehabilitación es sólo consultor instaurando tratamientos de apoyo.
- *Fase subaguda* (se inicia cuando la situación clínica esta estabilizada). El paciente pasa a depender de medicina de rehabilitación (unidad de neurorrehabilitación/unidad de rehabilitación de DCA) y las otras especialidades son consultoras (neurología, medicina interna, neurorradiología, cirugías, oftalmología, etc.). El objetivo principal es realizar el programa intensivo de rehabilitación integral. Cuando el paciente ya no requiere cuidados médicos o de enfermería continuada y su estado clínico puede ser abordado desde el ámbito domiciliario, el programa de rehabilitación se puede abordar ambulatoriamente en hospital de día o en un centro de rehabilitación ambulatoria.

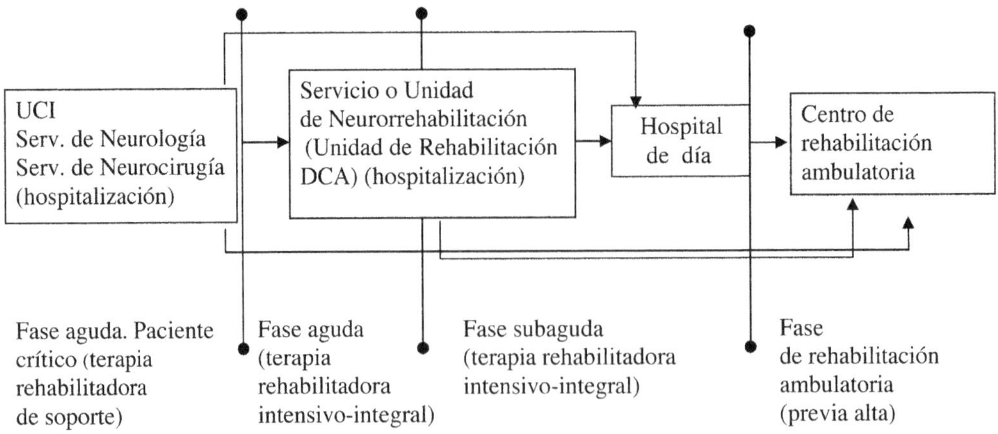

Figura 1. Fases atención rehabilitación DCA.

– *Fase de estabilización o de secuelas.* Esta fase se inicia tras constatarse la ausencia de cambios o estabilidad en las áreas motrices, sensoriales y cognitivas, incluyendo la deglución y comunicación.

Los diferentes recursos (ámbitos) que hay para dar respuesta a la atención de rehabilitación en el DCA son: unidades de atención aguda/unidades de ictus (para pacientes médicamente no estables), unidades de rehabilitación DCA/unidades de neurorrehabilitación (unidades de rehabilitación intensiva hospitalaria), unidades de rehabilitación hospitalaria de baja intensidad, hospital de día de rehabilitación, centro de rehabilitación ambulatoria y rehabilitación domiciliaria.

El criterio para acceder a cada uno de estos recursos va a depender del perfil de cada paciente: necesidad de cuidados médicos/enfermería, intensidad del programa de rehabilitación de acuerdo con la gravedad del cuadro y estadio evolutivo, tolerancia del paciente y capacidad de respuesta/colaboración al tratamiento, situación familiar/social del paciente, etc. El modelo de atención al DCA tendría que garantizar el acceso de los pacientes a los recursos asistenciales adecuados para desarrollar el programa de rehabilitación integral.

1.3.3　*Unidades de rehabilitación del daño cerebral adquirido de alta especialización*

Para su atención adecuada, el DCA requerirá procedimientos terapéuticos, atención técnica y, dependiendo del momento evolutivo, tecnologías especiales, aplicados, como ya se ha dicho, por equipos intermultidisciplinarios con elevado nivel de especialización. La rehabilitación integral de pacientes con DCA es pues un proceso complejo de elevado coste. Para desarrollar estos procedimientos es necesario disponer, en las fases aguda y subaguda de la enfermedad, de unidades de neurorrehabilitación para el DCA con hospitalización, ya que han demostrado ser las más eficaces y eficientes.[31]

Estas unidades estarían dirigidas a pacientes con déficit moderados/graves que, después de haber superado la fase crítica, están estables médicamente, ya que el seguimiento y manejo de las complicaciones esperadas en ellos es más adecuado en este ámbito con personal especialmente adiestrado en estos problemas. Es fundamental y, por lo tanto, se requiere que el afectado tenga una capacidad cognitiva mínimamente conservada para asegurar su participación en el tratamiento de rehabilitación. En los TCE esta condición no es excluyente ya que muchos de ellos presentan dificultades severas en la fase subaguda.

En las unidades de neurorrehabilitación de DCA se aplican programas de rehabilitación intensivos, con atención individualizada (algunos tratamientos se pueden aplicar en grupos), no menor de 3-4 h./día, mejor repartidas en sesiones de mañana y tarde, para evitar la fatiga del paciente. En estos programas están incluidos tratamientos con aplicación de tecnologías de ultima generación (entrenamiento robótico de la marcha y en la recuperación motora de los miembros superiores, marcha suspendida sobre plataformas móviles, reeducación del equilibrio con posturógrafos, imaginación y realidad virtual, sistemas de comunicación alternativa, etc.) que han demostrado acortar los tiempos de los tratamientos convencionales logrando mayor eficacia, sobre todo, en la reeducación de la bipedestación/marcha.[32,33]

En este sentido, las unidades de neurorrehabilitación de DCA (UDCA) es un dispositivo asistencial de alta especialización y complejidad, integrado en un centro hospitalario, dotado de los recursos humanos y materiales necesarios para la atención sanitaria, basada en la mejor evidencia disponible, de los pacientes con daño cerebral adquirido. La necesidad de estas unidades viene dada por el importante número de afectados de DCA con tasas elevadas de incidencia-prevalencia (véase el apartado 1.2 de este capítulo).

1.3.4   *Acreditación de las unidades de rehabilitación del daño cerebral adquirido de alta especialización*

La justificación de acreditar las UDCA viene dada por la necesidad de garantizar la equidad en el acceso y una atención de calidad, segura y eficiente, de los afectados de DCA que, por sus características, van a ser subsidiarias, como ya se ha reseñado, de cuidados de elevado nivel de especialización y que requieren concentrar los casos a tratar en un número reducido de centros para, de esta manera, asegurar la experiencia de sus profesionales, que sólo es posible mantener a través de ciertos volúmenes de actividad.

1.3.5   *Aproximación a los criterios que deben cumplir las unidades de neurorrehabilitación de daño cerebral adquirido para ser acreditadas*

Para conseguir una adecuada eficacia, efectividad y eficiencia las UDCA debieran cumplir los criterios siguientes:

- **Ubicación y número de UDCA**
  La UDCA podrá ser de referencia para varias áreas sanitarias y estar dentro de un servicio de medicina física y rehabilitación que atienda otras patologías para las que no sería considerado de referencia; en todo caso estará integrado estructural o funcionalmente en un hospital de tercer nivel para complementarse con determinados servicios de éste y establecer los circuitos adecuados que garanticen la continuidad asistencial, el inicio de intervenciones de rehabilitación temprana y, sobre todo, la cobertura de posibles contingencias en la fase subaguda de rehabilitación.

En España serían necesarias entre 34 y 38 UDCA (1 por cada 1.200.000/ 1.300.000 habitantes). Como es necesaria una estrecha colaboración de la familia/ cuidadores en el programa de rehabilitación, en la ubicación de estas unidades debe tenerse en cuenta que la isócrona (hospital-domicilios familiares) no conviene que sobrepase las dos horas. Este parámetro es muy importante ya que hay que tener en cuenta que en España hay zonas con mucha dispersión poblacional. Por lo tanto, deben evitarse los grandes centros monográficos de DCA que abarquen un ámbito poblacional muy grande por el desarraigo familiar que se puede producir en los afectados ingresados en ellos. Cada unidad debe tener una dotación en torno a 40 camas (en total alrededor de 1.300-1.400 camas).

- **Experiencia de la UDCA**
  - *Actividad:* el número mínimo de casos/ingresos nuevos que debe atenderse al año para garantizar una atención adecuada de los mismos es de 50 casos y el número óptimo sería de 100 casos/ingresos por año de media durante 3 años. Con menos casos sería difícil garantizar un equipo multidisciplinario suficientemente experto.
    Tener un volumen asistencial conjunto de alrededor de 2.000 pacientes con DCA internados, interconsultas hospitalarias, ambulatorios, revisiones, etc. (esta cifra dependerá del número de facultativos especialistas en MFR de la unidad).
  - *Docencia/investigación:* la unidad o el servicio en el que está integrada debe tener docencia de postgrado acreditada (MIR). Programación semanal de sesiones clínicas, monográficas-teóricas, y bibliográficas o de morbimortalidad.
  - *Programas de formación continuada.*
  - *Participar en publicaciones/comunicaciones y/o proyectos de investigación* en este campo.

- **Recursos específicos de la UDCA**
  Recursos humanos (para una unidad de 40 camas) y experiencia profesional:
  - Un médico especialista en MFR responsable de la unidad con experiencia en la rehabilitación del DCA de cinco o más años, con dedicación completa y participación activa en el proceso de rehabilitación de más de 50 pacientes nuevos anualmente.
  - Tres médicos especialistas en MFR especialmente formados y/o con experiencia en la rehabilitación del DCA de dos o más años.
  - Un neuropsicólogo clínico con experiencia en el tratamiento de pacientes con DCA y que también debe encargarse de los programas de apoyo psicológico a los familiares del paciente.
  - Once DUE (personal de enfermería) como mínimo, uno de ellos con funciones de supervisor, con experiencia suficiente en asistencia a pacientes con DCA y en-

trenados en apoyo psicológico y de soporte, tanto a pacientes como a familiares, distribuidos tres en turno de mañana y dos en turno de tarde y noche.
– Catorce auxiliares de enfermería como mínimo, adiestrados convenientemente en el manejo de pacientes con DCA, para garantizar la permanencia; cuatro en turno de mañana, dos en turno de tarde y dos en turno de noche.
– Siete fisioterapeutas con experiencia en el tratamiento de pacientes con DCA y en el tratamiento con tecnología especial (para el que se asigne al laboratorio de marcha).
– Tres terapeutas ocupacionales especialmente adiestrados y con experiencia en el DCA. Experiencia en rehabilitación cognitiva.
– Dos logoterapeutas.
– Una trabajadora social.
– Celadores en número suficiente para colaborar con la enfermería especialmente en movilizaciones/cambios posturales de pacientes ingresados en los tres turnos.

Al menos un 60 % de cada uno de los componentes de este equipo básico interdisciplinario tienen que tener una estabilidad mínima de cuatro años dedicados exclusivamente a la rehabilitación del DCA para garantizar de esta manera los procesos asistenciales.

La atención médica continuada de la UDCA debe estar cubierta, fuera de la jornada habitual ordinaria, bien por los médicos de la unidad o por medicina interna (guardias médicas).

- **Recursos específicos de la UDCA**
  Materiales y equipamiento:
  – Área terapéutica de fisioterapia con gimnasio independiente para pacientes neurológicos (DCA), con equipamiento adecuada (camillas eléctricas/hidráulicas para tratamiento neurológico, planos inclinados, colchonetas situadas frente a paredes acolchadas, etc.).
  – Área para entrenamiento y laboratorio de marcha instrumental. Dispondrá de sistema para entrenamiento de marcha robotizado (tipo Lokomat®/Reo Ambulator), dispositivo para entrenamiento de marcha sobre plataformas móviles (tipo Gain Trainer GT), y sistema de entrenamiento de marcha en suspensión parcial sobre cinta rodante para aplicar según el estado evolutivo del paciente.
  – Área terapéutica de terapia ocupacional con zonas independientes para reeducación de AVD y TO general (que podrán ser las mismas del servicio de rehabilitación donde esté ubicada la UDAC) y zona independiente, específica para la UDCA, para reeducación cognitiva y estimulación sensoriomotiz. El área de terapia ocupacional dispondrá, además de los equipamientos habituales, de siste-

ma de entrenamiento robótico para miembros superiores (tipo MIT-Muanus/InMotion 2).

– Área de consultorio con consulta de foniatría que podrá estar equipada con fibroendoscopia/estroboscopia con videocámara y programas informáticos para diagnóstico de la voz.

– Área de consultorio con consulta monográfica ambulatoria de DCA (con equipamiento habitual de consultas).

– Área de logopedia.

– Unidad de hospitalización: camas ajustadas a la demanda de la población para la que la UDCA es referencia, en torno a 40, distribuidas en habitaciones dobles disponiendo de alguna habitación individual para casos especiales.

Las habitaciones tendrán espacio suficiente para trabajar varias personas a la vez con el paciente encamado; con toma de gases y algunas con posibilidad de monitorización puntual para los pacientes con déficit graves. Cada habitación dispondrá de aseo y ducha convenientemente adaptados para este tipo de paciente.

La planta dispondrá de una zona con baño adaptado para aquellos pacientes dependientes que no puedan utilizar la ducha adaptada.

Mobiliario específico que facilite la movilización y prevención de úlceras por presión en el paciente con DCA. Las camas serán motorizadas para que puedan adoptar todo tipo de posiciones y alturas.

Control de enfermería con el equipamiento habitual para una planta de hospitalización.

Comedor y sala de estar con suficiente amplitud para permitir un flujo de pacientes con silla de ruedas.

• **Recursos de otros servicios además de los de la propia UDCA**
Para la atención adecuada del proceso de rehabilitación integral del DCA el hospital de tercer nivel donde está ubicada la UDCA debe contar con un equipo de soporte con dedicación parcial o de consultor de:

– Unidad de cuidados intensivos.
– Medicina interna.
– Neurología.
– Neurocirugía.
– Cirugía ortopédica (con experiencia en neuroortopedia).
– Urología.
– Cirugía plástica.
– Unidad de nutrición.
– Psiquiatría.

- Otorrinolaringología.
- Oftalmología.
- Cirugía general.
- Radiodiagnóstico (neurorradiólogo).
- Laboratorios generales.
- Microbiología.

- **Indicadores de procedimiento y resultados clínicos de la UDCA**

  Los procedimientos de las UDCA tienen que estar organizados en programas debidamente protocolizados. Con el fin de monitorizar la progresión de estos programas, y determinar la efectividad de los mismos, hay que hacer una evaluación con escalas validadas, como mínimo al inicio y al final del programa. Se incluirán, entre otras, las siguientes escalas: escala de Bhartel, Functional Independence Measure (FIM), escala de funcionamiento cognitivo Rancho de Los Amigos, Test de Galveston de Orientación y Amnesia (GOAT), Disability Rating Scale (DRS) y la escala de Resultados de Glasgow.

  Los programas que se deben realizar son:

  - Programa de valoración y tratamiento de la espasticidad y coordinación.
  - Reeducación del control motor, equilibrio y marcha.
  - Programa de diagnóstico y tratamiento de la disfagia.
  - Programa de estimulación multisensorial.
  - Evaluación neuropsicológica.
  - Rehabilitación de funciones cognitivas.
  - Evaluación y reeducación de praxias, gnosias y negligencias.
  - Control y tratamiento de las alteraciones de conducta.
  - Diagnóstico y tratamiento de los trastornos afectivos.
  - Diagnóstico y rehabilitación de las alteraciones del lenguaje y del habla.
  - Programa de reentrenamiento funcional de las AVDS básicas e instrumentales.
  - Programa de reeducación del control de esfínteres.
  - Programa de asesoramiento sobre adaptaciones del entorno, habilitación del domicilio y utilización de ayudas técnicas.
  - Orientación psicológica con el fin de facilitar la adaptación del paciente y de su familia a la nueva situación.
  - Programa de reeducación de la marcha con tecnología robótica y/o marcha suspendida sobre plataformas rodantes.
  - Programa de extensión y aproximación al domicilio.
  - Programa de atención al estado vegetativo.

Otros indicadores que se valoran son:

– Estancia media en la UDCA.
– Estancia media ajustada por complejidad (GRD).

Existencia de protocolos de procedimientos actualizados y funcionarios de enfermería:

– Prevención de úlceras por decúbito y manejo de catéteres.
– Actuación al ingreso-protocolo de acogida del paciente en la UDCA.
– Nutrición.
– Soporte programa disfagia.

• **Sistema de información de la UDCA**
La UDCA es un sistema de información adecuado que recogerá los datos que permitan la explotación de los mismos para el conocimiento de la actividad y la evaluación de la calidad de los servicios prestados.
   Contará como mínimo con:

– Historia clínica única por paciente (número de historia clínica), datos personales, fecha de ingreso/alta, circunstancias al alta en la unidad (domicilio, hospital media/larga estancia, hospital socio sanitario, hospital o centro de día, etc.), diagnósticos principales y secundarios codificados (CIE-9-MC) y código de la CIF, complicaciones.
– Procedimientos diagnósticos y terapéuticos específicos practicados.

   Para el seguimiento de la unidad anualmente se analizarán como mínimo: número de ingresos, número de altas por GRD, número de estancias totales por FIM-GRD y por RUG- III en la UDCA, estancia media total y por FIM-GRD y por RUG II ó RUG-III.

1.3.6   Evaluación de la unidad de neurorrehabilitación de daño cerebral adquirido

La UDCA tiene que tener sistemas para evaluar de forma objetiva y sistematizada los resultados de las intervenciones realizadas en el proceso asistencial/terapéutico.

Se trata en última instancia de poder evaluar la efectividad y eficiencia del modelo asistencial de la unidad y poder comparar los resultados con los de otras unidades del país. También podremos comparar los resultados con los de otros años de la propia unidad y así poder ver los eventuales avances o retrocesos producidos para actuar en consecuencia.

Se realizarán controles de calidad interna del propio hospital de la UDCA a través, fundamentalmente, de las comisiones de calidad que están estandarizadas para todos los hospitales. Por último la UDCA debería ser evaluada, como ya se está haciendo con diversos servicios hospitalarios del sistema público de salud, por una agencia externa y alcanzar una acreditación de calidad, como por ejemplo la norma ISO 9000.

2 La atención al daño cerebral adquirido en otros países y en España

Para dar respuesta a la complicada problemática que supone la asistencia al DCA, se inician en la pasada década y en el entorno anglosajón programas rehabilitadores específicos y basados en investigaciones rigurosas.

Actualmente, aunque estos estudios continúan, se va demostrando la efectividad y eficiencia de una intervención rehabilitadora lo más precoz y planificada posible, como ya se ha expuesto a lo largo de este capítulo, siempre y cuando ésta se encuadre en una estrategia socio-sanitaria más global. El modelo de rehabilitación integral eficaz es el que optimiza una ágil oferta de prestaciones sanitarias y sociales, y un sistema de ayudas suficientes para la familia cuidadora y el entorno.

Este modelo requiere una importante coordinación entre los diferentes organismos: sanidad, seguridad social y servicios sociales. También es evidente la indispensable potenciación y vertebración de las asociaciones de afectados existentes, la especialización de equipos multiprofesionales y la dinamización de una red de servicios a escala local, verdaderos soportes de esta atención integral.

Existen diferentes maneras de enfocar un problema tan complejo con múltiples formas de realizar un programa de rehabilitación de los pacientes con daño cerebral. Siempre será determinante la realización de programas precoces, intensivos e integrales en las fases aguda y especialmente subaguda de los pacientes con déficit graves/moderados para conseguir mejores resultados. El futuro está en conseguir unos circuitos adecuados del paciente con DCA, que pasan por la potenciación de las unidades de neurorrehabilitación hospitalarias de DCA de alta especialización, que garanticen tratamientos adecuados en intensidad y duración.

Además al concluir la fase subaguda y para los pacientes que entren en la fase de estabilización con importantes secuelas, los responsables políticos de cada país tienen que impulsar y/o o potenciar la creación de una red de recursos sociales suficientes para garantizar una continuidad asistencial (tratamientos de mantenimiento y apoyo si fuesen necesarios) e integración del afectado. Entre estos recursos estarían los centros de día, residencias asistidas, centros sociosanitarios de media-larga estancia (paciente en estado vegetativo), pisos tutelados, ayuda domiciliaria y teleasistencia, centros ocupacionales, programas de reentrenamiento laboral para personas con DCA, políticas de ocio inclusivo y promoción de deportes en personas con DCA. Sólo de esta manera se podrán llevar a buen término *programas de rehabilitación integral.*

En los últimos años, los servicios de DCA de rehabilitación en Estados Unidos han sido objeto de cambios con una amplia organización impulsada financieramente. Los ámbitos de asistencia en los que se aplica la rehabilitación tras el DCA, como en Europa, pueden ser hospitalarios y comunitarios. Entre los primeros, destacan las unidades de ictus, las unidades de atención aguda, los servicios de rehabilitación en hospitales de agudos, los centros monográficos de neurorrehabilitación, los centros de media estancia o las unidades de convalecencia y los centros de larga estancia. En el momento del alta hospitalaria, el paciente puede seguir, teóricamente, su programa rehabilitador en régimen ambulatorio o en hospital de día (atención integral durante unas horas al día, que incluye cuidados de enfermería junto con las intervenciones específicas del programa rehabilitador), o bien, si las circunstancias funcionales impiden su desplazamiento o se pretende la adaptación al entorno sociofamiliar del paciente, en régimen domiciliario.

Cabe señalar que la mayoría de las unidades de DCA en EEUU tienen una estancia media mucho más corta[34] que los de las unidades evaluadas en los estudios europeos, y la mayoría no incorporan atención de rehabilitación integral, dado que nos encontramos con un modelo asistencial privado donde las compañías son las que fijan el tiempo de tratamiento terapéutico. Los pacientes en la fase aguda y subaguda permanecen en unidades de daño cerebral (con estancias medias no superiores a dos meses) con programas de rehabilitación intensiva de 3 a 6 h. dependiendo del estado funcional del paciente. Las opciones al alta dependen de la compañía aseguradora, dándose la paradoja de que el paciente-familia, aun sabiendo que precisa continuación terapéutica, pide el alta porque no se puede financiar el tratamiento. Por lo tanto, en EEUU nos encontramos con recursos muy buenos con excelentes unidades de neurorrehabilitación hospitalarias de DCA (prototipos: Kessler Institute for Rehabilitation de Nueva Jersey o Spaulding Rehabilitation Hospital de Boston), pero con absoluta falta de equidad en la distribución de éstos. El ingreso en las UDCA, así como la continuidad de tratamiento al alta hospitalaria, no está garantizada ya que depende del perfil económico del paciente (compañías aseguradoras). Puede que con las políticas recientemente aprobadas (2010) esta situación comience a cambiar.

En Canadá los recursos de atención al DCA en las fases aguda-subagudas son también muy buenos, con la ventaja de que todos están dentro de un sistema público de salud. En este país los pacientes reciben atención integral en las UDCA durante los tres primeros meses y posteriormente, de forma ambulatoria, hasta un año.

En Europa tenemos los ejemplos de Francia (financiación pública), con una buena atención al DCA en la fase aguda-subaguda; existen centros monográficos de altas prestaciones con unidades de neurorrehabilitación de DCA, como por ejemplo Hospital

Tastet-Girard-Pellegrin de Burdeos; también cuenta con una aceptable red de recursos sociales para la fase de secuelas.

En Alemania también hay centros monográficos de altas prestaciones con unidades de neurorrehabilitación de DCA (Charita-Universitätsmmedinzin de Berlín), muchos de ellos privados pero concertados con el sistema público de salud; en algunos casos el paciente tiene que abonar una cantidad del coste (tique moderador).

En el Reino Unido está aceptablemente desarrollada la red de recursos sociales para la fase de secuelas del DCA. Pero es deficiente el número de unidades de neurorrehabilitación para el DCA o centros similares para la fase subaguda (tratamientos intensivos de rehabilitación).

En España la atención de los pacientes críticos de DCA, en el periodo agudo, suele ser realizada en hospitales de multiespecialidades y puede equipararse a la de todos los países de la Comunidad Económica Europea.

Sin embargo, en los resultados preliminares del estudio multicéntrico nacional sobre la situación de la atención al DCA[29] realizado en 2002, en el que participaron 80 especialistas de 36 hospitales españoles, y en publicaciones posteriores[35] se constata que la atención desde el punto de vista de rehabilitación, tanto en la fase aguda como en la subaguda, no es equiparable en todas las autonomías del país. Mientras que unas comunidades disponen de camas de rehabilitación en los hospitales de agudos (unidades de neurorrehabilitación), o pueden atender a los pacientes ingresados en los servicios de origen, otras no cuentan con recursos adecuados para dar la atención integral que el paciente con DCA requiere.

En el año 2002 sólo nueve comunidades autónomas disponían de camas de rehabilitación neurológica para la atención en estas fases del DCA (véase la figura 2); en total 364 camas en todo el país, para atender a una población de 17.451.903 habitantes (0,91 camas/100.000 habitantes). Siete comunidades autónomas, además de Ceuta y Melilla, con una población de 22.324.872 habitantes, no disponen de camas de neurorrehabilitación para pacientes agudos con DCA.

El problema que se plantea en nuestro país es que aun habiendo comunidades que disponen de hospitales públicos con unidades o secciones de neurorrehabilitación con camas para poder atender la fase subaguda del DCA, en general los recursos tanto humanos como materiales, y especialmente tecnológicos, son escasos. Además hay una práctica inexistencia de recursos sociales para los pacientes que necesitan cuidados a largo plazo, ya en la fase de estabilización o secuelas.

Desde luego, en la mayoría de las comunidades, no hay garantía de que las personas con DCA puedan recibir una atención completa, y en algunas incluso es muy deficiente.

La neurorrehabilitación tiene fama de ser cara, y éste parece ser uno de los argumentos para no potenciarla desde las Administraciones. En una unidad de neurorrehabili-

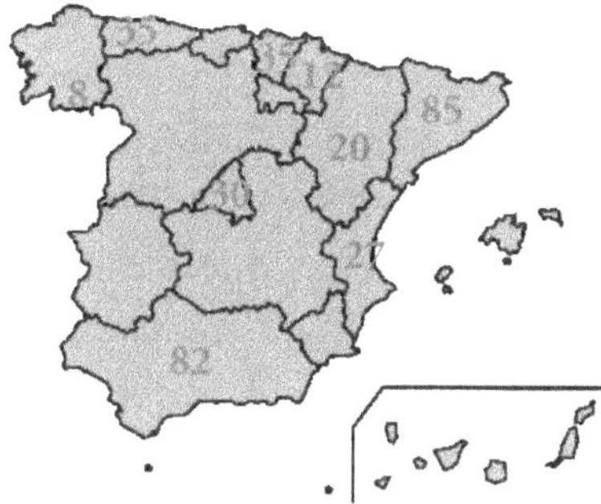

Figura 2. Estudio multicéntrico nacional de DCA (2002-2003).
Camas de rehabilitación neurológica en hospitales públicos y concertados = 364
(0,91 camas/100.000 habitantes).

tación del DCA de alta especialización, el coste de una cama/día está entre los 160 y 300 €, en función de las horas de rehabilitación, dotación tecnológica y del centro de ubicación.

El grado de discapacidad post-DCA es importante, lo que motiva que los ingresos de estos pacientes oscilen en promedios de estancias medias de 40-60 días para conseguir los objetivos previstos de adquisición de capacidad de marcha y autonomía personal. En el estudio multicéntrico del DCA 2002 la estancia media de los 1.205 pacientes ingresados en 2001 en las 364 camas de neurorrehabilitación de los hospitales de referencia públicos del estado fue de 52,18 días, con un tiempo medio de evolución (permanencia en UCI o camas de agudos) hasta el ingreso en las unidades de DCA de 23,73 días. La duración del programa de rehabilitación para los pacientes que al alta de las unidades de hospitalización continuaron la fase de rehabilitación ambulatoria (50,12 % de los ingresos) en hospital de día o centro ambulatorio de rehabilitación osciló entre dos y cinco meses. Otro dato importante fue el destino de los pacientes al alta al llegar a la fase de estabilización: un 88,27 % fueron a su domicilio y sólo un 14,44 % ingresaron en instituciones publico/privadas, generalmente centros de larga estancia (hospitales o centros CAMF) y en residencias asistidas.

Conclusiones

En España hay un número de camas insuficientes para la atención del DCA (incluso en las comunidades autónomas donde existen). Una población de casi 23 millones de habitantes no tiene unidades de referencia de rehabilitación de DCA, concretamente, en siete comunidades autónomas.

Hay que evitar altas prematuras, sin tratamientos adecuados, como está ocurriendo en las autonomías que no tienen unidades de DCA, para no perjudicar al paciente y por la extrema sobrecarga familiar que esto supone. Además, los centros de cuidados a largo plazo básico, los centros de día y otros recursos sociales para afectados de DCA son insuficientes, y en algunas comunidades autónomas inexistentes, lo que hace que en algunos casos se prolongue la estancia hospitalaria en las unidades de rehabilitación de DCA.

Las unidades de neurorrehabilitación del DCA (con sus características específicas), son eficaces para la rehabilitación del DCA con afectación moderada-grave ya que con ellas se consiguen importantes ganancias funcionales y altos porcentajes de pacientes dados de alta a su domicilio. Es prioritario concienciar desde la comunidad científica a la Administración de la necesidad de potenciar este recurso, así como la del resto de servicios necesarios para asistir a los pacientes afectados de DCA en todas las fases evolutivas, y de esta manera evitar pacientes perdidos fuera de los itinerarios de atención al daño cerebral.

Bibliografía

1. «Daño cerebral sobrevenido en España: un acercamiento epidemiológico y sociosanitario». *Informe del Defensor del Pueblo, Gobierno de España, 2005* (Consultado 15/03/2010.) Disponible en www.defensordelpueblo.es/informes2.asp.

2. «Principles of nueological rehabilitation». M.P. Barnes. En *J Neurol Neurosurg Psychiatry,* 2003, vol. 74 (Supl IV); S3-S7.

3. «Brain damage and recovery: problems and perspectives». En *Behav Neurol Biol,* 1983, vol. 37; 185.

4. «Effectiveness of an intensive outpatient rehabilitation program for postacute stroke patients». R.A. Werner, S. Kessler. En *Am J Phys Med Rehabil,* 1996, vol. 75; 114-120.

5. «Outcome evaluation and prediction in comprehensive-integrated outpatient brain-injury rehabilitation program». E. Malec. En *Brain Inj,* 1993, vol. 7; 15-29.

6. «The neuroscience of recovery and rehabilitation: what have we learned from animal research?». L.S. Turkstra, A.L. Holland, G.A. Bays. En *Arch Phis Med Rehabil,* 2003, vol. 84; 604-612.

7. «The concept of long-term potentiation of transmision at synapses». M.R. Bennet. En *Prog Neurobiol,* 2000, vol. 60; 109-137.

8. «Noninvasiva brain stimulation in stroke rehabilitation». B.R. Webster, P.A. Celnik, L.G. Cohen. En *NeuroRx,* 2006, vol. 3; 474-481.

9. «Plasticity in the adult brain: lessons from visual system». M. Spolidoro, A. Sale, N. Berardi, L. Maffei. En *Exp Brain Res,* 2009, vol. 192; 335-341.

10. *The clinical science of neurologic rehabilitation.* B.H. Dobkin BH. 2.ª ed., Oxford University Press, Nueva York, 2003; 23-26.

11. «Noninvasive human brain stimulation». T. Wagner, A. Valero-Cabre, A. Pascual-Leone. En *Annu Rev Biomed Eng,* 2007, vol. 9; 527-565.

12. «Transcranial magnetic stimulation and synaptic plasticity experimental framework and human models». G.W. Thickbroom. En *Exp Brain Res,* 2007, vol. 180; 583-593.

13. «Learning enhances adult neurogenesis in the hippocampal formation». E. Gould, A. Beylin, P. Tanapat, A. Reeves, T.J. Short. En *Nat Neurosci,* 1999, vol. 2; 203-205.

14. «Neurogenesis and its implications for regeneration in the adult brain». P.S. Eriksson. En *J Rehabil Med*, 2003, vol. 41 (Supl); 17-19.

15. «Neural substrates for the effects of rehabilitative training on motor revovery after ischemic infarst». R.J. Nudo, B.M. Wise, F. Sifuentes, G.W. Milliken. En *Science*, 1996, vol. 272; 1791-1794.

16. «Adaptive plarticity in motor cortex: implications for rehabilitation after brain injury». R.J. Nudo. En *J Rehabil Med*, 2003, vol. 41 (Supl); 7-10.

17. «Pharmacological modulation of plasticity in the human motor cortex». U. Ziemann, F. Meintzschel, A. Korchounov, T.V. Ilic. En *Neurorehabil Neural Repair*, 2006, vol. 20; 243-251.

18. «Dynamic magnetic resonance imaging of human brain activity during primary sensory stimulation». K.K. Kwong, J.W. Belliveau, D.A. Chesler, I.E. Goldberg, R.M. Weisskoff, B.M. Poncelet, y colaboradores. En *Proc Natl Acad Sci*, 1992, vol. 89; 5675-5679.

19. «Plasticidad neuronal y bases científicas de la neurorrehabilitación». J. Castaño. En *Rev Neurol*, 2002, vol. 34; 130-135.

20. «Neuroplasticity and rehabilitation». M. Hallet. En *J Rehabil Res Dev*, 2005, vol. 42; 17-21.

21. «Conferencia de Expertos en Daño Cerebral Traumático 1998. Rehabilitación de personas con lesión cerebral traumática. Declaración de Consenso». En *Minusval. Rehabilitación del Daño Cerebral. Imserso*, 2002, vol. 9, número especial.

22. *Guia de Práctica Clínica del Ictus 2004* (actualizada 2007). Plan Director de la Enfermedad Vascular Cerebral en Cataluña del Depatament de Salut de la Generalitat de Catalunya. Agencia de Evaluación de Tecnología e Investigación de Cataluña (AATRM). (Consultado 17/03/2010.) Disponible en www.gencat.cat/salut/depsalut/pdf/ciecu2009.pdf

23. «Rehabilitation in a neuroscience centre: the role of expert assessment and selection». J. Jonson, A.J. Thompson. En *BJTR*, 1966, vol. 3; 303-208.

24. «Facilitating recovery: Evidence for organizad stroke care». L. Karla, P. Langhorne. En *J Rehabil Med*, 2007, vol. 39; 97-102.

25. «Clinical governance and rehabilitation services». D.T. Wade. En *Clin Rehabil*, 2000, vol. 14; 1-4.

26. *Traumatismes crâniens de l'accident à la rèinsertion*. F.P. Castel, E. Richer, J.M. Mazaux, H. Loiseau. Arnette, Bordeaux, 1998.

27. «Italian Multicenter Study on outcomes of rehabilitation of neurological patients. Early and long-term outcome of rehabilitation in stroke patients: The role of patient characteristics, time of initiation, and duration of interventions». M. Musicco, L. Emberti, G. Nappi, C. Caltagirone. En *Arch Phys Med Rehabil*, 2003, vol. 84; 551-558.

28. «Full-time integrated treatment program, a new system for stroke rehabilitation in Japan: Comparison with conventional rehabilitation». S. Sonda, E. Saitooh, S. Nagai, M. Kawakita, Y. Kanada. En *Am J Phys Med Rehabil*, 2004, vol. 83; 88-93.

29. «Daño Cerebral Adquirido. Situación actual en España (Estudio multicéntrico nacional. Resultados preliminares)». C. Villarino, I, Bori, y Grupo de Trabajo para el estudio del daño cerebral. En *Rehabilitación (Madr)*, 2002, vol. 36 (Supl I); 2-9.

30. *Modelo de atención a las personas con daño cerebral*. M.J. Ruiz, I. Bori, L. Gangoiti, J. Marín, J.L. Quemada. Ministerio de Trabajo y Asuntos Sociales-*IMSERSO*, Madrid, 2007.

31. «Home care problems experienced by stroke survivors and their family caregivers». J.S. Grant. En *Home Health Nurse*, 1996, vol. 14; 892-902.

32. «Recent advances in rahabilitation». D.T. Wade, B.A. De Jong. En *BMJ*, 2000, vol. 320; 1385-1388.

33. «Treadmill walking with partial body weight support versus floor walking in hemiparetic subjects». S. Hesse, M. Konrad, D. Uhlenbrock. En

Arch Phys Med Rehabil, 1999, vol. 80; 421-427.
34. «Stroke Council of the American Stroke Association. Guidelines for the early management of patients with ischemic stroke: Ascientific statement from the Stoke Council of the American Stroke Association (ASA)». H.P. Adams Jr, R.J. Adams, T. Brott, G.H. del Zoppo, A. Furlan, L.B. Godstein, y colaboradores. En *Stroke,* 2003, vol. 34; 1056-1083.

35. «Stroke care organization in Spain». I. Bori, C. Villarino, P. Forastero. En *Am J Phys Med Rehabil,* 2009, vol. 88; 686-689.